乳腺肿瘤心脏病学
Breast Oncocardiology

主　审　任国胜

主　编　孔令泉　吴凯南　厉红元

科学出版社

北京

内 容 简 介

本书首次提出了乳腺癌患者"双心医学"的概念,并较为全面地介绍了乳腺癌患者原本已伴有的心血管疾病及乳腺癌治疗所导致的心血管疾病(如心律失常、冠状动脉疾病、心功能不全与心力衰竭、高血压、血栓性疾病、周围血管疾病、脑卒中、肺动脉高压、心瓣膜疾病等)在乳腺癌围术期、化疗、放疗、内分泌治疗、靶向治疗等综合治疗期间的诊断与防治。对于规范肿瘤心脏病患者的风险评估及诊治、解决疑难重症肿瘤心脏病患者的临床问题、更加精准地对乳腺癌患者进行治疗和改善预后具有重要的临床意义。

本书实用性强,适合肿瘤科、外科、乳腺科、心血管科医师及研究生阅读。

图书在版编目(CIP)数据

乳腺肿瘤心脏病学 / 孔令泉,吴凯南,厉红元主编. —北京:科学出版社,2018.3
ISBN 978-7-03-056922-6

Ⅰ. ①乳… Ⅱ. ①孔… ②吴… ③厉… Ⅲ. ①乳腺肿瘤-防治 ②心脏病-防治 Ⅳ. ①R737.9 ②R541

中国版本图书馆 CIP 数据核字(2018)第 049309 号

责任编辑:盛 立 沈红芬 / 责任校对:张小霞
责任印制:徐晓晨 / 封面设计:陈 敬

科学出版社 出版
北京东黄城根北街 16 号
邮政编码:100717
http://www.sciencep.com
北京虎彩文化传播有限公司 印刷
科学出版社发行 各地新华书店经销

*

2018 年 3 月第 一 版 开本:720×1000 1/16
2019 年 1 月第二次印刷 印张:18
字数:350 000
定价:**88.00 元**
(如有印装质量问题,我社负责调换)

《乳腺肿瘤心脏病学》编写人员

主　审　任国胜

主　编　孔令泉　吴凯南　厉红元

副主编　果　磊　何　泉　甘　露　唐乐辉

编　者　（按姓氏汉语拼音排序）

陈浩然　程　波　戴　威　付婷婷　甘　露

果　磊　何　泉　黄剑波　孔　榕　孔令泉

李　浩　李　红　李　欣　厉红元　刘家硕

刘自力　卢林捷　罗清清　史艳玲　唐乐辉

万　东　王　彬　王　泽　王安银　王学虎

魏余贤　吴凯南　吴玉团　武　赫　徐　周

张　矛　赵春霞　朱远辉　邹宝山　Bilal Arshad

Vishnu Prasad Adhikari

主 编 简 介

孔令泉，博士、主任医师、教授、硕士研究生导师，重庆医科大学附属第一医院教学与医疗督导专家，全国住院医师规范化培训评估专家，中国抗癌协会青年理事会理事，中国医师协会外科医师分会乳腺青年委员会委员、重庆市临床医学研究联合会理事长，长期从事乳腺癌、甲状腺癌、甲状旁腺功能亢进症等普外科临床医学教研工作，并致力于乳腺癌激素增敏化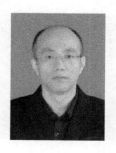疗（hormonal sensitizing chemotherapy）、乳腺癌新内分泌化疗（neoendocrinochemotherapy）、乳腺癌内分泌化疗（endocrinochemotherapy，chemohormonal therapy）、乳腺癌潮汐化疗（tidal chemotherapy）、乳腺肿瘤糖尿病学（breast oncodiabetology）、乳腺肿瘤心理学（breast oncopsychology）、乳腺肿瘤甲状腺病学（breast oncothyroidology）、乳腺肿瘤肝病学（breast oncohepatology）、乳腺肿瘤心脏病学（breast oncocardiology）、乳腺肿瘤双心医学（breast oncopsychocardiology）、乳腺肿瘤内分泌代谢病学（breast oncoendocrinology and metabolism）等有关乳腺癌的基础与临床研究和乳腺疾病、甲状腺疾病及甲状旁腺疾病的科普宣传工作。2009年9月至2010年5月在法国斯特拉斯堡大学医院进修学习，2015年10～12月在法国图卢兹大学癌症中心进修学习。先后5次荣获重庆医科大学优秀教师称号，作为第一作者或通讯作者发表医疗、教学科研论文90余篇，其中SCI收录论文30余篇，主研国家自然科学基金1项、省级课题3项、校级课题1项、院级课题2项。主研课题获校级教学成果一等奖1项、二等奖2项；主编《医学英语词汇》、《外科手术学基础》（双语教材第2版）、《乳腺肿瘤糖尿病学》、《乳腺肿瘤心理学》、《乳腺肿瘤甲状腺病学》、《乳腺肿瘤肝病学》、《关爱乳房健康——远离乳腺癌》、《关爱甲状腺健康——远离甲状腺癌》、*Animal Surgery* 等著作10部；副主编《外科手术学基础》（双语教材第1版）1部；参编《实用乳腺肿瘤学》《实用临床肿瘤学》《肿瘤学》《乳腺癌的生物学特性和临床对策》《乳腺癌的基础理论和临床实践》《乳腺癌经典文献解读》《普通外科临床实践（习）导引与图解》《外科学同步辅导与习题解析》等著作10部。

主编简介

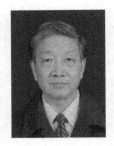

吴凯南，主任医师，教授，中国抗癌协会乳腺癌专业委员会名誉顾问（原常委），历任四川省抗癌协会理事，中华医学会外科学分会重庆市医学会外科学专业委员会委员、秘书，重庆市抗癌协会乳腺癌专业委员会委员，重庆医科大学省级重点学科"肿瘤学"学科带头人，重庆医科大学基础外科研究室副主任，重庆医科大学附属第一医院普外科副主任、内分泌乳腺外科主任，重庆市乳腺癌中心主任。曾任国内多家专业杂志编委及审稿专家。参与中国抗癌协会《乳腺癌诊治指南与规范》（第1版）的编写和审定。从事外科临床、教学及科研工作55年，主要进行内分泌乳腺外科研究38年，在乳腺癌的病因探讨、保乳治疗、新辅助化疗、内分泌治疗及综合治疗的规范化、个体化方面进行了深入研究并有所建树。曾多次参加国内外大型学术专业会议并担任主持人或做大会报告。已发表专业论文260余篇，其中以第一作者发表160篇，多篇被著名文摘库收录。主编《实用乳腺肿瘤学》、《乳腺肿瘤糖尿病学》、《乳腺肿瘤心理学》、《乳腺肿瘤甲状腺病学》、《乳腺肿瘤肝病学》、《关爱乳房健康——远离乳腺癌》、《关爱甲状腺健康——远离甲状腺癌》、《乳腺癌的生物学特性及临床对策》、《中西医诊疗方法丛书：外科学分册》、《外科手术学基础》（汉英对照），主审《医学英语词汇》和《乳腺癌的基础理论与临床研究》，参编《乳腺肿瘤学》（第1版、第2版）、《临床外科理学诊断》等12部专著。荣获市级科技进步奖二等奖1项，省（部）级科技进步奖三等奖2项、地厅级医学科技成果奖2项（均为第一完成人）。重庆医科大学教学成果奖一等奖、二等奖各1项，优秀教材奖二等奖1项。

主 编 简 介

厉红元，外科学博士、硕士研究生导师、主任医师，重庆医科大学附属第一医院内分泌乳腺外科（重庆市乳腺癌中心）主任。中国医师协会外科医师分会乳腺外科委员会常务委员兼秘书长，中国抗癌协会理事，中国抗癌协会乳腺癌专业委员会常务委员兼秘书长，重庆市抗癌协会乳 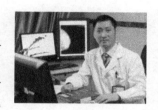 腺癌专业委员会主任委员，重庆市临床医学研究联合会理事长，《中华内分泌外科杂志》编委，《重庆医科大学学报》编委。已从事普外科的医疗、教学及科研工作30年；主要从事乳腺、甲状腺的临床工作，对乳腺、甲状腺肿瘤的诊断和治疗具有丰富的临床经验。2002年11月至2004年5月，在法国斯特拉斯堡路易-巴斯德大学医学院附属医院工作和研修，已发表论文20余篇，获重庆市科技进步奖和重庆市卫生局医学科学奖各1项。

前　言

　　乳腺癌和心血管疾病是威胁女性生命与健康的两大"杀手"，二者在危险因素和预防措施等方面有些交叉。但这两个学科领域的交叉与合作尚未引起临床的重视。随着乳腺癌诊疗水平的提高，治疗效果不断改善，患者寿命明显延长，多数逐渐以一种慢性病的模式长期生存。有报道在绝经后乳腺癌治疗期间，半数以上的患者死于非肿瘤原因，其中心血管疾病是首要死因。肿瘤治疗潜在的心血管毒性及其所致心血管事件已成为肿瘤幸存者常见的健康隐患。鉴于恶性肿瘤的特殊性，此类患者的心血管系统干预策略较普通人群有很大差别。为此，一门新兴的交叉学科——肿瘤心脏病学（oncocardiology）应运而生，这对规范肿瘤心脏病患者的风险评估及诊治，解决疑难重症肿瘤心脏病患者的临床问题，更加精准地对乳腺癌患者进行治疗有重要的临床意义。乳腺肿瘤心脏病学涵盖两类患者：①乳腺癌治疗所致心血管疾病的患者，如出现心律失常、冠状动脉疾病、心功能不全与心力衰竭、高血压、血栓性疾病、周围血管疾病、脑卒中、肺动脉高压、心脏瓣膜疾病等；②原本已有心血管疾病的乳腺癌患者。

　　乳腺癌治疗中的心脏保护应该体现在治疗全过程。乳腺外科或肿瘤科医师重视的程度决定了心血管医师能否及时进行专业的评估和干预。现今外科或肿瘤科医师对心脏损害关注不够，干预时机较晚。国外肿瘤心脏病学门诊和（或）病房已成立，中国的肿瘤心脏病学门诊和（或）病房则刚刚起步。2013年欧洲心脏病学会（European Society of Cardiology，ESC）发布的心血管医师核心课程中，已将肿瘤心脏病学列入必修课，并制定了详细的培训目标，规定了需掌握的技能等内容。然而，中国目前该类培训近乎空白。因此，有必要在乳腺外科或肿瘤科医师及心血管医师中加强乳腺肿瘤心脏病学知识的宣传与教育。该新兴学科涉及肿瘤外科、肿瘤内科、肿瘤放疗科、心血管科、血液科、影像科、血管外科、呼吸内科等多个学科，良好的团队协作才能使该学科成长壮大，真正为患者解决问题。

　　此外，随着经济的发展和社会压力的增加，心血管疾病和有关的心理问题已经成为我国最严重的健康问题之一，越来越多的心血管病患者合并存在心理问题，这两种疾病互为因果、相互影响，导致疾病恶化。有不少患者因胸闷、胸痛或心悸、气促到心内科就诊，患者本人，甚至是心内科医师都以为是心血管疾病所致，实际的情况却是心理问题所致而并非器质性心脏病。心血管疾病与精神心理问题的共病问题逐渐引起重视，"双心医学"（psychocardiology）也应运而生。然而，乳腺癌患者中存在更高比例的心理问题和心血管疾病。乳腺癌患者受到心血管疾病与精神心理问题的双重困扰，需要更多的临床重视。乳腺癌诊治期间也常见这样一类患者，胸闷、胸痛或心悸、气短，但大量的检查并未显示心脏病变，经针对心脏病进行的治疗后也无明显好转。此时可以尝试增加对患者心理问题的关注，因为情绪应激可作为一种应激原激发机体一系列的功能和代谢改变，使血管一过性收缩、血压升高、心率加快等，产生上述疑似心血管病的情况。乳腺癌患者心血管疾病与精神障碍在临床上常常共存，判断是否为心血管器质病变并做出准确、全面的诊断对疾病的疗效有着至关重要的作用。因此，作者提出乳腺肿瘤心理心脏病学（breast oncopsychocardiology）的概念，即对乳腺肿瘤患者应加强"双心医学"的建设及多学科协作。作为一门新兴的交叉学科，针对乳腺肿瘤患者的"双心医学"的发展不仅需要肿瘤学家、心血管病学家与精神心理科专家的团结协作，更需要来自社会各界的关注、支持与帮助。由于篇幅所限，有关乳腺肿瘤患者中心理学的内容详见作者主编的《乳腺肿瘤心理学》一书，本书仅讨论乳腺肿瘤心脏病学的相关内容。

目前我国尚未见有关乳腺肿瘤心脏病学的专著。作者在多年来关注乳腺肿瘤心脏病学的基础上，联合乳腺肿瘤学、心脏病学、重症医学和血管外科学等相关专家编写了这部有关乳腺癌和心脏病学相互关系的专著——《乳腺肿瘤心脏病学》（*Breast Oncocardiology*）。希望本书对乳腺癌和心脏病学相互关系的探讨，会引起肿瘤科医师、外科医师、乳腺科医师、心内科医师及医学研究生们对乳腺肿瘤心脏病学的重视，以利于乳腺癌的预防、治疗和改善预后。

参与本书编写与校对的人员有重庆医科大学附属第一医院的吴凯南、厉红元、孔令泉、何泉、万东、甘露、王学虎、魏余贤、赵春霞、武赫、戴威、任国胜、李欣、刘自力、吴玉团、张矛、Vishnu Prasad Adhikari、Bilal Arshad、史艳玲、朱远辉、陈浩然、徐周、李红、邹宝山、刘家硕、李浩；复旦大学附属华山医院的黄剑波；柳州市人民医院的卢林捷；重庆市合川区人民医院的唐乐辉；重庆梁平县人民医院的王安银、付婷婷；上海交通大学医学院附属仁济医院的罗清清；湖南师范大学的孔榕；河北医科大学的王泽等。由于目前尚无乳腺肿瘤心脏病学的专著可做参考，而相关文献众多，学科跨度大、范围广，不少热点尚无定论，对某些章节的编排或有不妥之处，加之编者水平有限，书中不足之处在所难免。我们殷切期待相关专家和广大读者对本书提出宝贵意见（联系人：孔令泉，邮箱：huihuikp@163.com），以便再版时修正和完善。

本书在编写过程中得到了重庆医科大学、重庆医科大学附属第一医院和科学出版社的支持与帮助，在此致以衷心的感谢！

编　者
2017 年 11 月于重庆

目　录

第一章　乳腺肿瘤心脏病学概述

乳腺癌和心血管疾病（cardiovascular disease，CVD）是威胁女性生命和健康的两大"杀手"，但这两个学科领域的交叉与合作尚未引起临床的重视。在欧美国家，CVD 是首位致死病因。据统计，美国每 30 名女性中有 1 名死于乳腺癌，而每 2.5 名女性中就有 1 名死于 CVD[1]。在欧洲，小于 75 岁的女性中，44%的死亡是由 CVD 造成的[2]。随着乳腺癌诊疗水平的提高，疗效不断改善，患者寿命明显延长，多数乳腺癌患者逐渐以一种慢性病的模式长期生存。有报道在绝经后乳腺癌治疗期间，半数以上的患者死于非肿瘤原因，其中心血管疾病是主要死因[3,4]。肿瘤治疗中潜在的心血管毒性及其所致心血管事件已成为肿瘤幸存者常见的健康隐患。鉴于恶性肿瘤的特殊性，该类患者的心血管系统干预策略较普通人群有很大差别。为此，一门新兴的交叉学科——肿瘤心脏病学（oncocardiology）应运而生。

乳腺癌治疗中的心脏保护应该体现在治疗全过程。乳腺外科或肿瘤科医师重视的程度决定了心血管医师能否及时进行专业的评估和干预。现今外科或肿瘤科医师对心脏损害关注不够，干预时机较晚。2013 年欧洲心脏病学会发布的心血管医师核心课程中，已将肿瘤心脏病学列入必修课，并制定了详细的培训目标、必须掌握的技能等内容。然而，中国目前该类培训尚属空白。因此，有必要在乳腺外科或肿瘤科医师及心血管医师中加强乳腺肿瘤心脏病学的宣传与教育。

一、CVD 已成为绝经后乳腺癌患者的首要死亡原因

CVD 是在乳腺癌"全程"诊治管理中遇到的突出问题。有研究显示：乳腺癌患者较普通人群患心血管疾病的风险显著增加（26.19% vs 21.8%，$P < 0.01$）。一项来自美国监测、流行病学与最终结果数据库（SEER）的 63 566 例老年女性乳腺癌心脑血管疾病调查的回顾性队列研究显示：老年女性因乳腺癌复发导致的死亡率为 15.1%，而心脑血管疾病导致的死亡率却高达 15.9%。可见心脑血管疾病已成为绝经后早期乳腺癌患者首要死亡原因[3,4]。

正常女性伴血脂高危风险者 10 年心血管相关死亡率为 10%。研究显示[3]，血脂异常与乳腺癌之间存在相关性。乳腺癌患者尤其是绝经后患者中有较高比例的血脂异常，但多无明显症状而未受关注。乳腺癌患者具有显著增高的心血管疾病风险，在初治 6～7 年后心血管疾病致死亡风险显著增加。因此，乳腺癌治疗后需密切监测心血管异常和危险因素。全程全方位管理乳腺癌时，对于绝经后早期乳腺癌患者心血管事件的管理尤为重要，"以疾病为核心的多学科诊疗" 到 "以患者为中心的全程全方位管理" 的优化策略亟待探索和规范。

二、乳腺癌急病期治疗对心血管系统的影响

乳腺癌治疗后长期生存者，其治疗过程中发生心脏损伤事件的概率是正常人的 8 倍，而急性期发现是避免致死性心肌损害的关键，所以临床及早预防、及早发现、及早治疗心脏损害尤为关键。乳腺癌确诊后的治疗模式包括手术、放疗、化疗、内分泌治疗、靶向治疗等综合治疗，不同方式可能会不同程度地增加患者心血管疾病的风险。其中，抗肿瘤治疗导致的心血管毒性反应包括心律失常、冠状动脉疾病、心功能不全与心力衰竭、高血压、血栓性疾病、周围血管疾病、脑卒中、肺动脉高压、心脏瓣膜疾病等。

化疗导致的心血管疾病多源于两类：一类是化疗药物对心脏结构与功能的直接损伤；另一类是化疗导致原有心血管疾病的恶化[5]。特别是有传统心血管疾病危险因素的人群，更容易发生心血管不良反应。化疗中的蒽环类药物是乳腺癌治疗的主要药物之一，其心脏毒性呈剂量依赖性，随着蒽环类药物累积剂量的增加，心衰发生率随之增加。蒽环类药物导致心衰的发生率最高可达 48%，氟尿嘧啶类药物引起心肌缺血的发生率可达 10%，根据使用药物的剂量、时间及用药方式不同而有所波动[6]。化疗所致心律失常的发生率为 16%～36%[7,8]，在患者预后改善的现今更应注意防止心律失常的发生，避免患者因心律失常而影响抗癌治疗或直接导致猝死[9]。乳腺癌靶向治疗引起的心血管毒性反应也比较常见，发生率为2%～19%。研究显示与未用曲妥珠单抗治疗者相比，曲妥珠单抗治疗者发生慢性心衰、冠状动脉疾病及高血压等心血管疾病的风险增加。乳腺癌放疗期间心脏电离辐射暴露可导致缺血性心脏病的发生率增加。有研究表明心电图在放疗后的异常发生率高达 28.7%～61.5%，而原有异常的心电图在放疗后也会加重[10,11]。因此，在乳腺癌急病期治疗的各个阶段，需要临床医师高度警惕，监测和治疗心脏的不良反应。通过心内科医师会诊，积极干预患者的生活方式，尽量使乳腺癌患者的心脏毒性降至最低。

三、乳腺癌慢病期血脂异常对心血管系统的影响

绝经后患者体内雌激素水平显著降低，从而导致绝经后乳腺癌患者胆固醇、三酰甘油（TG）、低密度脂蛋白水平升高，部分表现为高密度脂蛋白的轻度降低。笔者等[12]研究发现，与绝经后的乳腺良性疾病患者相比，首次确诊的绝经后乳腺癌患者，其高三酰甘油血症的比例（21.4%）显著增高（$P<0.05$）。但绝经前患者则未表现出相关性（16.8% vs 16.0%）。提示绝经后女性乳腺癌患者伴有较高比例的血清 TG 升高。血脂异常是内分泌治疗常见的不良反应之一，同时血脂异常导致罹患心血管疾病的风险增加。绝经后早期乳腺癌患者大部分为激素受体依赖性乳腺癌，而以阿那曲唑为代表的内分泌治疗可以使雌激素的水平下降约 90%，将会对雌激素敏感的靶器官造成影响，包括对血脂的影响。阿那曲唑和他莫西芬，单用或联合应用（ATAC）试验比较了阿那曲唑和他莫西芬在绝经后乳腺癌患者辅助治疗的疗效及不良反应，随访 100 个月结果表明，高胆固醇血症的发生率明显高于他莫西芬组（9% vs 3%，$P<0.05$）[13]。BIG1-98 试验结果显示接受来曲唑治疗的患者比他莫西芬组治疗的患者有更高的高脂血症风险。阿那曲唑、来曲唑和依西美坦，单用或联合应用（ALEX）试验报道了阿那曲唑、来曲唑和依西美坦对脂质代谢的影响，研究表明甾体和非甾体类芳香化酶抑制剂（AI）对血脂的影响不同，甾体类 AI 依西美坦对血脂的负面影响相对较小[4]。

血脂是一项可控制、可逆转的指标，如及早发现并处理，可改善患者的预后。乳腺癌患者均应通过定期血脂检测，早期发现血脂异常者，这是预防动脉粥样硬化性心血管疾病（ASCVD）的重要措施；从生活方式干预、控制危险因素和规范诊疗入手，努力提高人群血脂异常防治的知晓率、治疗率和控制率水平[14,15]。对于乳腺癌患者尤其是绝经后患者的 CVD 干预需先评价 ASCVD 综合风险，同时推荐运用《中国成人血脂异常防治指南（2016 年修订版）》及《绝经后女性血脂异常管理的中国专家共识 2014 版》的 ASCVD 血脂异常危险分层方案进行评估，并通过改善生活方式或调脂药物治疗达到理想的血脂水平。对检查发现有血脂异常的乳腺癌患者，可建议去心血管内科或内分泌内科门诊随访治疗血脂异常。

四、乳腺肿瘤心脏病学的建立及多学科协作

肿瘤治疗中潜在的心血管毒性及其所致心血管事件已成为肿瘤幸存者常见的健康隐患。鉴于恶性肿瘤的特殊性，该类患者的心血管系统干预策略较普通人群有很大差别。为此，一门新兴的交叉学科——肿瘤心脏病学，尤其是乳腺肿瘤心

脏病学（breast oncocardiology）应运而生。这对规范肿瘤心脏病患者的风险评估及诊治、解决疑难重症肿瘤心脏病患者的临床问题，以及更加精准地对乳腺癌患者进行治疗，有着重要的临床意义。乳腺肿瘤心脏病学涵盖两类患者：①乳腺癌治疗所导致的心血管疾病的患者，如出现心律失常、心力衰竭、血栓等；②乳腺癌患者原本已患心血管疾病。2009 年，国际肿瘤心脏病学会（ICOS）成立，旨在促进多学科专家共同参与肿瘤患者的临床决策、建立多中心数据库、制定常用术语标准和多学科指南等。目前，美国已有一些医院成立了相关的学科，帮助癌症患者在治疗期间及治疗后保持心脏健康。

现今肿瘤科及外科医师对心脏损害关注尚不够，干预时机较晚。国外肿瘤心脏病学门诊和（或）病房已成立，中国的肿瘤心脏病学门诊和（或）病房才刚刚起步。综合医院在改变观念和理念后，建立肿瘤心脏病学救治单元及相应的诊疗流程则相对容易。我国部分医院已经开始了肿瘤心脏病学门诊和（或）病房的设立，优化相关患者的诊疗手段和流程。该新型学科涉及肿瘤外科、肿瘤内科、肿瘤放疗科、心血管科、血液科、超声科、影像科、血管外科、药剂科、呼吸科等多个学科（图 1-1），良好的团队协作才能使该学科成长壮大，真正能为患者解决问题。由于研究对象的广泛性和特殊性，肿瘤心脏病学的含义不仅局限于医学本身，还涉及伦理学、社会学乃至经济学等诸多人文社会科学。作为一门新兴的交叉学科，肿瘤心脏病学的发展不仅需要肿瘤学家与心血管病学家团结协作，更需要来自社会各界的关注、支持与帮助。

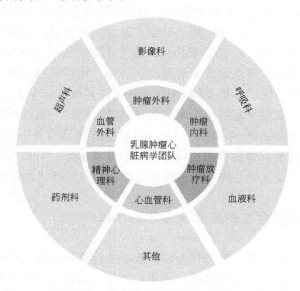

图 1-1　乳腺肿瘤心脏病学多学科协作（MDT）诊疗模式

五、应注重乳腺肿瘤患者"双心医学"（乳腺肿瘤心理、心脏病学）的建设及多学科协作

（一）心血管疾病和有关的心理问题已经成为我国最严重的健康问题之一

目前，我国心血管疾病患者数已达 2.9 亿，其中脑卒中 1300 万，冠心病 1100 万，心力衰竭 450 万，肺源性心脏病 500 万，风湿性心脏病 250 万，先天性心脏病 200 万，高血压 2.7 亿。大约每 10 秒就有 1 人死于心血管疾病。心血管疾病死亡率居首位，高于肿瘤和其他疾病，占居民疾病死亡构成的 40%以上[16]。随着经济的发展和社会压力的增加，心血管疾病和有关的心理问题已经成为我国最严重的健康问题之一，越来越多的心血管疾病患者合并存在心理问题，这两种疾病互为因果，相互影响，导致疾病恶化。由于牵涉两个学科，临床表现不典型，容易误诊误治。有不少患者因胸闷、胸痛或心悸、气促到心内科就诊，不只是患者本人，甚至是心内科医师都以为是心血管疾病所致，实际的情况却是并不存在器质性心脏病，而是由于焦虑、抑郁心理所促发的躯体症状，由于缺乏对心理问题的识别能力，过度使用 CT 或冠脉造影检查，浪费了卫生资源，还加重了病情。更需要重视的是心血管疾病与精神心理问题的共病问题。

2006 年我国著名心血管疾病专家胡大一教授首次提出"双心医学"，并指出双心医疗模式有必要成为医院营运的必需。双心医学是一门由心血管病学与心理学交叉并综合形成的学科。双心医学遵循社会-心理-生物医学模式，在强调治疗患者躯体上存在的心血管疾病的同时，关注患者的精神-心理问题，尊重患者的主观感受，倡导真正意义上的全面心身健康——心身健康的全面和谐统一。心理-社会应激对心血管事件的促发作用绝不亚于高血压、高血脂、肥胖等传统的危险因素，通过心理行为治疗与药物的干预，可以有效地阻止心血管疾病的发生和发展。有研究发现，冠心病、高血压、心律失常等心血管疾病与心理社会因素、焦虑、抑郁等不良情绪密切相关。有关专家进一步提出建设"双心门诊"：将心理科的医师请到心脏科会诊，同时又让心脏科的医师接受心理学知识的培训，取得相关证书后才能给患者看病。

（二）乳腺肿瘤患者中应加强"双心医学"的建设及多学科协作

有研究显示：乳腺癌患者较普通人群患心血管疾病风险显著增加（26.19% vs 21.8%，$P<0.01$），且心脑血管疾病已成为绝经后早期乳腺癌患者首要死亡

原因[3,4]。国外有研究对乳腺癌患者随访近 5 年发现，45%的乳腺癌患者有不同程度的精神心理问题，其中 42%为抑郁或焦虑，20%的患者伴有两种以上的精神障碍[18]。国内一些调查显示，乳腺癌患者手术两年后仍有高达45%左右的焦虑及60%左右的抑郁存在，在治疗期间患者焦虑的发生率更是高达 90%以上[19]。焦虑、抑郁等心理问题和负性情绪不但影响患者的机体状态和治疗后的恢复，也会造成患者的行为退化及治疗中断，导致患者出现更多的临床不适，影响其生活质量和治疗效果，甚至对预后产生不良影响[20]。为此，中国抗癌协会肿瘤心理专业委员会（CPOS）于 2006 年在北京成立，显示了我国肿瘤治疗已经开始重视患者的精神和社会属性，使肿瘤的临床治疗和护理更加完善，这必将提高癌症患者的生活质量和整体健康水平，推动现代肿瘤学的发展。包括作者等的研究者也提出乳腺肿瘤心理学的概念，以进一步深入研究恶性肿瘤和心理学的相互关系及乳腺癌的心理支持治疗，以有利于乳腺癌的预防、治疗和改善预后[20]。

乳腺癌患者的心理障碍发生率远高于其他恶性肿瘤患者[21]，提示心理因素对于乳腺癌的影响甚为重要。心理-社会应激，包括心理应激、负性情绪的压抑和不表达等，可通过神经、内分泌抑制，使免疫系统受损，导致恶性肿瘤的生长并影响其病程和转归[22,23]。有研究表明，不良的社会-心理刺激因素是一种强烈的"促癌剂"[24]。长期慢性的身心应激可通过下丘脑-垂体-肾上腺轴和交感神经系统负向调节，抑制机体的免疫功能[25]。免疫功能的紊乱造成机体免疫监视和免疫清除功能下降，使机体易发感染、自身免疫病和肿瘤等疾病。

绝经前乳腺癌患者化疗期间出现化疗诱发闭经的现象较为常见，类似于更年期的表现。由于卵巢功能的快速减退、雌激素分泌的迅速减少，使得患者月经紊乱甚至闭经，由此带来神经内分泌、精神、心理等一系列的变化，患者往往容易陷入悲观、忧郁、焦虑或烦躁不安。焦虑是绝经期女性常见的情绪反应，有的女性可能患更年期综合征，临床表现为全身发热、面部潮红、眼花、耳鸣、头痛、眩晕、失眠、多梦等症状，在心理状态上易出现易激惹、神经衰弱、焦虑、抑郁等消极心理[26]。

乳腺癌患者中存在较高比例的心理问题和心血管疾病。虽然乳腺癌患者心理问题与心血管疾病之间的潜在机制仍需进一步的研究和阐释，但已有大量研究结果显示，急性心理应激可引起外周血管收缩，心率及血压上升，可使左室射血分数（LVEF）降低，引发或加剧左心室壁的功能异常等[27]。这些改变被认为是导致心肌缺血或其他心理应激引起的不良心脏反应的基石。另一方面，对患者而言，乳腺癌及心血管病带来的长时间的痛苦与压力也会影响患者的心理状态，甚至导致焦虑、抑郁的发生。反之，健康向上的心理状态与乳腺癌及心血管病致死率的降低和较好的预后明显相关[28]。乳腺癌患者受到心血管疾病与精神心理问题的双重困扰，需要更多的临床重视。首先，女性心血管疾病在发病症状上不典型，主诉多，症状表现趋于多元化，可有呼吸困难、疲倦乏力、烧灼感或上腹痛等非特异性症状，而典型的胸骨后压榨样疼痛相对较少。另外女性的冠状动脉造影阳性率明显比男性低，极易被误诊、漏诊。再者，过激的情绪也易引起类似心血管疾病的症状，乳腺癌患者治疗期间常见这样一类患者，胸闷、胸痛，偶尔伴有心悸、气短，但大量的检查并未显示心脏病变，经针对心脏病进行的治疗后也无明显好转。此时可以尝试增加对患者心理问题的关注，因为情绪应激可作为一种应激源激发机体一系列的功能和代谢的改变，使血管一过性收缩、血压升高、心率加快等，产生上述疑似心血管病的情况。

乳腺癌患者心血管疾病与精神障碍在临床上常常共存，判断是否为心血管器质病变，做出准确、全面的诊断对疾病的治疗有着至关重要的作用。在就诊的心血管疾病患者中，针对疑似有心理问题的患者，应注意询问其近期的情绪状态及是否对很多事物的兴趣减弱，在明确有无器质性心脏病的同时关注心理问题，以期达到最佳的疗效。心理、心脏两者息息相关，如今双心医学的推广使更多医务工作者在治疗躯体病变的同时对心理问题加以更多的关注[29]。

综上，作者提出乳腺肿瘤心理心脏病学的概念，即对乳腺肿瘤患者应加强双心医学的建设及多学科协作。乳腺肿瘤心理心脏病学是一门由乳腺肿瘤学与心血管病学及心理学交叉并综合形成的一门学科，遵循社会-心理-生物医学模式，在强调治疗患者躯体上存在的肿瘤病患和心血管疾病的同时，关注患者的精神-心理问题，尊重患者的主观感受，倡导真正意义上的全面心身健康——心身健康的全面和谐统一。针对乳腺肿瘤患者的双心医学主要是为下列三大方面的患者服务：①乳腺肿瘤与心血管疾病及精神心理障碍共病患者，即乳腺癌患者中已确诊心血管病，经心内科检查及治疗后，仍然有明显的心血管症状，如胸闷、胸痛、心悸、气短等症状，并有情绪不安、担忧、焦虑、抑郁、失眠等精神心理症状。②乳腺癌伴发精神心理障碍患者，以心血管症状为主要表现，需要与心血管疾病鉴别诊断的患者，如伴发焦虑症、惊恐障碍的乳腺癌患者，有反复发作的严重心血管症状，但是经过心电图、心脏运动试验或心脏导管检查，未发现明显心脏器质性病变者。③伴发乳腺癌的心血管病患者进行康复治疗，或心血管病患者围术期，都需要配合心理咨询与心理治疗。该新兴学科涉及肿瘤外科、肿瘤内科、肿瘤放疗科、心血管科、精神心理科、血液科、超声科、影像科、血管外科、药剂科、呼吸科等多个学科，良好的团队协作才能使该学科成长壮大，真正能为患者解决问题。作为一门新兴的交叉学科，针对乳腺肿瘤患者的"双心医学"的发展不仅需要肿瘤学家、心血管病学家与精神心理科专家的团结协作，更需要来自社会各界的关注、支持与帮助。

希望此概念的提出，以及对乳腺癌和心血管疾病及心理学相互关系的探讨，会引起肿瘤科医师、外科医师、乳腺科医师、心血管科医师、精神心理科医师及医学研究生们对乳腺肿瘤患者双心医学的重视，进一步深入研究恶性肿瘤与心血管疾病和心理学的相互关系及乳腺癌的心理支持治疗，以有利于乳腺癌的预防、治疗和改善预后。有关乳腺肿瘤患者心理学的内容详见作者主编的《乳腺肿瘤心理学》的相关章节。本书仅讨论乳腺肿瘤心脏病学的相关内容。

（孔令泉　吴凯南）

参 考 文 献

[1] Lloyd-jones D, Adams R, Carnethon M, et al. Heart disease and stroke statistics—2009 update: a report from the American Heart Association Statistics Committee and Stroke Statistics Subcommittee. Circulation, 2009, 119(3): e21-181.

[2] Alberico LC, Ian G, Guy DB, et al. 2016 ESC/EAS guidelines for the management of dyslipidaemias. European Heart Journal, 2016, 37: 1-72.

[3] Chan DS, Norat T. Obesity and breast cancer: not only a risk factor of the disease. Curr Treat Options Oncol, 2015, 16: 22.

[4] 孔令泉, 李欣, 厉红元, 等. 关注乳腺癌患者血脂异常的诊断与防治. 中华内分泌外科杂志, 2017, 11(2): 1-4.

[5] Armstrong GT, Chen Y, Kawashima T, et al. Modifiable risk factors and major cardiac events among adult survivors of childhood cancer. J Clin Oncol, 2013, 31: 3673-3680.

[6] Frickhofen N, Jung B, Fuhr HG, et al. Capecitabsine can induce acute coronary syndrome similar to 5-fluorouracil. Ann Oncol, 2002, 13(5): 797-801.

[7] Tamargo J, Delpon E, Caballero R. Cancer chemotherapy and cardiac arrhythmias: a review. Drug Saf, 2015, 38: 129-152.

[8] Yeh ETh，Bickford CL. Cardiovascular complications of cancer therapy: incidence, pathogenesis, diagnosis, and management. J Am Coll Cardiol, 2009, 53: 2231-2247.

[9] Martel S, Maurer C, Lambertini M, et al. Breast cancer treatment-induced cardiotoxicity. Expert Opin Drug Saf, 2017, 18: 1-18.

[10] Gustavsson A, Osterman B, Cavallin-Stahl E. A systematic overview of radiation therapy effects in non-Hodgkin's lymphoma. Acta Oncol, 2003, 42(5-6): 605-619.

[11] Giraud P, Cosset JM. Radiation toxicity to the heart: physiopathology and clinical data. Bull Cancer, 2004, 91(Suppl 3): 147-153.

[12] 罗清清, 孔令泉. 乳腺癌患者中代谢综合征发病状况的临床初步研究. 重庆医科大学硕士学位论文, 2016.

[13] Buzdar A, Howell A, Cuzick J, et al. Comprehensive side effect profile of anastrozole and tamoxifen as adjuvant treatment for early-stage breast cancer: long-term safety analysis of the ATAC trial. Lancet Oncol, 2006, 7(8): 633-643.

[14] Alberico LC, Ian G, Guy DB, et al. 2016 ESC/EAS guidelines for the management of dyslipidaemias. European Heart Journal, 2016, 37: 1-72.

[15] 赵水平. 《中国成人血脂异常防治指南(2016 年修订版)》要点与解读. 中华心血管病杂志, 2016, 44(10): 827-829.

[16] 陈伟伟, 高润霖, 刘力生, 等. 中国心血管病报告 2016. 中国循环杂志, 2017, 32(6): 228-233.

[17] 刘梅颜. 女性精神心理特点与心血管疾病. 中国实用内科杂志, 2014, 34(1): 29-31.

[18] 王丕琳. 乳腺癌患者的心理康复. 中国康复理论与实践, 2010, 6(6): 549-551.

[19] 杨素香. 乳腺癌患者心理护理的探讨. 赣南医学院学报, 2013, 33(6): 71-73.

[20] 孔令泉, 吴凯南. 乳腺肿瘤心理学. 北京: 科学出版社, 2017.

[21] Nagel S, Talbot NP, Mecinovic J, et al. Therapeutic manipulation of the HIF hydroxylases. Antioxidants & Redox Signaling, 2010, 12(4): 481-501.

[22] 洪炜. 医学心理学. 北京: 北京医科大学、中国协和医科大学联合出版社, 1996, 121-122.

[23] 李少林, 周琦. 实用临床肿瘤学. 北京: 科学出版社, 2013: 730-740.

[24] Gorlach A. Regulation of HIF-1 alpha at the transcriptional level. Curr Pharm Design, 2009, 15(33): 3844-3852.

[25] Semenza GL. HIF-1 inhibitors for cancer therapy: from gene expression to drug discovery. Curr Pharm Design, 2009, 15(33): 3839-3843.

[26] 郭锡永, 吴飞, 王悦, 等. 影响更年期妇女抑郁症状发生的生物、心理及社会因素调查分析. 吉林大学学报(医学版), 2003, 29(6): 847-851.

[27] Victor W, Vieweg R, Linda MD, et a1. Mental stress and the cardiovascular system PART II: acute mental stress and cardiovascular disease. Medical Update for Psychiatrists, 1997, 2(5): 130-133.

[28] Rasmussen HN, Scheier MF, Greenhouse JB. Optimism and physical health: a metaanalytic review. Ann Behav Med, 2009, 37: 239-256.

[29] 刘梅颜, 胡大一. 心内科患者常见的心理问题. 中国实用内科杂志, 2007, 27(5): 660-661.

第二章　乳腺癌诊治概述

第一节　乳腺癌的流行病学

乳腺癌是女性最常见的恶性肿瘤，全球发达地区年发病率达 74.1/10 万，占女性癌症新发病例的 25%，占女性癌症死亡人数的 15%[1]。欧美等国乳腺癌发病率较高，其中最高的为西欧地区，年发病率可达 96.0/10 万，在美国，一个女性一生有 1/8 的可能性患乳腺癌[2]。我国乳腺癌发病率较欧美等国低，据我国最新癌症统计数据，2015 年我国乳腺癌新发 272 400 例，占女性癌症新发病例的 15%[3]，标准化发病率为 30.43/10 万[4]。但是，与欧美等乳腺癌发病率较高的国家相比，我国乳腺癌的发病年龄趋于年轻化，笔者统计了 2011 年 1 月至 2015 年 3 月重庆市乳腺癌中心（重庆医科大学附属第一医院内分泌乳腺外科）住院治疗的 2471 例首次确诊的乳腺癌病例[5]，显示我国西南地区乳腺癌患者首次确诊时平均年龄为（50.5±11.3）岁，乳腺癌患者发病第一高峰年龄段在 40～49 岁（39.7%），第二高峰年龄段在 50～59 岁（25.5%），40 岁以下发病占 14.6%。与国内大规模的癌症统计一致[6]。而欧美等国乳腺癌的发病高峰年龄段为 60～70 岁，2015 年美国年轻（≤40 岁）乳腺癌患者的比例为 5%[2]，提示我国乳腺癌发病高峰年龄较欧美等国提前 10 年以上，同时年轻乳腺癌患者比例也明显高于欧美等国。因此，我国乳腺癌的防治仍不容乐观。笔者该研究还提示，除了已发现的危险因素外，乙肝病毒可能也是中国乳腺癌的危险因素之一，并可能与我国乳腺癌的发病年龄趋于年轻化相关[5]。

第二节　乳腺癌的诊断及筛查

一、人群筛查

乳腺癌的筛查，又称乳腺癌普查，是针对无症状人群的一种防癌措施，以早期发现、早期诊断及早期治疗为目标。其目的是要降低乳腺癌人群的死亡率，而对有症状人群的医学检查称诊断。正如上述，我国女性乳腺癌发病与西方国家相比有其特点，此外，受经济、卫生保障等条件的限制，乳腺癌筛查起步稍晚，目前还没有可靠的乳腺癌筛查的循证医学证据，《中国抗癌协会乳腺癌诊治指南与规范》推荐机会性筛查从 40 岁开始，群体筛查国内暂无推荐年龄，国际上推荐 40～50 岁开始[7]。筛查方式主要包括乳腺 X 线检查、乳腺临床体检、乳腺自我检查、乳腺超声检查、乳腺磁共振（MRI）检查。值得注意的是，我国医疗资源分布不均，检测水平差异较大，各地区、各级别医疗单位检出率差别较大。各地筛查方案不尽相同，早日完善我国乳腺癌筛查方案的循证医学数据，对我国乳腺癌筛查工作具有重要意义。

二、乳腺的 X 线检查

乳腺 X 线检查又称乳腺钼靶检查，是低能量 X 线（20～30kV）软组织摄影，于 20 世纪 70 年代由法国人首创使用。乳腺 X 线检查操作简单、费用低、安全，可以通过处理形成图像减少主观因素的影响，尤其有利于微钙化检测[8]。而微钙化是早期乳腺癌的重要诊断指标，乳腺 X 线检查对钙化的检出最具优势，检出率约 40%，特别对于中老年患者，腺体相对较少、脂肪较多，可以形成良好的天然对比，从而清晰成像。乳腺癌在乳腺 X 线检查中表现为形态不规则的高密度肿块，边缘浸润，可见毛刺征，病灶内见簇状、泥沙状特征性钙化，相邻结构扭曲，导管原位癌可以仅表现为钙化。报道认为，簇样微小钙化达到 5 个/cm^2 即提示乳腺癌可能。不过，乳腺 X 线检查也有其局限性。例如，对于致密型乳腺，部分病灶容易被临近高密度的腺体组织所掩盖，难以准确评价肿瘤与周围结构的关系，其敏感性仅为 48%～70%[9]。对于接近胸壁的小癌灶易漏诊且不适用于有植入物的患者。

三、乳腺的彩超检查

乳腺的彩超检查是指将从乳腺内不同组织及病变反射的回波信号以光点形式组成灰度调制型图像，依据声像确定病变内部结构及后方衰减，从而判断病变的性质。乳腺超声检查首次出现于 20 世纪 50 年代[10]，超声检查价格低廉、无创、操作简便、无放射性，且不受乳腺组织致密程度的影响，能够多方位获取乳房影像，显示内部层次及细微结构，尤其对囊实性占位的鉴别具有优势。同时，彩色多普勒超声检测病变及周围的血流信号可用于乳腺肿瘤的良性、恶性鉴别。乳腺癌在乳腺彩超检查中表现为形态不规则、边界欠清、可呈锯齿状、无包膜、多有"蟹足样"改变，内部呈非均质低回声肿块，周围有厚薄不均的高回声环，后方见衰减声影[11]。相比于乳腺 X 线检查，虽然乳腺彩超检查结果与其病理诊断结果的一致性较差，但是对于致密型乳腺的早期乳腺癌诊断仍是重要的辅助检查。当然，乳腺的彩超检查对于微小钙化的显示效果欠佳，整体精确度受仪器的质量、医师主观因素的影响。

四、乳腺的磁共振及 PET-CT 检查

磁共振（MRI）最早于 1982 年应用于乳腺检查。MRI 具有无辐射损伤，可多参数、多方位成像，软组织分辨率高的特点。MRI 可以观察到乳腺高位、深位病灶；对胸壁侵犯情况，胸骨后、纵隔及腋窝淋巴结转移给予观察。在动态增强MRI 检查中，乳腺癌显示为形态多不规则、边缘模糊不清或可见毛刺状突起、内部信号不均匀、呈边缘强化的圆形、分叶状结节[12]。MRI 敏感度高于乳腺 X 线检查，能够监测到乳房隐匿性肿瘤，动态增强 MRI 对于乳腺癌诊断的敏感性达 95%以上，但特异性较低，为 37%~86%[13]。不过，MRI 检查费用高、耗时长，成像质量易受呼吸影响，限制了其广泛应用。

PET-CT 是利用恶性肿瘤糖代谢旺盛和血运增加的特性，采用葡萄糖类似物氟代脱氧葡萄糖（FDG）作为特异性示踪剂注入患者体内，在肿瘤内浓聚并被探测器记录，通过图像重建就可以得到示踪剂在患者体内的分布情况，从而实现肿瘤的早期发现和定位。PET-CT 具有影像和功能双重成像原理，对于少数影像上难以发现或鉴别的乳腺肿瘤，PET-CT 检查具有较高的敏感性及独特鉴别作用。而且，PET-CT 诊断乳腺癌复发和转移具有较高的灵敏度。但因其价格昂贵，有核素和 X线双重辐射性，所以并不常规应用[14]。

五、乳腺癌的组织学活检

影像学检查为乳腺癌的诊断提供了重要依据，但最终需要组织学活检确诊。乳腺病变的活检最初常选择手术切除活检，随后较为流行的是细针穿刺细胞学诊断。目前，影像引导微创活检技术占主导地位，是影像发现乳腺病变的首选和最佳的活检技术，适用于所有影像发现的乳腺病变。微创活检技术包括细针活检、常规空芯针活检和更先进的真空辅助活检、ABBI（advanced breast biopsy instrumentation）粗针活检等。影像引导的微创活检定位方式有超声引导、X 线钼靶立体定位、MRI或 CT 引导等。目前最常用的是超声和 X 线立体定位，MRI 或 CT 引导一般只用

在前两者均难以显示的病变。影像引导微创活检具有创伤小、恢复快、降低保乳手术切缘阳性率、减少前哨淋巴结活检等优点。乳腺微创活检具有较高的准确性，但在高危病变时仍存在一定的低估率，尚不能完全取代手术活检，同时有可能发生针道种植的风险[15]。

乳腺癌除了以上早期诊断的方法外，还可根据患者的具体情况进行其他的检查，如乳头溢液的患者可行涂片细胞学检查、乳管内视镜检查等[16]。

第三节　乳腺癌的治疗

目前，乳腺癌的治疗是以临床分期和分子分型作为指导，需外科、肿瘤科、放疗科、病理科等多学科医生参与的综合治疗，主要包括手术治疗、化疗、放疗、内分泌治疗和分子靶向药物治疗[17]。

一、乳腺癌的手术治疗

从 1894 年 Halsted 首创的乳腺癌根治术开始，手术治疗一直是乳腺癌综合治疗中不可或缺的部分。随着人们对乳腺癌生物学特性认识的加深和临床试验结果的更新，乳腺癌的手术方式逐步变更。19 世纪 90 年代，Halsted[18]基于 Virchow 的肿瘤渐进转移理论假说，首创了乳腺癌根治术，在当时的治疗条件下，使局部的复发率由过去的 60%～82%下降到了 6%，5 年的无病生存率由过去的 10%～20%提高到了 40%～50%，被誉为治疗乳腺癌的标准术式，在随后的 70 余年中被广泛应用。20 世纪 50 年代，人们发现约有 20%的乳腺癌患者存在内乳淋巴结转移，当时病理学观点认为，治疗恶性肿瘤必须要彻底清除病灶。为了清除可能已经转移的内乳淋巴结，Urban 等和 Wangensteen 等开创了扩大根治术，但随后的前瞻性随机对照试验研究[19]发现：扩大根治术与乳腺癌根治术相比并未提高患者的 10 年生存率，而术后并发症多导致患侧的胸廓变形，患者生活质量下降，故乳腺癌的扩大根治术逐渐被摒弃。20 世纪 50～70 年代，人们发现，除非是直接浸润，乳腺癌一般不会经胸肌转移，从而提出了保留胸大肌、胸小肌的乳腺癌改良根治 I 式和保留胸大肌、切除胸小肌的乳腺癌改良根治 II 式。随后，较多的国际多中心、前瞻性随机试验[20]比较了乳腺癌根治术与改良根治术，两者生存率无统计学差异。但改良根治术在美观和功能保护方面均优于根治术，此后的 30 余年，保留胸大肌、胸小肌改良根治术一直是乳腺癌的标准术式，同时也掀起了逐步缩小的乳腺癌手术范围浪潮。基于 Fisher 提出的乳腺癌为全身性疾病，如何处理原发病灶和区域淋巴结不会影响生存率的理论，多项国际大型前瞻性随机对照临床试验（NSABP B-06，WHO Milan trial）证实：对于早期浸润性乳腺癌，保乳手术联合放疗同乳房改良根治术相比，局部复发率和总生存率并没有升高，但进一步保留了乳房的美学功能。NSABP B-32 试验[21]证实了前哨淋巴结活检可安全有效地替代腋窝淋巴结清扫，同时显著降低了腋窝淋巴结清扫术后患者并发症的发生率，有效改善了患者的术后生活质量。至此已成为了临床腋窝淋巴结阴性患者的标准治疗方法，得到医患的广泛认可。

可以看出，乳腺癌外科手术对手术方案的选择已从早期的"可耐受的最大治疗"向"有效的最小治疗"过渡。近年，由于患者对疗效的期望也从单纯的提高生存单个层面发展到保护功能、追求外形美观等多个层面，各种乳房重建和乳腔镜手术也逐年发展。

二、乳腺癌的化疗

化疗是一种全身治疗，目前认为乳腺癌是一种全身性疾病，化疗可以减少早期乳腺癌术后复发转移的风险，还可缓解复发转移乳腺癌的病情，并延长了生存期。近年来，乳腺癌的化疗药物取得了很大突破，目前蒽环类和紫杉类药物是乳腺癌化疗的两大基石，化疗方案的选择必须权衡疗效及不良反应两者的利弊，对于蒽环类和紫杉类药物治疗后复发转移的乳腺癌患者，可选用铂类、长春瑞滨、卡培他滨和吉西他滨。除了在化疗药物上不断创新，研究者还尝试在化疗时机、合理序贯及剂量调整上进行探索，其中国际多中心、前瞻性试验 NSABP B-18[22]显示临床Ⅰ期和Ⅱ期的乳腺癌患者，新辅助化疗（术前化疗）与术后化疗具有相同的疗效，且能增加保乳手术的机会。目前新辅助化疗在临床上已较广泛地开展并与保乳手术组合。此外，密集化疗、个体化化疗等新理念逐步更新，有望提高乳腺癌患者的疗效及生活质量。

三、乳腺癌的放疗

放疗是乳腺癌局部治疗的重要手段之一，放疗可提高乳腺癌术后局部控制率和降低死亡率，提高患者的总生存率。随着保乳术临床应用的推广，保乳术联合术后放疗已成为Ⅰ、Ⅱ期乳腺癌的常规治疗方法[23]。同时，放射治疗技术也不断进步，其中三维适形放射治疗、调强放射治疗、图像引导放射治疗等技术使放疗变得更精确，显著降低了局部复发率，减轻了放射损伤并改善了患者的生活质量。术后放疗主要适用于保乳术患者；局部和区域淋巴结复发的高危患者；腋淋巴结转移（LNM）≥4个的患者应进行同侧胸壁区和锁骨上区的放疗；对于LNM 1～3个的患者，研究显示，放疗可能增加局部控制率，建议根据复发风险评估放疗指征[24]。放疗同时也是复发转移的晚期患者姑息治疗的重要方式之一。

四、乳腺癌的靶向治疗

分子靶向治疗是针对可能导致细胞癌变的靶点，如原癌基因和抑癌基因、细胞信号传导通路、细胞因子及受体和抗肿瘤血管形成等，从分子水平逆转这些恶性生物学行为，从而抑制肿瘤细胞生长。曲妥珠单抗开辟了乳腺癌靶向治疗的先河，同时也是目前疗效好、安全性可靠、临床广泛应用的靶向药物[25]。对于人表皮生长因子受体-2（HER2）阳性的乳腺癌患者，曲妥珠单抗治疗对于乳腺癌术前新辅助治疗、术后辅助治疗和复发、转移的各个阶段均有确切疗效。目前，较多的新型靶向药物的开发和应用可能进一步改善乳腺患者预后，包括：帕妥珠单抗，一种新型HER2重组单克隆抗体；拉帕替尼，一种新型小分子双重酪氨酸激酶抑制剂，能同时作用于表皮生长因子受体（EGFR）和HER2两个靶点；贝伐单抗，一种血管生成拮抗剂；依维莫司，一种以AKT/PI3K为靶点的哺乳动物雷帕霉素靶蛋白（mTOR）抑制剂[26]。

五、乳腺癌的内分泌治疗

乳腺癌的内分泌治疗是肿瘤内分泌治疗中历史最久、最成熟，也是很有成效的治疗方式。其主要包括抗雌激素药物、芳香化酶抑制剂、卵巢功能抑制。对于雌激素依赖乳腺癌的内分泌治疗药物包括：雌激素拮抗剂（如他莫昔芬、托瑞米芬），主要应用于绝经前女性；芳香化酶抑制剂（现在常用的为第三代芳香化酶抑制剂，如来曲唑、阿那曲唑和依西美坦），对于绝经后的女性，芳香化酶抑制剂的疗效优于他莫昔芬[27]。卵巢功能抑制包括手术去势、放疗去势、药物去势。我国有60%～70%乳腺癌患者处于绝经前期，其中约60%的患者雌激素受体（ER）阳性，且绝经前晚期乳腺癌的预后较差。目前较多研究者关注于将药物去势制剂［如醋酸戈舍瑞林缓解植入剂（诺雷德）］与他莫昔芬或芳香化酶抑制剂联用于激素依赖型绝经前乳腺癌患者以提高疗效，为我国多数绝经前乳腺癌患者带来福音[28]。

（卢林捷　吴玉团　赵春霞）

参 考 文 献

[1] Torre LA, Bray F, Siegel RL, et al. Global cancer statistics, 2012. CA: A Cancer Journal for Clinicians, 2015, 65(2): 87-108.

[2] Esantis CE, Fedewa SA, Goding Sauer A, et al. Breast cancer statistics, 2015: Convergence of incidence rates between black and white women. CA: A Cancer Journal for Clinicians, 2016, 66(1): 31-42.

[3] Chen W, Zheng R, Baade PD, et al. Cancer statistics in China, 2015. CA: A Cancer Journal for Clinicians, 2016, 66(2): 115-132.

[4] Chen W, Zheng R, Zuo T, et al. National cancer incidence and mortality in China, 2012. Chinese Journal of Cancer Research 2016, 28(1): 1-11.

[5] Lu LJ, Adhikari VP, Zhao CX, et al. Clinical study on the relationship between hepatitis B virus infection and risk of breast cancer: a large sized case-control and single center study in southwest of China. Oncotarget, 2017, 8(42): 72044-72053

[6] Zuo TT, Zheng RS, Zeng HM, et al. Female breast cancer incidence and mortality in China, 2013. Thorac Cancer, 2017, 8(3): 214-218.

[7] 中国抗癌协会. 乳腺癌诊治指南与规范(2015 版). 中国癌症杂志, 2015, 9: 692-754.

[8] Samuel E. The role of mammography in the detection of breast cancer. South African Medical Journal, 1987, 71(12): 779-780.

[9] Giess CS, Frost EP, Birdwell RL. Difficulties and errors in diagnosis of breast neoplasms. Semin Ultrasound CT MR, 2012, 33(4): 288-299.

[10] Wild JJ, Neal D. Use of high-frequency ultrasonic waves for detecting changes of texture in living tissues. Lancet, 1951, 1(6656): 655-657.

[11] Durmus T, Stöckel J, Slowinski T, et al. The hyperechoic zone around breast lesions - an indirect parameter of malignancy. Ultraschall in Der Medizin, 2014, 35(6): 547-553.

[12] 白人驹, 张雪林, 孟悛非, 等. 医学影像诊断学. 北京: 人民卫生出版社, 2010.

[13] Thomassin-naggara I, De Bazelaire C, Chopier J, et al. Diffusion-weighted MR imaging of the breast: advantages and pitfalls. Eur J Radiol, 2013, 82(3): 435-443.

[14] 黎海涛. PET-CT 在乳腺癌诊断中的应用价值. 国际放射医学核医学杂志, 2005, 29(05): 220-222.

[15] 王永胜. 乳腺病变微创活检进展. 中华乳腺病杂志: 电子版, 2008, 2(4): 387-393.

[16] 沈坤炜, 陆劲松, 袁建达. 乳腺导管内乳头状病变的乳管内视镜检查. 中华外科杂志, 2000, 38(04): 275-277.

[17] 吴凯南. 实用乳腺肿瘤学. 北京: 科学出版社, 2016.

[18] Halsted WS. The Results of operations for the cure of cancer of the breast performed at the johns

hopkins hospital from June, 1889, to January, 1894. Annals of Surgery, 1894, 20(5): 497-555.

[19] Veronesi U, Valagussa P. Inefficacy of internal mammary nodes dissection in breast cancer surgery. Cancer, 1981, 47(1): 170-175.

[20] Turner L, Swindell R, Bell WG, et al. Radical versus modified radical mastectomy for breast cancer. Annals of the Royal College of Surgeons of England, 1981, 63(4): 239-243.

[21] Krag DN, Anderson SJ, Julian TB, et al. Sentinel-lymph-node resection compared with conventional axillary-lymph-node dissection in clinically node-negative patients with breast cancer: overall survival findings from the NSABP B-32 randomised phase 3 trial. The Lancet Oncology, 2010, 11(10): 927-933.

[22] Rastogi P, Anderson SJ, Bear HD, et al. Preoperative chemotherapy: updates of National Surgical Adjuvant Breast and Bowel Project Protocols B-18 and B-27. Journal of Clinical Oncology: Official Journal of the American Society of Clinical Oncology, 2008, 26(5): 778-785.

[23] Darby S, Mcgale P, Correa C, et al. Effect of radiotherapy after breast-conserving surgery on 10-year recurrence and 15-year breast cancer death: meta-analysis of individual patient data for 10, 801 women in 17 randomised trials. Lancet, 2011, 378(9804): 1707-1716.

[24] Tada K, Nishioka K, Kikuchi Y, et al. Post-mastectomy radiation therapy in breast cancer with 1-3 involved lymph nodes: the Pros. Breast Cancer, 2017, 24(4): 502-504.

[25] Piccart-gebhart MJ, Procter M, Leyland-jones B, et al. Trastuzumab after adjuvant chemotherapy in HER2-positive breast cancer. The New England Journal of Medicine, 2005, 353(16): 1659-1672.

[26] Murphy CG, Morris PG. Recent advances in novel targeted therapies for HER2-positive breast cancer. Anti-Cancer Drugs, 2012, 23(8): 765-776.

[27] Burstein HJ, Griggs JJ, Prestrud AA, et al. American society of clinical oncology clinical practice guideline update on adjuvant endocrine therapy for women with hormone receptor-positive breast cancer. Journal of Oncology Practice / American Society of Clinical Oncology, 2010, 28(23): 3784.

[28] 张志强, 江泽飞, 宋三泰. 诺雷德联合瑞宁得治疗绝经前复发转移性乳腺癌的临床研究. 癌症进展, 2004, 2(2): 127-130.

第三章　心血管疾病诊治概述

第一节　心力衰竭的诊治

一、慢性心力衰竭

（一）概述

心力衰竭（heart failure，HF），简称心衰，是指由于各种心脏疾病产生的心脏结构和功能异常，使心室充盈或射血能力受损而导致的一组临床综合征，临床表现为活动耐力减退和（或）体液潴留。按心衰发生的缓急将其分为慢性心衰和急性心衰，前者是在原有慢性心脏病基础上逐渐出现心衰症状、体征；后者多数由慢性心衰恶化进展而来，但也可以是新发心衰。按心衰发生部位则分为左心衰、右心衰或全心衰；按心衰的病理生理改变分为收缩性心衰和舒张性心衰；按心排血量的绝对或相对下降，可分为低排血量型心衰和高排血量型心衰。

（二）临床表现

1. 左心衰

主要为肺循环淤血和心排血量降低表现。以呼吸困难为主要症状，包括劳力性呼吸困难、夜间阵发性呼吸困难，严重时出现端坐呼吸。其他症状有咳嗽、咳痰、咯血、尿量减少等，还可出现乏力、疲倦等症状。体征以肺部及心脏为主。双肺可闻及对称性湿啰音，急性肺水肿时双肺遍布湿啰音，还可伴哮鸣音，心界扩大，心音减弱、心率增快、可呈奔马律。心尖区收缩期杂音常见（功能性二尖瓣关闭不全）。

2. 右心衰

主要为体循环淤血表现。胃肠道淤血时有食欲缺乏、腹痛、腹胀、恶心、呕吐、便秘等症状，肝脏淤血肿大可导致右上腹饱胀、肝区疼痛，长期可有心源性肝硬化表现。肾脏淤血出现肾功能减退、蛋白尿和颗粒管型等表现。右心室扩大限制左心室充盈可出现呼吸困难，轻度气喘。体征包括颈静脉充盈、肝-颈静脉反流征阳性。心尖搏动于剑突下或胸骨下部左缘明显。三尖瓣听诊区可闻及收缩期吹风样杂音，部分患者呈舒张期奔马律。肝脏可肿大、压痛。水肿常见，最早出现在低垂部位，多为对称性及凹陷性，自下而上发展。晚期常有全身凹陷性水肿及胸腹水。

3. 全心衰竭

见于各种心脏病晚期，左右心衰的临床表现并存。左心衰合并右心衰时，患者由于右心排血量减少，可使左心衰导致的肺淤血症状、体征有所缓解。

（三）实验室和辅助检查

血浆 B 型利尿钠肽（BNP）或氨基末端脑钠肽前体（NT-pro BNP）有助于评估慢性心衰严重程度和预后。某些晚期心衰患者、肥胖者、左室射血分数保留的心衰患者利尿钠肽有假阴性。超声心动图检查可了解心衰的病因，如心肌或心瓣膜疾病，并可定量或定性心脏结构或功能改变。胸部 X 线片检查可见心胸比增大，上肺静脉扩张、下肺静脉变细；肺间质水肿时可见 Kelley B 线；肺泡性肺水肿时，形成以肺门为中心的蝴蝶状阴影。

（四）心功能的评估

常用美国纽约心脏协会（NYHA）心功能分级（表 3-1）评估心衰治疗后症状的改善。应注意心衰的 NYHA 分级适用于单纯性左心衰、收缩性心衰。

表 3-1　NYHA 心功能分级方法

分级	诱发心衰的活动量
Ⅰ级	日常活动量不受限
Ⅱ级	日常活动量轻度受限
Ⅲ级	活动明显受限，低于日常活动量即有症状
Ⅳ级	休息时也有症状，稍活动即加重

（五）治疗

1. 病因治疗

对于冠心病（CHD）、高血压、风湿性心脏瓣膜病等易造成心脏损伤的疾病，应早发现、早诊断、早治疗，从根本上预防及延缓疾病进展。

2. 一般治疗

（1）去除诱因如呼吸道感染、心律失常、电解质紊乱、贫血、妊娠等，且应慎用非甾体抗炎药、皮质激素、Ⅰ类抗心律失常药物、二氢吡啶类钙离子通道阻滞剂等药物。

（2）监测体质量，每日监测体重，早期发现隐性的液体潴留。如在 3 天内体重突然增加 2kg 以上，应考虑已有水钠潴留。

（3）调整生活方式，包括限钠、限水、合理饮食、加强营养，休息和适度运动，必要时进行心理治疗，缺氧时可行氧疗。

3. 药物治疗

慢性收缩性心衰药物治疗流程如下：伴有液体潴留的患者应先使用利尿药，继以血管紧张素转换酶抑制剂（ACEI）/β受体阻滞剂，无禁忌证者可再加用醛固酮受体拮抗剂，强调尽早联合以利于改善心衰预后。如果这 3 种药已达循证剂量，患者仍有症状或效果不满意，且窦性心律，静息心率≥70 次/分，LVEF＜35%，可再加用伊伐布雷定。使用药物时需注意其禁忌证及不良反应。

（1）利尿药：对于全部有液体潴留的心衰患者，早期使用利尿药是治疗心衰的基础。利尿药宜从小剂量应用，逐渐增加剂量，直至尿量增加，体重每日减轻0.5～1.0kg。一旦病情控制，即以小剂量维持治疗。常用利尿药包括袢利尿药（呋塞米、托拉塞米），噻嗪类（氢氯噻嗪），保钾利尿药（螺内酯），血管加压素 V2 受体拮抗剂（托伐普坦）等[1]。

（2）ACEI：是心衰治疗的基石，常用药物有依那普利、培哚普利、雷米普利等。新的相关指南建议所有射血分数（EF）值下降的心衰患者，除非有禁忌证，应终身使用 ACEI。

（3）血管紧张素受体拮抗药（ARB）：常用的药物有氯沙坦、缬沙坦、坎地沙坦、厄贝沙坦等。一般 ARB 不引起干咳，用于不能耐受 ACEI 的患者。ACEI 与 ARB 不宜同时使用。

（4）β受体阻滞剂：所有慢性收缩性心衰患者，无禁忌时应尽早应用β受体阻滞剂。比索洛尔、美托洛尔和卡维地洛可有效降低慢性心衰患者死亡危险。

（5）洋地黄制剂：具有正性肌力及负性频率作用，降低窦性心率和房室传导功能。NYHA 心功能Ⅱ～Ⅳ级的收缩性心衰患者，在利尿药、ACEI（或 ARB）和β受体阻滞剂治疗基础上仍有心衰症状，合并快速心室率的房颤患者为其最佳适应证，一旦加用，不宜轻易停用。地高辛、毛花苷丙（西地兰）为常用的洋地黄制剂。地高辛目前临床应用最为广泛，高龄或肾功能受损者剂量减半。西地兰为静脉注射制剂，适用于急性或慢性心衰加重时，特别适用于伴快速型房颤的心衰患者。

（6）伊伐布雷定：减慢心率成为慢性心衰治疗的最新靶点，新指南推荐应用伊伐布雷定。但它仅作为二线治疗药物[2]。

（7）正性肌力药物：包括环腺苷酸依赖性正性肌力药（如多巴胺/多巴酚丁胺）及磷酸二酯酶抑制剂（如米力农）。此类药物短期用于急性心衰时具有增加心肌收缩力和有益的血流动力学作用，但长期使用会增加死亡率。

4. 非药物治疗

对于有适应证者，可以选择心脏再同步化治疗及植入式心脏复律除颤器。心脏移植可用于无其他可选择治疗方法的重度心衰患者。

5. 合并症的治疗

心衰合并高血压时治疗原则同一般高血压，忌用短效扩血管药物如硝苯地平片。心衰合并糖尿病仍可使用β受体阻滞剂。心衰合并快速心律失常时慎用Ⅰ类及Ⅳ类抗心律失常药物，收缩性心力衰竭应注意β受体阻滞剂的负性肌力作用。房颤患者以控制心室率和预防血栓栓塞事件为主，条件适合者可考虑导管消融。反复发作致命性室性心律失常可用胺碘酮、β受体阻滞剂，建议植入心脏复律除颤器。心衰合并肾功能不全者应慎用 ACEI，必要时行血液净化治疗。

二、急性心力衰竭

（一）诊断与鉴别诊断

15%～20%的急性心衰为新发心衰，大部分是原有慢性心衰的急性加重。主要表现为急骤、突发的严重呼吸困难，端坐呼吸，烦躁不安，呼吸频率可达 30～50 次/分，频繁咳嗽，严重时咳粉红色泡沫样痰，患者有恐惧和濒死感。查体可见烦躁、面色苍白、发绀、大汗、皮肤湿冷。除有基础心脏病的相关体征外，可闻及心尖部第一心音减弱，心率增快，舒张期奔马律，P_2 亢进。开始肺部可无啰音，继之双肺满布湿啰音和哮鸣音。早期因交感神经激活，血压可一度升高，但随病情持续而血压下降、心源性休克或心脏停搏。如症状持续不缓解，可引起脑缺氧而致神志模糊、少尿及代谢性酸中毒。

心电图可提示急性心衰病因，如是否有急性冠状动脉综合征等。胸部 X 线片可见肺门血管影模糊、蝶形肺，甚至弥漫性肺内大片阴影。超声心动图有助于评价急性心肌梗死的机械并发症、室壁运动失调、心脏的结构与功能、心脏收缩/舒张功能的相关数据，了解有无心包积液。动脉血气分析可显示有无低氧血症、高碳酸血症及代谢性酸中毒。利尿钠肽测定则有助于急性心衰诊断及鉴别诊断，如 BNP＜100ng/L，NT-pro BNP＜300ng/L 可排除急性心衰；BNP＞400ng/L，NT-pro BNP＞1500ng/L，急性心衰可能性很大。测定 cTnT 或 cTnI 可鉴别心衰病因，急性心肌梗死时肌钙蛋白可升高 3～5 倍以上。对于血流动力学不稳定、病情严重及治疗效果不理想患者，可采用右心漂浮导管行床边血流动力学监测。

根据典型的临床表现，结合心电图、胸部 X 线片、血气分析可初步拟诊急性心衰，完善血 NT-pro BNP 水平测定可明确心衰诊断。急性心衰需与支气管哮喘、急性大面积肺动脉栓塞、肺炎、严重的慢性阻塞性肺疾病、急性呼吸窘迫综合征及非心源性休克等疾病相鉴别。

（二）治疗

1. 一般治疗

患者取坐位，两腿下垂，以减少回流血量，减轻心脏前负荷。吸氧，病情严重者给予持续气道正压通气（CPAP）或无创性正压机械通气（NIPPV）给氧。

2. 药物治疗

（1）吗啡：为治疗急性左心衰的有效药物，以 3～5mg 稀释后静脉注射，必要时每隔 15min 重复 1 次，共2～3 次。老年人可酌情减少剂量或改为肌内注射。

（2）利尿药：常用呋塞米静脉注射 20～40mg，继以静脉滴注 5～40mg/h，总剂量在起初 6h 不超过 80mg，起初 24h 不超过 200mg。也可用托拉塞米或依那尼酸静脉注射。效果不佳时，应加用噻嗪类和（或）醛固酮受体拮抗剂。此外，严重充血性心衰、常规利尿药效果不佳、有低钠血症或有肾功能损害倾向的患者，可选择托伐普坦。

（3）血管扩张剂：①硝酸酯类药物（硝酸甘油、硝酸异山梨酯）静脉应用可减轻前负荷。②硝普钠适用于严重心衰、原有后负荷增加及同时使用多巴胺的心源性休克患者，硝普钠含有氰化物，通常疗程不超过 72h。③重组人脑钠肽(rhBNP)属内源性激素物质，具有扩张静脉和动脉（包含冠状动脉）的作用，在无直接正性肌力作用的情况下增加心排血量，同时有利尿、抑制肾素-血管紧张素-醛固酮系统（RAAS）和交感活性的作用。④α受体拮抗剂：常用药物有乌拉地尔，可降低肾血管阻力，且对心率无明显影响。

（4）正性肌力药：适用于低心排血量综合征，缓解组织低灌注所致的症状，保证重要脏器的血流供应。血压较低和对血管扩张药物及利尿药不耐受或反应不佳的患者尤其有效。包括①洋地黄类。②多巴胺：作用呈剂量依赖性，小剂量降低外周阻力，扩张肾、冠状动脉和脑血管；中等剂量增加心肌收缩力和心排血量；大剂量收缩外周血管而升高血压。适合短期应用。③多巴酚丁胺：短期应用可以缓解症状，增加心排血量。正在应用β受体阻滞剂的患者不推荐应用多巴酚丁胺和多巴胺。④磷酸二酯酶抑制剂（PDEI）：兼有正性肌力及降低外周血管阻力的作用。常用药物有米力农、氨力农。⑤钙增敏剂：如左西孟旦，除缓解临床症状、改善预后外，还可明显降低 BNP 水平。

3. 非药物治疗

对于极危重患者，可根据情况选择主动脉内球囊反搏（IABP）、机械通气、血液净化疗法、心室机械辅助装置等。

（三）预后与预防

急性心衰预后很差，住院病死率为 3%，6 个月再住院率为 50%，5 年病死率高达 60%。慢性心衰患者避免诱发因素，可以预防急性心衰发作。急性心肌损害尽早针对病因治疗，可减少急性心衰的发生。

第二节 心律失常的诊治

一、概述

正常心律起源于窦房结，频率 60～100 次/分，其冲动经心房达房室结，然后经希氏束及左右束支、浦肯野纤维网传导激动心室肌。心律失常（cardiac arrhythmia）指心脏激动的起源和（或）传导的异常导致了心脏频率、节律的异常。心律失常的诊断除了病史和体检外，主要依据心电图等辅助检查作出准确诊断。心脏电生理检查对于不明原因的晕厥、诱发并终止心动过速、明确心律失常的机制等有不可替代的作用。

对危及生命的心律失常，治疗的首要目的是预防发生心源性猝死，其次是改善或消除患者不适症状。对不危及生命的心律失常，要评价控制症状的治疗措施的安全性。治疗措施包括病因与诱因治疗、抗心律失常药物治疗及非药物治疗。非药物治疗包括起搏治疗、消融治疗、电复律或植入型心律转复除颤器治疗、外科手术治疗。目前外科手术治疗已逐步被微创介入治疗所取代。

二、心脏早搏的诊治

按起源部位心脏早搏（期前收缩）可分为房性早搏、交界性早搏和室性早搏三类。早搏是最常见的心律失常，可见于正常人且预后良好，也可发生于器质性心脏病患者。最常见症状是心悸或心搏暂停感，部分患者无任何不适。听诊可发现心律不规则，早搏后有较长间歇，使第一心音增强，可致脉搏短绌，多见于室性早搏。

房性早搏的心电图特点是提前出现异形 P′ 波，与窦性 P 波形态不同，常出现不完全代偿间歇。交界性早搏心电图特点是提前出现的形态正常 QRS 波群（当发生室内差异性传导，QRS 波群可增宽），其前或后可见逆行 P′ 波，心电图表现为 Ⅱ、Ⅲ、aVF 导联 P′ 波倒置，aVR 导联直立，代偿间歇多完全。室性早搏的心电图特点是提前出现宽大畸形的 QRS 波，时限通常超过 0.12s；其前无相关 P 波，ST 段与 T 波的方向常与 QRS 波群主波方向相反；完全代偿间歇。房性及交界性早搏，一般不需特殊治疗。室性早搏负荷重或症状明显者可选用药物治疗，常用 β 受体阻滞剂。药物治疗效果不佳者，可考虑导管射频消融治疗。有器质性心脏病患者使用 β 受体阻滞剂、ACEI 或 ARB 类药物，通过改善心室重构和心脏功能，减少或抑制室性早搏。

三、室上性快速性心律失常的诊治

（一）诊断

依据心动过速的机制及起源部位，室上性快速性心律失常主要有窦性心动过速、房性心动过速、心房扑动、心房颤动、阵发性室上性心动过速。不同类型的心律失常表现不一，个体差异大，症状包括原发病表现、心动过速相关的心悸不适、心动过速导致的血流动力学障碍，以及心律失常相关的并发症，如房颤并发的血栓栓塞。临床依据心动过速所致的心悸不适等症状及体格检查，尤其是心电图表现做出诊断。

窦性心动过速符合窦律 P 波而频率＞100 次/分。房性心动过速 P′ 波形态与窦性 P 波不同。心房扑动时窦性 P 波消失，代之以形态、振幅、间距相同，无等电位线的锯齿状波（F 波），频率为 250～350 次/分，房室可多比例下传。房颤为最常见的持续性心律失常,其心电图特点是正常窦性 P 波消失,代之以大小、形态及时限各异的颤动波(F 波);频率为 350~600 次/分;R-R 间期绝对不规则,QRS 波群一般不增宽,但出现室内差异传导、束支传导阻滞或经房室旁路下传时,QRS 波群可宽大畸形。

阵发性室上性心动过速呈突发突止,心电图特点为心率多在 140~220 次/分,节律规则,QRS 波群形态与时限均正常,但发生室内差异性传导或原有束支传导阻滞时,QRS 波群形态可呈宽大畸形;P'波为逆行性,如与 QRS 波群重叠,则提示为房室结折返性心动过速,如 P'波固定出现在 QRS 波群之后,R-P'间期>70ms,则提示为房室折返性心动过速[3]。

(二)治疗

窦性心动过速治疗以针对病因或诱因治疗为主,必要时给予β受体阻滞剂等。房性心动过速、心房扑动者及严重血流动力学障碍者,应立即电复律。若无明显血流动力学异常,可积极治疗病因及诱因,必要时可选择进行复律。但多数情况下以药物减慢心室率,常用药物有洋地黄、β受体阻滞剂、非二氢吡啶类钙通道阻滞剂,必要时也可用胺碘酮控制心室率;对于反复发作者,需考虑长期抗心律失常药物维持窦性心律。药物无效或血流动力学不稳定者直流同步电复律,但部分房性心动过速电复律后很快复发,应以药物治疗。

对于房颤,在积极治疗病因及诱因的基础上以药物减慢心室率,并根据情况考虑抗凝治疗(见后述)。若血流动力学不稳定,尤其是房颤经房室旁路前传时,则应尽早或紧急电复律。阵发性房颤在控制心室率基础上多可在 24h 内自行转复,一般不必复律。对于短期内未能自行转复的阵发性房颤,经评估有较高转复和维持窦性心律概率,且拟以节律控制为目标的持续房颤可考虑复律治疗。对于不合并器质性心脏病者,推荐多非利特、普罗帕酮和伊布利特等作为房颤的复律药物;对合并器质性心脏病,尤其是冠状动脉粥样硬化性心脏病和心衰患者,应选用胺碘酮、索他洛尔;伴房室旁路前传的房颤患者,胺碘酮有致室颤风险,应禁用。药物复律无效可考虑同步直流电复律。对于反复发作、症状明显的阵发性房颤,或房颤持续时间不长(1 年以下)、左心房不太大(如<45mm)的持续性房颤,导管消融有较高成功率。外科迷宫术也是可考虑的治疗手段,如因其他心脏疾病需开胸行心脏手术,可同时行外科迷宫术。

房颤是脑卒中的独立危险因素,预防房颤引起的栓塞性事件,是房颤治疗策略中重要的一环。对于合并风湿性二尖瓣狭窄和瓣膜置换术后的患者,目前只能选用华法林抗凝。对于非瓣膜病患者,需使用 CHA2DS2-VASc 评分(表 3-2)对患者进行危险分层。CHA2DS2-VASc 评分≥2 者需口服抗凝药物，抗凝治疗应选用华法林或新型口服抗凝药物如达比加群酯、阿哌沙班和利伐沙班；使用华法林抗凝治疗必须监测凝血酶原时间国际标准化比值（INR），控制在 2.0～3.0。房颤患者血栓主要来源于左心耳，对于无机会转复为窦性心律且血栓栓塞风险和出血风险均高或不愿接受药物抗凝者，也可考虑左心耳封堵预防栓塞并发症。

表 3-2　CHA2DS2-VASc 评分

危险因素	评分
慢性心衰/左心室功能障碍（C）	1
高血压（H）	1
年龄≥75 岁（A）	2
糖尿病（D）	1
脑卒中/TIA/血栓栓塞史（S）	2
血管疾病（V）	1
年龄 65～74 岁（A）	1
性别（女性）（Sc）	1
最高评分	9

心房扑动的患者发生血栓栓塞的风险明显增高，应给予抗凝治疗，具体抗凝策略参照房颤。阵发性室上性心动过速急性发作时，可采用刺激迷走神经的方法终止心动过速。药物治疗首选腺苷快速推注，其次可静脉推注维拉帕米、地尔硫䓬、β受体阻滞剂；对于无器质性心脏病、心功能正常者，也可选用普罗帕酮静脉推注；上述药物无效或有禁忌证者可选用静脉推注胺碘酮。当药物治疗无效或有禁忌证，或者出现严重心绞痛、低血压、充血性心力衰竭等血流动力学不稳定表现时，应采用直流电同步电复律。反复发作者可行导管射频消融术，不愿接受导管消融而有症状反复发作者，口服首选维拉帕米、地尔硫䓬和β受体阻滞剂。

四、室性快速性心律失常的诊治

（一）室性心动过速

室性心动过速（ventricular tachycardia，VT）简称室速，是起源于心室的连续3 个或 3 个以上、频率大于 100 次/分的期前收缩组成的心律失常。非持续性室速或持续时间不长、频率不快的持续性室速，尤其是无器质性心脏病患者，症状多较轻。室速持续时间长、频率快，尤其有心脏基础疾病及心功能不全患者，症状重，可有心悸、气促、头晕、黑矇、晕厥及心源性休克表现。部分多形性室速易蜕变为心室颤动，导致心源性晕厥，甚至猝死。

室速时 QRS 波群宽大畸形，时限多≥0.12s；频率可达 100～250 次/分，节律规则或略为不齐，若能发现 P′波，其频率慢于 QRS 波群频率，且与 QRS 波群无关，称为室房分离；室速发作时少数室上性冲动可提前下传夺获心室，形成一次提早出现的窄 QRS 波群称为心室夺获，夺获心室波与室速波共同形成形态介于两者之间的 QRS 波群，称为室性融合波。室性心动过速须与房性心动过速伴束支传导阻滞、心房颤动伴室内差异性传导及心房颤动合并预激综合征鉴别。另外室性心动过速须与逆向房室折返型心动过速（A-AVRT）鉴别：A-AVRT 发作间歇 QRS 波群可见相似预激图形，发作时 QRS 波群在 V_4～V_6 导联不会以负向波为主，除 A 型预激外，QRS 波群在胸导联不会同向；宽 QRS 波群心动过速发作间歇有相同的室性期前收缩或发作时有室房分离、心室夺获或室性融合波，QRS 波群在胸导联同向有助于室性心动过速诊断。鉴别困难时需行电生理检查。

室速出现血流动力学不稳定者应立即直流电同步电转复[4]。血流动力学稳定者可选用抗心律失常药物，若无效再选择电复律。无器质性心脏病的室速常起源于右心室流出道、左心室流出道或左心室间隔部，称为特发性室速。非持续性发作且症状明显者选用β受体阻滞剂口服；持续性发作者，起源于右心室流出道可选用维拉帕米、普罗帕酮、β受体阻滞剂静脉注射。左心室特发性室速首选维拉帕米，也可使用普罗帕酮静脉注射。器质性心脏病并发非持续性室速者，选用β受体阻滞剂，无效则按持续性室速使用抗心律失常药物；器质性心脏病并发单形持续性室速者，首选胺碘酮静脉注射，胺碘酮有禁忌或无效，可选用利多卡因、索他洛尔。由于抗心律失常药物有致心律失常的副作用，单用抗心律失常药物不能提高生存率，常常需要与体内自动除颤器（ICD）联合应用。多形性室速而 Q-T 间期正常者，先静脉注射β受体阻滞剂，无效则选用利多卡因或胺碘酮。多形性室速而 Q-T 间期延长者处理见尖端扭转型室速。

对无器质性心脏病的室速，如分支型室速或单形性室速或流出道起源室速，导管消融成功率高，可以作为首选方法之一。对合并有器质性心脏病患者，导管消融效果不佳，但对缺血性心肌病并发单形持续性室速者，可显著降低室速发作、ICD 放电及远期死亡率，如果其他方法无效也可以考虑。对于出现室颤或反复发作伴血流动力学障碍的持续性 VT 药物治疗难以控制者，可根据适应证给予 ICD 植入。植入后应同时应用胺碘酮以减少 VT 或室颤发作及 ICD 放电次数。

（二）尖端扭转型室速

尖端扭转型室速多发生在长 Q-T 间期基础上，称为长 Q-T 间期综合征。病因可分为先天性和获得性。先天性病因由基因突变导致。获得性的病因包括药源性（Ⅰa 类或Ⅲ类抗心律失常药物、吲达帕胺、三环类抗抑郁药、大环内酯类抗生素、吩噻嗪类抗组胺药、抗肿瘤药物他莫昔芬、镇痛药美沙酮、乌头碱等）、心源性（心动过缓伴长间歇、心肌缺血、心功能不全等）、电解质紊乱（低钾血症、低镁血症）等。临床表现为反复发作性黑矇、晕厥，也可进展为心室颤动。心电图表现为宽大畸形多变的 QRS 波群围绕基线不断扭转其主波的正负方向，每次发作可持续数秒至数十秒而自行终止。获得性者治疗应积极去除导致 Q-T 间期延长诱因；发作频繁者首先给予静脉缓慢注射硫酸镁，同时积极补钾；对心动过缓和明显长间歇依赖者可临时使用药物或起搏器提高心率。先天性长 Q-T 间期综合征避免使用延长 Q-T 间期药物，治疗选用β受体阻滞剂，对于基础心室率明显缓慢者，可起搏器联合β受体阻滞剂治疗。药物无效者，可考虑左颈胸交感神经切断术，或植入 ICD。

（三）心室扑动与心室颤动

心室扑动（简称室扑）与心室颤动（简称室颤）指心室正常规律的电活动及机械活动消失，代之以无序的电活动，是致命性心律失常。心室扑动心电图表现为正常 QRS-T 波消失，代之以快速而相对规则的大振幅波，呈正弦图形，波幅大而规则，频率 200～250 次/分（通常在 200 次/分以上），通常持续时间短暂，多于数秒内就蜕变为心室颤动。心室颤动心电图表现为正常 QRS-T 波消失，代之以快速且波形、振幅与频率均极不规则，无法辨认 QRS 波群、ST 段与 T 波，频率 200～500 次/分。

五、缓慢性心律失常的诊治

（一）心动过缓

窦性心动过缓（sinus bradycardia）指激动起源于窦房结，但频率低于 60 次/分的心律失常。窦性停搏（sinus arrest）又称窦性静止，指由于迷走神经张力增高或窦房结功能障碍，在一段时间内窦房结停止发放激动引起的心律失常。治疗以积极处理原发病为主，心率缓慢显著伴有明显症状尤其是血流动力学不稳定，可逆者安置临时起搏器治疗，不可逆者安置永久性人工心脏起搏器治疗，起搏模式最好选择 AAIR（房室结功能正常者）或 DDDR。病态窦房结综合征（sick sinus syndrome，SSS）简称病窦综合征，是由窦房结及其周围组织的器质性改变，导致起搏和（或）传出功能障碍，引起各种缓慢心律失常，并伴有脑、心、肾等重要脏器供血不足的一组综合征。心电图特点为持续的窦性心动过缓，心率<50 次/分或窦性停搏或窦房阻滞有时可出现室上性快速心律失常（房速、房扑、房颤），又称为慢-快综合征；如病变累及房室结可伴房室传导阻滞，称双结病变。

治疗上尽可能明确病因进行针对性治疗。症状不明显者，定期随诊，不需特殊治疗；对于有症状的患者，心动过缓时，可应用提高心率的药物（阿托品、异丙肾上腺素、氨茶碱等）改善临床症状。对症状严重，有血流动力学障碍者需行永久性人工心脏起搏治疗，只要无持续性房性心律失常，起搏模式最好选择 AAIR（房室结功能正常者）或 DDDR。

（二）传导阻滞

心脏传导阻滞是指心肌的不应期因生理性或病理性延长，使激动传导出现延缓或传导中断的一种异常状态。传导阻滞可分为生理性和病理性。由于冲动到达过早引起的传导阻滞属生理性阻滞。病理性传导阻滞是由传导系统的器质性或功能性改变所引起的。按发生的部位传导阻滞可分为窦房传导阻滞、房内传导阻滞、房室传导阻滞和室内传导阻滞。按阻滞程度可分为三度。一度传导阻滞表现为传导时间延长，但无传导中断。二度传导阻滞有莫氏Ⅰ型和莫氏Ⅱ型两种形式：莫氏Ⅰ型的特征为传导时间逐次延长直至一次传导中断；莫氏Ⅱ型的特征为在传导中断前后无传导时间的改变；二度传导阻滞中，阻滞程度达到 3∶1 或以上，则称为高度传导阻滞。三度传导阻滞指所有冲动完全不能传导，又称完全性传导阻滞。

1. 窦房传导阻滞

窦房传导阻滞（sinoatrial block，SAB）指窦房结能正常发放激动，但激动通过窦房结与心房肌组织的连接处发生传出延缓或完全阻滞的心律失常。理论上 SAB 也可分为三度，由于体表心电图不能显示窦房结电活动，因而无法确立一度和三度窦房传导阻滞的诊断。二度窦房传导阻滞分为两型：莫氏Ⅰ型即文氏阻滞，表现为窦性 P-P 间期逐渐缩短，又突然出现长 P-P 间期，如此周而复始的出现；莫氏Ⅱ型阻滞时，长窦性 P-P 间期为短窦性 P-P 间期的整倍数，窦房传导阻滞后可出现逸搏心律。窦房传导阻滞治疗同窦性停搏。

2. 房室传导阻滞

心房激动向心室传导延迟或完全不能传至心室称为房室传导阻滞（atrioventricular block）。房室传导阻滞部位可以是房室结、希氏束或左右束支。根据组织程度不同分为一度、二度（莫氏 I 型和莫氏 II 型）和三度房室传导阻滞。一度房室传导阻滞患者通常无症状；二度房室传导阻滞可有心悸、心跳漏搏感；三度房室传导阻滞可有头晕、疲倦乏力、心力衰竭相关症状，若逸搏心室率过慢、逸搏点电活动不稳定致心室停搏时间过长可致黑矇及晕厥，甚至发生猝死。

（1）一度房室传导阻滞：成人 P-R 间期延长>0.20s，老年人>0.22s，儿童>0.18s，无 QRS 波群脱漏。

（2）二度 I 型房室传导阻滞：又称莫氏 I 型或文氏型房室传导阻滞，P-R 间期进行性延长，R-R 间期进行性缩短，直至 1 个 P 波后脱漏 1 个 QRS 波群，漏搏后P-R 间期缩短，之后又逐步延长，称为文氏现象（Wenchebach phenomenon）。一般很少发展为三度房室阻滞。

（3）二度 II 型房室传导阻滞：又称莫氏 II 型房室传导阻滞，P-R 间期恒定（正常或延长），P-P 规则，部分 P 波后无 QRS 波群。阻滞部位多在希氏束或希氏束以下，易发展为三度房室传导阻滞。二度 II 型房室传导阻滞呈 3 : 1 或 3 : 1 以上比例房室传导，称为高度房室传导阻滞。

（4）三度房室传导阻滞又称完全性房室传导阻滞，心房 P 波与心室 QRS 波群各自独立、互不相关，即所谓房室分离；心房率快于心室率；心室激动由阻滞部位以下潜在起搏点控制，出现交界性逸搏心律（起搏点位于希氏束及其近端，心室率 40～60 次/分，QRS 波群正常，心律也较稳定）或室性逸搏心律（起搏点位于室内传导系统的远端，心室率 20～40 次/分，QRS 波群增宽，心律常不稳定）。

治疗应积极寻找并治疗病因和去除诱因。一度和二度 I 型房室传导阻滞多无须特殊治疗，二度 II 型和三度房室传导阻滞若心室率缓慢可试用药物提高心率，若有血流动力学改变应实施临时起搏（房室传导阻滞可逆）或安置永久性人工心脏起搏器（房室传导阻滞不可逆）。

3. 室内传导阻滞

室内传导阻滞又称室内阻滞，是指发生在希氏束分叉以下部位的传导阻滞。包括右束支传导阻滞、左束支传导阻滞、左前分支传导阻滞和左后分支传导阻滞等。单束支阻滞以右束支阻滞最常见，其次是左前分支阻滞，左后分支阻滞则较为少见。右束支阻滞 V_1～V_2 导联 QRS 波群呈 rsR' 或 M 型，I、V_5、V_6 导联 S 波增宽、有切迹，aVR 导联呈 QR 型；V_1、V_2 导联 ST 段轻度压低，T 波倒置，

Ⅰ、V_5、V_6 导联 T 波直立；QRS 波电轴轻度右偏；QRS 时限≥0.12s 称为完全性右束支阻滞，QRS 时限<0.12s 称为不完全性右束支阻滞。

左束支阻滞 V_1~V_2 导联 QRS 波群呈 rS 或 QS 型，S 波明显加深增宽，Ⅰ、aVL、V_5、V_6 导联 R 波宽大、顶部有切迹或粗钝，Ⅰ、V_5、V_6 导联 q 波一般消失；V_5、V_6 导联 T 波与 QRS 主波方向相反；QRS 波电轴轻度左偏；QRS 时限≥0.12s 称为完全性左束支阻滞，QRS 时限<0.12s 称为不完全性左束支阻滞。

单侧束支阻滞本身无须特殊治疗，主要针对病因治疗。三束支阻滞导致完全性房室阻滞时，需植入永久性人工心脏起搏器。双分支阻滞的治疗尚有争论，目前倾向于对伴晕厥或先兆晕厥者，以及 H-V 间期延长>100ms 者采用永久性人工心脏起搏器治疗。

第三节　冠状动脉粥样硬化性心脏病的诊治

一、概述

冠状动脉粥样硬化性心脏病（coronary atherosclerotic heart disease），简称冠心病（coronary heart disease，CHD），指因冠状动脉发生粥样硬化引起血管管腔狭窄或堵塞，导致心肌缺血、缺氧、甚至坏死的心脏疾病。CHD 是人类死亡的首要病因。近年来，欧美国家 CHD 发病率和死亡率呈现下降趋势；而我国 CHD 的发病率和死亡率仍呈上升趋势，我国 CHD 的防治形势任重而道远。临床上常将 CHD 分为两种类型：①稳定性冠状动脉疾病，包括无症状性心肌缺血型、稳定型心绞痛和缺血性心肌病。病情可持续较长时间，状态较为稳定。②急性冠脉综合征（acute coronary syndrome，ACS）是指冠状动脉粥样斑块不稳定，随时可能出现斑块破裂形成急性血栓，导致冠状动脉内血流显著减少或完全中断而引发的临床综合征[5]。包括不稳定型心绞痛，非 ST 段抬高型心肌梗死（NSTEMI）和 ST 段抬高型心肌梗死（STEMI）。其中，不稳定型心绞痛（UA）和非 ST 段抬高型急性心肌梗死（NSTEMI）的心电图没有 STEMI 的心电图特征和演进性表现，合称为非 ST 段抬高型急性冠脉综合征。UA 和 NSTEMI 的区别在于 NSTEMI 有明确的心肌梗死证据（心肌损伤标志物显著增高）。UA 可能发展成 NSTEMI 或 STEMI，也可能自然或经过治疗转归稳定。

二、稳定型心绞痛

（一）临床表现

心肌缺血导致的各种临床表现称为心绞痛，以胸闷、胸痛及胸部不适最为常见。可由体力活动、情绪激动、寒冷、饱餐等诱发。心绞痛最常见的部位是胸骨后，范围约手掌大小，并可向肩部及左臂内侧放射，性质多为压迫感、紧缩感。不典型部位包括颈咽部、下颌部、肩胛间区及上腹部。稳定型心绞痛发作的诱因、性质、部位、持续时间、缓解方式及发作频度等在数月甚至更长时间内保持稳定，一般持续数分钟至 10 余分钟，疼痛通常在休息数分钟后缓解，舌下含服硝酸甘油片可迅速缓解或明显缩短发作时间。若发作频度增加，则提示为 UA。大多数患者心绞痛发作时无特殊体征，但可见交感神经兴奋的一些表现。

根据心绞痛发作的临床特点，结合 CHD 的危险因素，排除其他疾病导致的心绞痛，即可做出临床诊断。对于发作不典型的患者，动态变化的 ECG 和负荷试验有助于诊断。放射性核素显像、冠状动脉 CTA 及选择性冠状动脉造影检查可对疑诊患者提供诊断依据。

（二）实验室和其他辅助检查

1. 心电图

心绞痛未发作时，CHD 患者心电图可能无异常发现，部分患者静息状态也可出现缺血相关导联 ST 段水平或斜下型压低及 T 波低平倒置，提示无症状性心肌缺血。心绞痛发作时绝大多数（约 95%）患者可出现特征性的 ST-T 改变、ST 段水平或斜下型压低超过 0.1mV、T 波幅度明显降低或倒置等动态变化。一些患者静息 ECG 有 ST-T 改变，发作时反而趋于正常，称为"假性正常化"ECG，也有利于心绞痛的诊断。对疑诊 CHD 但难以记录到发作时 ECG 的患者可选择 ECG 负荷试验或动态 ECG。目前临床最常用的 ECG 负荷试验是活动平板运动负荷试验，该试验可全程动态评价患者在静息和心脏高氧耗时 ECG 的变化，具有较高的敏感性和特异性。该试验需要患者运动，对于不稳定型心绞痛、急性心肌梗死、重症心肌炎、严重高血压、肥厚型梗阻性心肌病患者可能出现危险甚至猝死，因此检查前要评估其安全性；动态 ECG 是连续记录 24h 或更长时间的 ECG，并可对事件进行标记，以便对应分析 ECG 的变化。

2. 超声心动图

大多数稳定型心绞痛患者普通超声心动图检查可正常，发作时缺血区心肌运动减弱或消失，超声检查呈节段运动异常。因此，负荷超声心动图可协助探查心肌缺血的范围和程度。此外超声心动图还可观察到陈旧性心肌梗死瘢痕的回声异常、运动减弱、消失、反向运动和室壁瘤形成等异常。

3. 放射性核素显像

静息 ^{201}Tl（铊）显像显示灌注缺损主要见于心肌梗死后瘢痕；运动后或药物负荷发现的灌注缺损可发现心肌缺血区。^{99m}Tc（锝）进行体内红细胞标记可用于心肌灌注显像，也可用于心室腔血池显像，后者可用于射血分数测定及发现室壁节段运动异常和室壁瘤等。

4. 多层螺旋 CT 冠状动脉造影

已被广泛用于冠脉病变的无创检查。对疑诊冠脉病变者阴性预测价值很高，可达 97% 以上，但对于复杂钙化病变和支架植入术后随访等，其准确程度尚有待提高。

5. 选择性冠状动脉和左心室造影

经动脉途径（如经股动脉或桡动脉）将造影导管沿动脉通路分别送至左、右冠状动脉开口，注射对比剂，发现血管的狭窄和闭塞，是目前诊断 CHD 的 "金标准"。左心室造影是将造影导管送入左心室，注射一定量的对比剂，根据其形态和运动的变化可评价左心室的整体及局部运动状态。

6. 其他诊断技术

血管内超声和冠脉内光学干涉断层成像可获取血管腔狭窄程度和血管壁斑块分布及钙化、纤维化病变情况。血管内压力导丝和多普勒血流速度检测技术可评价冠状动脉血流储备分数（fractional flow reserve，FFR），FFR 是判断冠脉狭窄是否需要介入治疗的指标之一[6]。

（三）治疗

心绞痛发作时应让患者立即休息。硝酸甘油舌下含化可快速终止或缩短心绞痛发作时间。长期药物治疗包括改善心肌缺血治疗和抗动脉粥样硬化进展、防治心肌梗死治疗。前者常用药物包括：长效硝酸酯类（如单硝酸异山梨酯缓释片及硝酸异山梨醇酯），β受体阻滞剂（美托洛尔、比索洛尔等），钙通道阻断剂，以及其他改善心绞痛药物如伊伐布雷定（高选择性窦房结 If 离子通道抑制剂）和曲美他嗪（改善缺氧心肌代谢）；后者包括：①抗血小板治疗，主要有阿司匹林及 P2Y12 受体抑制剂（氯吡格雷、替格瑞洛）。②调脂治疗，他汀类药物，包括辛伐他汀、阿托伐他汀、瑞舒伐他汀等[7]。其他调脂药物如胆固醇吸收抑制剂也可根据情况选用。③ACEI 和 ARB，长期使用这类 RAAS 抑制剂可降低血压，同时降低 RAAS 兴奋程度而使内源性心血管毒素减少，起到降低心血管事件的作用。

对于轻中度冠状动脉狭窄的稳定性心绞痛患者通常只需药物治疗，而对于狭窄程度较重，冠脉血流储备明显受限的患者，可行经皮冠状动脉介入术（percutaneous coronary intervention，PCI），包括冠状动脉球囊扩张术和冠脉内支架植入术。介入治疗可明显改善患者的预后。对于慢性闭塞病变，开通血管的介入治疗可能有效增加患者的血流储备。冠脉旁路移植手术（CABG）需要开胸且有一定风险（围术期死亡率 1%～4%），且由于手术创伤和瘢痕，进行二次手术难度大，因此多用于严重冠脉病变患者，如多支血管病变、左主干和前三叉病变患者。

三、非 ST 段抬高型急性冠脉综合征

（一）临床表现

恶化型、初发型和静息型心绞痛均属于 UA。恶化型为稳定型心绞痛的发作频率、程度、持续时间等加重恶化而来，用药不易缓解。初发型心绞痛指原来无心绞痛的患者最近 1～3 个月新发生的心绞痛。静息型心绞痛发作在休息时或夜间，发作时间可大于 20min，往往提示严重的冠脉狭窄病变，部分患者发作时 ECG 出现 ST 段抬高，可能是冠脉痉挛所致的变异型心绞痛。

NSTEMI 的胸痛或不适感通常持续半个小时以上并有心肌坏死证据，用硝酸甘油无效或轻微缓解后又加重。一些患者可出现大汗淋漓、呼吸困难、恶心、呕吐等症状，但部分高龄、糖尿病或女性患者症状可不典型。对于中老年患者出现不明原因的颈部、胸背部和上腹部不适或疼痛，不明原因的呕吐、食欲缺乏，不明原因的呼吸困难和心功能不全应考虑或除外 NSTEMI。UA/NSTEMI 患者往往缺乏特异性体征，但新出现的心音减弱、舒张期奔马律和心尖收缩期杂音有助于诊断。

（二）实验室和器械检查

1. ECG

与静息非发作 ECG 相比，UA 发作有 ST-T 的动态改变，表现为 ST 段的显著

压低（≥0.1mV）或抬高，伴或不伴有 T 波低平或倒置；症状缓解期，ECG 改变可以完全或部分恢复正常。NSTEMI 的 ST-T 改变则持续存在，不稳定且易加重。ST 段明显压低可伴有 T 波深倒，称为冠状 T 波，提示严重的心肌缺血或 NSTEMI。一些 NSTEMI 患者病情持续一段时间后出现 R 波降低，提示部分心肌坏死。应注意 ECG 体现的是心电综合向量的投影，可受某些因素影响，如一些患者出现局灶性心肌坏死，不足以显著改变心电向量，因而 ECG 对于诊断 UA/NSTEMI 的特异性和敏感性均不够高。即使 ECG 没有明显改变，结合病史和其他检查仍可做出诊断。

2. 动态心电监测

多数情况下，心电监测可发现有症状和无症状的心肌缺血，同时在 ACS 期间患者病情可迅速发生变化，如 UA 可突然发展为 NSTEMI 或 STEMI，因此 ACS 患者应在冠脉监护病房（CCU）实施全程心电监护。心电监测还可发现由心肌缺血导致的传导障碍和异位心律，尤其是及时发现室性心动过速、心室颤动和心搏骤停，有助于大幅减少 CHD 猝死的发生。

3. 心肌酶和心肌标志物

肌红蛋白缺乏心肌特异性，但由于分子量较小，起病 2h 后能够在外周血液中检测到其升高。磷酸肌酸激酶的心肌同工酶（CK-MB）和心脏肌钙蛋白（cTnT 和 cTnI）仅存在于心肌细胞中，具有很高的诊断特异性，在心肌梗死诊断中具有重要地位。高敏肌钙蛋白方法（cTnT-hs）可使 NSTEMI 的诊断时间缩短到起病的 3h 左右，并可观察其动态变化。

4. 冠脉造影和介入性检测

冠脉造影可提供患者冠状动脉粥样硬化的基础信息和与本次 ACS 症状相关的"罪犯"血管的狭窄、闭塞和血栓形成情况，以及斑块破裂形成的动脉夹层、溃疡龛影等异常，帮助指导治疗及判断远期预后。造影建立的动脉入路也可用于及时的介入治疗。冠脉造影也可排除非 ACS 导致的胸痛或不适。但在冠脉造影正常的患者中，症状可能由冠脉内皮损伤、冠脉痉挛、冠脉内血栓自溶、微循环灌注障碍等因素导致，应细致鉴别。其他冠脉内影像技术，如血管内超声、光学相干断层显像等均可提供血管斑块的分布、大小和性质，以及症状相关斑块的破裂位置和血栓状态等细节信息。

（三）危险分层

UA 或 NSTEM 可能有严重后果，应对其进行危险分级分层。

1. UA 或 NSTEM 的分级

Braunwald 分级是根据 UA 发生的严重程度，将其分为 I 、 II 、 III 级（表 3-3），并根据其发生的临床环境将其分为 A、B、C 级（表 3-4）。

表 3-3 不稳定型心绞痛严重程度分级（ Braunwald 分级 ）

严重程度	定义	1 年内死亡或心肌梗死概率（%）
I 级	严重的初发型或恶化型心绞痛，无静息时疼痛	7.3
II 级	亚急性静息型心绞痛（在就诊前 1 个月内发生），但近 48h 内无发作	10.3
III 级	急性静息型心绞痛，在48h 内有发作	10.8

表 3-4 不稳定型心绞痛发生的临床环境

分级	定义	1 年内死亡或心肌梗死概率（%）
A 型（继发性心绞痛）	在冠状动脉狭窄的基础上，存在加重心肌缺血的冠状动脉以外的诱发因素：①增加心肌氧耗的因素，如感染、甲状腺功能亢进或快速性心律失常；②减少冠状动脉血流的因素，如低血压；③血液携氧能力下降，如贫血和低氧血症	14.1
B 型（原发性心绞痛）	无加剧心肌缺血的冠状动脉以外的疾病	8.5
C 型（心肌梗死后心绞痛）	急性心肌梗死后 2 周内发生的不稳定型心绞痛	18.5

2. 危险分层

危险分层的主要参考指标包括症状、血流动力学情况、ECG 表现和血清心肌标志物（表 3-5）。

表 3-5 美国心脏病学会/美国心脏协会（ACC/AHA ）非 ST 段抬高型 ACS 危险分层评估标准

特点	低风险（无中高风险特征但具备下列任一条件）	中度风险（无高风险特征但具备下列任一条件）	高风险（至少具备下列任一条件）
病史		既往心肌梗死、脑血管疾病、冠状动脉旁路移植术或使用阿司匹林	48h 内缺血症状恶化
胸痛特点	过去2周内新发CCS II ～IV级心绞痛，但无长时间（>20min）静息时胸痛或中高度 CHD 可能	长时间（>20min）静息时胸痛，但目前缓解，有中高度 CHD 可能，静息时胸痛（<20min）或因休息、含服硝酸甘油后缓解	长时间 （>20min）静息时胸痛

续表

特点	低风险（无中高风险特征但具备下列任一条件）	中度风险（无高风险特征但具备下列任一条件）	高风险（至少具备下列任一条件）
临床表现		年龄>70岁	缺血引起肺水肿，新出现二尖瓣关闭不全杂音或原杂音加重，第三心音或新出现啰音或原啰音加重，低血压、心动过速，年龄>75岁
心电图	胸痛时心电图正常或无变化	T波倒置>0.2mV，病理性Q波	静息时胸痛伴一过性ST段改变（>0.05mV），aVR导联ST段抬高>0.1mV，新出现束支传导阻滞或持续性心动过速
心脏损伤标志物	正常	轻度增高（即0.01μg/L<cTnT，<0.1μg/L）	明显增高（即cTnT>0.1μg/L）

（四）治疗

NSTE-ACS 属危急症，应进入 CHD 监护病房，并给予心电监护。减轻患者的焦虑和恐惧，保持二便通畅，便秘时可用缓泻剂治疗。药物治疗包括抗血栓治疗、抗缺血和心肌保护治疗、调脂治疗等。PCI 治疗时机取决于 NSTE-ACS 患者的危险程度。极高危患者（休克、心搏骤停、危及生命的心律失常等）建议 2h 内行直接 PCI 治疗。早期 PCI 治疗（24h 内），建议在没有上述情况但具有下列任何高风险患者中进行，包括肌钙蛋白升高或下降、动态的 ST-T 改变等。对于左主干、前三叉和多支血管病变，左心功能不全及合并糖尿病的患者可考虑行 CABG 手术。但围术期死亡率较高，严重冠脉病变患者可能从中受益。

（五）预后

约 30%的 UA 患者在发病 3 个月内发生心肌梗死。NSTEMI 患者的发病和临床表现相对于 STEMI 患者平缓，在临床上常常被忽视，其 1~3 个月近期死亡率不低于 STEMI 患者。且 NSTEMI 患者冠脉病变往往更复杂、更严重，研究显示该类患者 6 个月死亡率高于 STEMI 患者。

（六）预防

UA/NESTEMI 发生后的 2～3 个月，病情常不稳定，应密切监测患者病情，严格控制危险因素并规范药物治疗。积极掌握患者冠脉病变状态并治疗 NSTE-ACS 患者的"罪犯"血管有利于预防冠脉事件，待患者病情稳定后需进行长期的 CHD 二级预防。

四、冠状动脉疾病的其他表现形式

（一）猝死

猝死型 CHD 指平时没有心脏病史或仅有轻微心脏病症状的人，由于冠状动脉原因导致局部心肌电生理紊乱或机械性衰竭使心脏失去了有效收缩而突然死亡。世界卫生组织定义为起病后 6h 死亡，而许多患者猝死常发生在发病后 1h 内。患者因发病前无任何症状或症状缺乏特异性而被忽略，只有约 12% 的患者半年内因心脏相关症状就诊。患者发生 CHD 猝死的最初 2～4min 是抢救的关键，若在这一阶段及时给予基础生命支持和心肺复苏，患者有可能无并发症地恢复。

（二）无症状性心肌缺血

无症状性心肌缺血指通过心电图或放射性核素等检查发现有心肌缺血的证据，但患者无胸痛等相关症状。无症状性心肌缺血患者可突然发生急性心肌梗死，另外一些患者逐渐发生心脏扩大和心力衰竭，演进为扩张性心肌病，在其过程中患者可发生猝死，因此发现这类患者并给予监测和治疗具有重要的临床意义。

（三）变异型心绞痛

变异型心绞痛是由冠状动脉痉挛引起的一种特殊类型的缺血性心绞痛，以静息性心绞痛伴心电图一过性 ST 段抬高为主要临床特点，又称 Prinzmetal 心绞痛。变异型心绞痛在临床表现、心电图特点、治疗方法、预后等方面均与劳力型心绞痛有显著差异。变异型心绞痛患者较年轻，除吸烟外，大多数患者无 CHD 的经典易患因素。目前认为，吸烟是变异型心绞痛最重要的诱发因素。变异型心绞痛多无体力劳动或情绪激动等诱因，常发生于静息时。发病时间多集中在午夜至上午 8 点，心电图异常多为无症状性。患者常因心律失常而伴发晕厥，若冠状动脉痉挛时间过长则可导致急性心肌梗死、恶性心律失常甚至猝死。典型的变异型心绞痛表现为胸痛发作时心电图呈 ST 段抬高，而非一般心绞痛发作时的 ST 段压低。研究发现，冠状动脉痉挛并不都表现为 ST 段抬高，非完全闭塞性痉挛常表现为 ST 段压低或 T 波改变，只有严重的闭塞性痉挛才表现为 ST 段抬高。

在戒烟的基础上，钙通道阻滞剂联合硝酸酯类药物是治疗变异型心绞痛的主要手段。贝尼地平对控制冠脉痉挛、改善变异型心绞痛患者的预后有较好疗效。β受体阻滞剂有加重或诱发变异型心绞痛的风险；但对于有固定狭窄的变异型心绞痛患者，β受体阻滞剂并非绝对禁忌。无显著冠状动脉固定狭窄的变异型心绞痛患者，一般预后良好，5 年生存率可达 89%～97%。存在多支血管或左主干痉挛的弥漫性 ST 段抬高患者预后不良。

（四）X 综合征

X 综合征指患者具有典型心绞痛或类似症状，心电图和运动平板试验有缺血表现，但冠脉造影无异常的一类综合征，占心绞痛造影患者的 10%～30%。病因尚不完全清楚，可能与局部微循环障碍、自主神经功能失调和痛觉阈值降低有关。有研究发现一些患者发作时静脉乳酸含量升高，提示确实存在心肌缺血。血管内超声和冠脉多普勒血流测定发现部分患者冠脉内膜增厚及血流储备下降，提示可能存在早期冠脉损害。这类患者预后良好，但导致患者生活质量下降和焦虑。患者常常大量用药，增加了经济和身体负担。该类患者使用β受体阻滞剂和钙通道阻滞剂可缓解症状，也可试用硝酸甘油，可改善部分患者症状。

（五）缺血性心肌病

缺血性心肌病（ICM）是 CHD 的晚期阶段或特殊类型，是由冠状动脉广泛病变引起心肌长期缺血和心肌细胞坏死，导致心肌弥漫性纤维化，产生心脏扩大、心律失常和心力衰竭，类似扩张性心肌病的临床综合征。ICM 男性显著多于女性[（5～7）：1]，伴有或不伴有心绞痛症状。患者出现虚弱、乏力、劳力性呼吸困难等表现。发展到一定阶段心功能不全进展加速，患者出现夜间阵发性呼吸困难甚至端坐呼吸。体检发现心脏第一心音减弱、舒张期奔马律及进展性肺部啰音。晚期出现瓣膜关闭不全的收缩期杂音和全心衰导致的体循环淤血表现。同时由于广泛的心肌纤维化，患者易于出现各种心律失常，晚期约半数 ICM 患者死于各类心律失常。由于心内膜损害、心腔血流缓慢及房颤等原因，ICM 患者易出现心房和心室内血栓形成，导致内脏、肢体动脉血栓栓塞、脑卒中等。

胸片和超声心动图可发现心脏显著扩大、节段运动异常、射血分数降低等表现。心电图可见陈旧性心肌梗死、束支传导阻滞及多元多形性室性期前收缩，室性和室上性心动过速，以及传导阻滞等，并具有瞬时多变等特性。冠状动脉造影提示大部分患者有严重、弥漫的冠脉狭窄。

除普通心衰治疗外，ICM 患者通常需要抗心肌缺血和抗动脉粥样硬化治疗。心衰治疗的"金三角"（即β受体阻滞剂、RAAS 抑制剂和醛固酮拮抗剂）通常应使用，长期使用可有较好疗效。同时根据情况适当使用一些利尿剂和洋地黄类药物。抗心肌缺血可使用长效硝酸酯类药物和β受体阻滞剂，必要时可加用曲美他嗪等药物以缓解症状。抗动脉粥样硬化可长期使用抗血小板药物和他汀类药物以稳定病情。PCI 和 CABG 等再血管化治疗在一些大血管狭窄患者可收到较好的治疗效果。

第四节　高血压的诊治

一、概述

高血压是我国最常见的心血管疾病，其患病率逐年上升，目前我国 18 岁及以上居民高血压患病率为 25.4%，患者约 2.7 亿。然而我国高血压人群的知晓率、治疗率和控制率都很低，高血压的防治任务十分艰巨。原发性高血压为遗传易感性与多种后天因素综合作用的结果。继发性高血压的血压升高有明确的病因，高血压仅为该疾病的临床表现之一，占高血压人群的 5%～10%。高血压的临床表现与病情缓急及病情发展阶段、严重程度密切相关。轻者除血压增高外无任何临床症状及体征，重者可出现多种靶器官损害，甚至危及生命。

（一）血压分级

1. 高血压定义

高血压为在安静状态、未使用降压药物的情况下，非同日 3 次测量血压，收缩压≥140mmHg 和（或）舒张压≥90mmHg。

2. 血压分级

根据血压升高水平，将高血压分为 1 级、2 级和 3 级（表 3-6）。

表 3-6 血压水平的定义和分类

分类	收缩压（mmHg）		舒张压（mmHg）
低血压	<90	和	<60
正常血压	90～120	和	60～80
正常高值血压	120～139	和（或）	80～89
高血压	≥140	和（或）	≥90
1 级高血压（轻度）	140～159	和（或）	90～99
2 级高血压（中度）	160～179	和（或）	100～109
3 级高血压（重度）	≥180	和（或）	≥110
单纯收缩期高血压	≥140	和	<90

注：当收缩压和舒张压分属于不同级别时，以较高的分级为准。单纯收缩期高血压也可按照收缩压水平分为 1 级、2 级、3 级。

（二）排除继发性高血压

对于突然发生的血压升高，尤其是年轻人，还伴有多汗、乏力或其他一些高血压不常见的症状，上下肢体血压明显不一致，腹部、腰部闻及血管杂音的患者应考虑继发性高血压的可能性。通过临床病史、体格检查和实验室检查进行筛查。

（三）心血管疾病危险的评估

根据患者血压水平、靶器官损害、心脑血管事件的危险因素及并存的其他临床疾病，对高血压患者做出全面的评估，即危险分层。将高血压患者分为低危、中危、高危和很高危四个层次，分别表示未来 10 年内发生心脑血管事件的概率为小于 15%、15%～20%、20%～30% 和大于 30%。具体危险分层标准见表 3-7，危险分层依据见表 3-8[8]。

表 3-7 高血压危险分层标准

其他危险因素和病史	血压（mmHg）		
	1 级（收缩压 140～159 或舒张压 90～99）	2 级（收缩压 160～179 或舒张压 100～109）	3 级（收缩压 ≥180 或舒张压 ≥110）
无	低危	中危	高危
1～2 个其他危险因素	中危	中危	很高危

续表

其他危险因素和病史	血压（mmHg）		
	1 级（收缩压 140～159 或舒张压 90～99）	2 级（收缩压 160～179 或舒张压 100～109）	3 级（收缩压≥180 或舒张压≥110）
≥3 个其他危险因素或靶器官损害	高危	高危	很高危
临床并发症或合并糖尿病	很高危	很高危	很高危

注：高血压明确诊断后 10 年内发生主要心血管事件危险可能性，低危组＜15%，中危组 15%～20%，高危组 20%～30%，很高危组＞30%。

表 3-8 高血压危险分层依据

心血管疾病的危险因素	靶器官损害	并存的其他临床疾病
●高血压（1～3 级） ●年龄：男性＞55 岁，女性＞65 岁 ●吸烟 ●糖耐量受损 　餐后 2h 血糖 7.8～11.0mmol/L 和（或）空腹血糖异常（6.1～6.9mmol/L） ●血脂异常 　TC≥5.7mmol/L（220mg/dl）或 LDL-C＞3.3mmol/L（130mg/dl）或 HDL-C＜1.0mmol/L（40mg/dl） ●早发心血管疾病家族史 　一级亲属发病年龄：男性＜50 岁，女性＜65 岁 ●腹型肥胖（男性腰围≥90cm，女性腰围≥85cm 或肥胖（BMI≥28） ●血同型半胱氨酸升高（≥10μmol/L）	●左心室肥大 　心电图：Sokolow（SV_1+RV_5）＞38mV 或 Cornell（$RaVL+SV_3$）＞2440mm·mms 　超声心动图 LVMI：男性≥125g/m²，女性≥120g/m² ●颈动脉超声 　IMT≥0.9mm 或动脉粥样硬化斑块 　颈–股动脉搏波传导速度 　PWV≥12m/s ●踝/臂血压指数 　ABI＜0.9 ●估算的肾小球滤过率降低 　eGFR＜60ml/（min·1.73m²）或血清肌酐轻度升高： 　男性：115～133μmol/L（1.3～1.5mg/dl） 　女性：107～124μmol/L（1.2～1.4mg/dl） ●微量白蛋白 　30～300mg/24h 或白蛋白/肌酐≥30mg/g（3.5mg/mmol）	●脑血管病 　脑出血 　缺血性脑卒中 　短暂性脑缺血发作 ●心脏疾病 　心肌梗死史 　心绞痛 　冠状动脉血运重建史 　充血性心力衰竭 ●肾脏疾病 　糖尿病肾病 　肾功能受损 　血肌酐：男性≥133μmol/L（1.5mg/dl），女性≥124μmol/L（1.4mg/dl）；蛋白尿（300mg/24h） ●外周血管疾病 ●视网膜病变 　出血或渗出，视盘水肿 ●糖尿病 　空腹血糖≥7.0mmol/L（126mg/dl） 　餐后血糖≥11.1mmol/L（200mg/dl） 　糖化血红蛋白（HbAlc）≥6.5%

注：TC，总胆固醇；LDL-C，低密度脂蛋白胆固醇；HDL-C，高密度脂蛋白胆固醇；LVMI，左心室质量指数；IMT，颈动脉内膜中层厚度；BMI，体重指数。

（四）辅助检查

实验室和影像检查可帮助高血压的诊断和分型，了解靶器官的功能状态及有无合并的疾病，包括血生化、全血细胞计数、血红蛋白和血细胞比容、尿液分析、心电图。根据情况可行 24h 动态血压监测（ABPM）、超声心动图、颈动脉超声、餐后血糖、尿白蛋白定量、尿蛋白定量、眼底、胸片、脉搏波传导速度（PWV）及踝臂血压指数（ABI）等检查。

二、治疗

根据现有临床研究证据，从减少心脑血管事件和安全性的角度考虑，将一般高血压患者血压目标水平定为 140/90mmHg 以下；65 岁及以上老年人的收缩压定为 150mmHg 以下，如能耐受还可进一步降低；高风险患者，如伴有肾脏疾病、糖尿病，以及病情稳定的 CHD 或脑血管病患者，第一步将血压降至 140/90mmHg 以下，若能耐受可进一步降至 130/80mmHg 以下。CHD 患者的舒张压低至 60mmHg 者应谨慎减压。

（一）一般治疗

改善生活方式，适用于所有高血压患者，应贯彻到高血压防治的全过程。主要措施包括控制体重、减少钠盐摄入、增加钾盐摄入、不吸烟、限制饮酒、增加体育运动、减轻精神压力、保持心理平衡。

（二）药物治疗

（1）降压药物应用基本原则：小剂量开始、优先选择长效制剂、联合应用及个体化。

（2）降压药物治疗对象：降压药物治疗应基于患者整体心血管风险水平，而非血压水平。目前主张高危、很高危的高血压患者应立即开始降压药物治疗；中危患者应先观察其血压数周，再决定治疗；低危患者应观察其血压较长时间（3～6 个月）后，然后决定是否开始药物治疗。

（3）降压药物的种类：常用的一线降压药物可分为五大类，包括钙通道阻滞剂、血管紧张素转换酶抑制剂（ACEI）、血管紧张素受体阻滞剂（ARB）、利尿剂和β受体阻滞剂。二线降压药物还有α受体阻滞剂、中枢和周围交感神经抑制剂、节后交感神经抑制剂及直接血管扩张剂。

（4）联合用药：高血压联合用药不仅可提高降压疗效，还可以减少或不增加药物相关的不良反应，因此对 2 级高血压和（或）伴有多种危险因素、靶器官损害或并存临床疾患的高危人群，推荐初始治疗即联合治疗、处方联合或者固定剂量联合。最常用的是二药联合治疗方案。3 种降压药合理的联合治疗方案除有禁忌证外必须包含利尿剂。如仍不能达到目标水平，需要加用第 4 种及以上的降压药物。多药联合主要适用于难治性高血压。我国临床优先推荐降压药联合用药原则：①ACEI/ARB+二氢吡啶类钙通道阻滞剂（CCB）；②ACEI/ARB+噻嗪类利尿剂；③二氢吡啶类 CCB+噻嗪类利尿剂；④二氢吡啶类 CCB+β受体阻滞剂。

第五节　心脏瓣膜病的诊治

心脏瓣膜病（valvular heart disease，VHD）是指二尖瓣、三尖瓣、主动脉瓣和肺动脉瓣瓣膜因风湿热、退行性变、先天性畸形、黏液变性等病因所致的结构与功能异常，使瓣膜的"单向阀门"功能受损，从而影响血流的正常流动方向所造成的一组单瓣膜或多瓣膜疾病，其最终演变的结局必然导致心力衰竭。它是我国的一种常见心脏病，既往的最主要病因是风湿热。随着人口老龄化进程的加快，瓣膜退行性变、心肌梗死所致的 VHD 也呈逐年增多趋势。

一、主动脉瓣狭窄

（一）诊断

主动脉瓣狭窄（aortic stenosis，AS）是由于先天性或后天性因素致主动脉瓣瓣叶结构和形态改变，在心脏收缩期瓣叶运动异常，不能完全开放，致开放面积减小，血流通过主动脉瓣水平受阻，出现跨瓣压差。早期症状隐匿，多不典型。部分患者即便是存在较为严重的主动脉瓣狭窄，仍然可以在相当长的时间内没有明显症状。不过，心衰症状一旦出现，病情将急剧进展，预后恶劣，2 年生存率低于 50%。症状包括劳力性呼吸困难、心绞痛、劳力性晕厥，还可出现血栓栓塞、猝死及心排血量降低的各种表现。体格检查：胸骨右缘第二肋间可听到粗糙、响亮的喷射性收缩期杂音，呈先递增增强后递减减弱演变，多于第一心音后出现，收缩中期达到最响，之后渐减弱，在主动脉瓣关闭前，即第二心音前终止；常伴有收缩期震颤。杂音向颈动脉及锁骨下动脉传导，有时向胸骨下端或心尖区传导。左心室扩大和衰竭时可听到第三心音，即舒张期奔马律。

心电图可正常，严重者会出现左心室肥大与心肌劳损表现，可有左前分支阻滞和其他各种程度的房室或束支传导阻滞。超声心动图：对主动脉瓣狭窄的诊断有较高的特异性。其他检查包括心导管检查，主动脉瓣狭窄时，左心室与主动脉腔内会出现收缩压力阶差，即跨瓣压差。轻度狭窄时的跨瓣压差低于 30mmHg；中度狭窄时的跨瓣压差在 30~50mmHg；重度狭窄时则可高达 50~100mmHg，甚至更高。心功能正常的主动脉瓣狭窄，其跨瓣压差一般小于 50mmHg。冠状动脉造影可排除是否合并冠状动脉疾病。

（二）治疗

临床上出现心绞痛、晕厥或心力衰竭的患者，病情会迅速恶化，可在 2~3 年死亡，故应尽早施行手术治疗，解除主动脉瓣狭窄，降低跨瓣压力阶差。一般治疗包括避免过度的体力劳动及剧烈运动，有风湿活动者应抗风湿治疗，预防感染性心内膜炎。对无症状轻度主动脉瓣狭窄患者，每年应常规随访和复查心电图、胸片及超声心动图。药物治疗主要针对失代偿的心功能和并发症。对心力衰竭患者，可加用洋地黄类药物；伴室性心动过速、高度房室传导阻滞、严重窦性心动过缓时，按抗心律失常给予药物治疗；对心绞痛可应用硝酸甘油舌下含服，但注意剂量宜小，防止剂量过大引起外周血管扩张，诱发晕厥，同时需做冠状动脉造影，警惕伴发 CHD；左心功能不全时可用利尿药，但用量不宜过大，防止容量不足；除非伴有室上性心动过速或 CHD，一般避免使用β受体阻滞剂。手术治疗及介入诊疗是治疗主动脉瓣狭窄的主要方法。

（三）预后

无症状患者的猝死率很低，但随着狭窄的进展加重，一旦出现症状又没有手术治疗者，病情会迅速恶化，预后不佳。出现心衰症状的平均生存期为 2 年，晕厥患者的平均生存期为 3 年，心绞痛患者的平均生存期为 5 年。死亡原因主要为左心衰、猝死和感染性心内膜炎。退行性钙化性狭窄较先天性病变和风湿性病变发展更为迅速。人工瓣膜置换术后的患者预后会明显改善，手术存活者的生活质量和远期生存率均显著优于内科治疗者。

二、主动脉瓣关闭不全

（一）诊断

心脏舒张期主动脉内的血液经病变主动脉瓣反流至左心室即为主动脉瓣关闭不全（aortic regurgitation，AR）。在左心室功能代偿期可无任何症状，但严重的主动脉瓣关闭不全患者，常有心悸、劳累后呼吸困难，甚至可出现端坐呼吸、夜间阵发性呼吸困难及晕厥。若出现急性主动脉瓣关闭不全，其症状与血液反流的程度有关，重者可出现急性左心衰、肺水肿、心源性休克，甚至猝死。

慢性主动脉瓣关闭不全查体可具典型的周围血管体征及毛细血管搏动征、股动脉枪击音等。在胸骨左缘第3、4肋间听诊有舒张期喷射样杂音，呈高调、递减型，向心尖部传导，多为舒张早中期杂音，在患者坐位、胸部前倾及深吸气时杂音会更明显。严重主动脉瓣关闭不全，在心尖部可闻及舒张中晚期滚桶样杂音，为 Austin-Flint 杂音，其机制是舒张早期主动脉瓣大量血液反流并冲击二尖瓣前叶，致二尖瓣瓣口相对变窄，左心房血流快速流经二尖瓣口时产生杂音。急性主动脉瓣关闭不全常缺乏典型的体征及杂音。心电图可见左心室肥大伴劳损。在病程后期，可有室内传导阻滞或束支传导阻滞。胸部 X 线平片示心影向左下扩大，呈"靴形"心，主动脉根部扩大，心胸比扩大。超声心动图可准确诊断主动脉关闭不全，能判定主动脉瓣关闭不全的原因与形态，评估反流严重程度，评价左心室腔的径线、体积、收缩功能和主动脉根部大小。其他检查包括心导管检查、放射性核素造影等。

（二）治疗

手术是治疗急性主动脉瓣关闭不全及有症状的慢性主动脉瓣关闭不全的根本措施。对所有主动脉瓣关闭不全患者，均应避免重体力活动和剧烈运动。对无症状的轻度或中度慢性主动脉瓣关闭不全患者，应每年随访 1 次心电图、胸片和超声心动图；对重度反流者每半年应随访 1 次。急性主动脉瓣关闭不全患者的药物治疗目的在于降低肺静脉压、增加心排血量、稳定血流动力学，应尽量在床旁血流动力学监测指导下进行，一般仅作为准备手术的过渡措施。血流动力学稳定者，可以用血管扩张剂降低前后负荷、改善肺淤血、减少反流量和增加排出量；血流动力学若不稳定，则需酌情使用利尿剂、正性肌力药物和升压药物，尽快手术。

（三）预后

对有症状的慢性主动脉瓣关闭不全患者，若出现呼吸困难、心绞痛或明显的心衰症状，则内科治疗预后很差，这与有症状的主动脉瓣狭窄患者情况相似，自然病程每年死亡率大于 10%。外科手术后顺利恢复的患者，大部分症状有明显改善，心脏大小和左心室质量减少，左心室功能有所恢复，但恢复程度不如主动脉瓣狭窄者大，术后远期生存率也低于后者。

三、二尖瓣狭窄

（一）诊断

二尖瓣狭窄（mitral stenosis，MS）是指二尖瓣瓣叶增厚，瓣叶交界粘连、融合，瓣下结构如腱索、乳头肌增粗、挛缩、融合致二尖瓣瓣口开放幅度变小，引起左心房血流通过二尖瓣瓣口到左心室受限、梗阻。临床表现有呼吸困难、咯血及痰中带血。有时由于左心房扩大压迫喉返神经可出现声音嘶哑；压迫食管可引起吞咽困难。发生右心功能不全时则有相应症状。查体常出现面颊潮红的二尖瓣面容。听诊心尖部第一心音亢进；可闻及舒张中晚期递增型隆隆样杂音，以左侧卧位时或活动后左侧卧位时明显，可伴有舒张期震颤，有肺动脉第二音亢进。当患者瓣膜弹性良好时，可闻及开瓣音。严重的二尖瓣狭窄患者，三尖瓣区可出现全收缩期杂音，或来自右心室的第三心音。

轻度二尖瓣狭窄者，心电图可正常。特征性心电图改变为 P 波增宽呈双峰"僧侣帽"型，称之为二尖瓣型 P 波。随着病情发展，合并肺动脉高压时，显示右心室增大，电轴右偏。病程晚期常出现心房颤动。典型的 X 线表现为心脏增大呈"梨形心"改变。超声心动图对二尖瓣狭窄的诊断有较高的特异性，可以明确二尖瓣瓣口有无狭窄及狭窄程度，判断心腔大小及左心房内有无血栓，评估瓣膜病变程度并帮助选择手术方式，对手术后瓣膜启闭及心脏功能改变的观察亦有很大价值。

（二）并发症

（1）心房纤颤：常先有房性期前收缩，继而出现阵发性心房扑动和心房颤动，然后发展为慢性房颤。心房纤颤发作可诱发或加重心力衰竭，甚至诱发急性肺水肿，因此需要积极控制心室率或恢复窦性心律。

（2）急性肺水肿：是重度二尖瓣狭窄的严重并发症，表现为突然发作的重度呼吸困难和发绀、不能平卧、咳粉红色泡沫状痰、双肺满布干湿啰音。常见诱因有剧烈运动、情绪激动、感染、突发快速性心律失常、妊娠和分娩等。

（3）血栓栓塞：20%的患者可发生体循环栓塞，而在发生体循环栓塞的患者中80%有房颤。体循环栓塞中一半以上为脑动脉栓塞，其次依序为外周动脉和内脏（脾、肾和肠系膜）动脉栓塞。偶尔左心房带蒂附壁球状血栓可突然阻塞二尖瓣口，发生猝死。房颤和右心衰时，在右心房形成的附壁血栓脱落或静脉系统的回流血栓可以进入肺动脉内，导致发生肺栓塞。

（4）右心衰：为晚期常见的并发症。

（5）肺部感染、肺静脉压增高和肺淤血：易发生肺部感染，而肺部感染又是诱发心衰的常见原因。

（6）感染性心内膜炎：较为少见，尤其少见于合并有心房纤颤或瓣叶明显钙化的患者。

（三）治疗

二尖瓣狭窄治疗的根本问题在于解除瓣口机械性狭窄和左心室充盈障碍，药物治疗不能控制或逆转病情进展，只能暂时减轻症状，要解除瓣膜狭窄必须对二尖瓣进行介入扩张或外科手术替换。

1. 一般治疗

一般治疗包括避免剧烈活动和重体力劳动。对无症状的重度二尖瓣狭窄患者应每年进行临床随访和超声心动图检查，一旦症状出现应尽早考虑介入或外科手术治疗。对轻中度狭窄的患者，随访间隔时间可延长到每2年一次。

2. 药物治疗

（1）抗心衰治疗：对有呼吸困难，处于肺淤血期的患者，要限制水钠摄入，选用利尿剂及硝酸酯类静脉扩张剂类药物以减轻前负荷；必要时还可口服β受体阻滞剂类药物，以减慢心率。对发生急性肺水肿者，则按急性左心衰进行处理。

（2）抗心律失常治疗：二尖瓣狭窄合并持续性心房颤动可引起心排血量明显降低，所以当并发快速型心房颤动时，需迅速控制心室率。只有针对存在快速性心房颤动、明显室上性心动过速时，才应用洋地黄类药物，常给予西地兰缓慢静脉注射，然后再口服地高辛长期维持。

（3）抗凝治疗：二尖瓣狭窄左心房附壁血栓的形成与左心房扩大程度及心房颤动持续时间呈正相关。对合并有慢性心房颤动的患者，为预防左心房附壁血栓形成，宜长期给予抗血小板聚集药物。当慢性心房颤动合并左心房新鲜血栓形成时，可选华法林进行抗凝治疗。

（4）其他：对病因为风湿热者，要预防链球菌感染或复发，可长期甚至终生应用苄星青霉素；有风湿活动者应给予抗风湿治疗。

（四）预后

二尖瓣狭窄若出现症状，或发生房颤、心衰、心脏扩大、血栓栓塞等并发症，则预后不良。已确诊的无症状患者的 10 年生存率为 84%，已确诊的有轻微症状患者 10 年生存率为 42%，有中重度症状者的生存率只有 15%。从发生症状到完全致残平均为 7.3 年。手术治疗大大提高了患者的生活质量和生存率，术后存活者的心功能可较好地恢复。

四、二尖瓣关闭不全

由于二尖瓣的解剖结构和（或）功能异常致左心室内血液在收缩期部分反流到左心房，此即二尖瓣关闭不全（mitral regurgitation，MR）。

（一）诊断

轻度的急性二尖瓣反流可以没有症状或有轻微的劳力性呼吸困难；严重时会很快出现急性左心衰，甚至急性肺水肿和休克。慢性二尖瓣反流，随着病情的发展，患者会逐渐出现劳力性呼吸困难、咳嗽、心悸等症状，严重者会发生端坐呼吸或夜间阵发性呼吸困难。发生右心功能不全时可有肝大、下肢水肿。慢性二尖瓣关闭不全患者的症状与瓣膜病变的程度、左心室和左心房功能状态有关，但若出现心衰，则病情进展迅速。尽管无症状和轻微症状二尖瓣关闭不全患者的自然病史可能相差很大，但相较于单纯二尖瓣狭窄，二尖瓣关闭不全更需要及时手术治疗。风湿性二尖瓣关闭不全或混合病变的患者如果单靠药物治疗，其 5 年生存率只有一半左右。典型的二尖瓣关闭不全在心尖区可闻及收缩期吹风样杂音，杂音可向左腋下方向传导；有时可闻及第三心音。晚期患者可出现颈静脉怒张、肝大和下肢肿胀等右心衰的体征。心电图：病变较轻或急性早期患者心电图可以正常或仅有左心房扩大。病变严重或慢性期患者，常伴有左心房增大，窦性心律时 P 波增宽且呈双峰"僧侣帽"形，并多有心房颤动；严重者可有左心室肥大和劳损；肺动脉高压时会出现右心室肥大。少数患者可以有左右心室均肥大的心电图表现。

胸部 X 线平片：心脏增大呈"普大"形心影。超声心动图：对二尖瓣关闭不全的诊断有较高的特异性，可以明确诊断二尖瓣关闭不全及严重程度，还可以了解伴发的瓣膜病变、二尖瓣的结构与形态、左心室功能状况甚至进行基本的病因推断。正因超声心动图检查准确性较高，一般患者可避免做心导管检查。

（二）并发症

房颤常见；感染性心内膜炎较二尖瓣狭窄常见；由于二尖瓣关闭不全在舒张期有相对高速的血流反流入左心房内，相较单纯的二尖瓣狭窄在心房内不易形成附壁血栓，体循环栓塞较二尖瓣狭窄少见；心衰在急性患者早期出现，慢性患者晚期发生；急性患者可出现急性左心衰，甚至急性肺水肿、心源性休克。

（三）治疗

要根治二尖瓣关闭不全，只有通过手术行二尖瓣瓣膜成形或瓣膜替换。药物治疗主要是对症治疗。中度二尖瓣关闭不全，若无症状、心功能正常，可每年临床随访 1 次，每 2 年复查超声心动图；重度二尖瓣关闭不全，若心功能正常，应每半年临床随访 1 次。随访期间如病情有明显变化，应酌情增加随访频率，必要时给予药物、介入或外科手术治疗。

（四）预后

急性严重二尖瓣反流伴血流动力学不稳定者，如未及时手术干预，内科治疗死亡率极高。慢性重度二尖瓣关闭不全确诊后，内科治疗 5 年生存率约 80%，10 年生存率约 60%。单纯二尖瓣脱垂无明显反流者，大多预后良好；年龄＞50 岁，有明显收缩期杂音和二尖瓣反流，左心房、左心室增大者，预后较差。手术治疗可以大大提高患者的生活质量和生存率。

五、联合瓣膜病

（一）诊断

在心脏瓣膜病中，两个或两个以上的瓣膜同时受累称联合瓣膜病（multiple valve disease）。一种病因可引起多个瓣膜损害，风湿热是引起联合瓣膜病的最常见病因，最常见的组合形式是二尖瓣与主动脉瓣联合瓣膜病。其他的病因有老年性瓣膜钙化、退行性变、结缔组织病变、感染性心内膜炎、先天性瓣膜畸形等。一个瓣膜损害也可导致多个瓣膜受损，三尖瓣关闭不全和肺动脉瓣关闭不全常常是其他瓣膜损害的继发结果。

1. 二尖瓣狭窄合并主动脉瓣关闭不全

患者多有劳累后气短、活动耐力下降、呼吸困难。由于严重的二尖瓣狭窄使左心室充盈受阻，减少了主动脉瓣关闭不全的典型症状，如水冲脉、枪击音、毛细血管搏动征、脉压大等。胸骨左缘第 2 肋间可闻及轻度舒张期泼水样杂音，这种杂音常因主动脉瓣病变引起，也有少部分是由肺动脉高压造成的肺动脉瓣相对性关闭不全所致。心尖部有典型的隆隆样舒张期杂音，但严重主动脉瓣关闭不全也可以掩盖轻度二尖瓣狭窄的体征，此时须注意有无第一心音亢进和开瓣音。

2. 主动脉瓣狭窄合并二尖瓣关闭不全

心绞痛、心功能不全和晕厥可单一或同时存在。在主动脉瓣听诊区有喷射性杂音，并向颈部传导；在心尖区可闻及二尖瓣关闭不全的收缩期杂音。心电图可见左心室肥大、心房扩大及房颤，而单纯性主动脉瓣狭窄发生房颤并不多见。

3. 二尖瓣狭窄合并主动脉瓣狭窄

患者一般有呼吸困难、易疲劳、活动耐量减低、易水肿、心悸及端坐呼吸，但主动脉瓣狭窄的典型症状如晕厥和心绞痛仅占不到 1/3。主动脉听诊区喷射性收缩期杂音与单纯性主动脉瓣比不典型。由于左心室舒张末压增高，常使二尖瓣狭窄产生的开瓣音减轻，但心尖部二尖瓣舒张期杂音常可闻及。

4. 二尖瓣关闭不全合并主动脉瓣关闭不全

呼吸困难和充血性心力衰竭最常见，而心绞痛、晕厥和栓塞较少发生。在主动脉听诊区，可闻及主动脉瓣关闭不全产生的舒张期杂音。在心尖部有典型的吹风样收缩期杂音。

（二）辅助检查

联合瓣膜病的辅助检查同二尖瓣疾病和主动脉瓣疾病章节辅助检查。

（三）治疗

经内科积极的药物治疗及对症处理，患者症状仍不能控制时（NYHA 心功能分级Ⅲ～Ⅵ级），应积极手术。依据不同的病理生理组合，可有不同的手术方式选择，包括瓣膜替换或修复成形。

六、三尖瓣病变

（一）三尖瓣狭窄

三尖瓣结构改变造成三尖瓣口缩小，导致右心房血液在心脏舒张期不能顺利通过三尖瓣口即为三尖瓣狭窄（tricuspid stenosis，TS）。多见于女性，绝大多数由风湿热所致，但风湿性单独三尖瓣狭窄极为少见，常常伴有风湿性二尖瓣或主动脉瓣病变。由于风湿热是三尖瓣狭窄的最常见原因，患者常常有风湿性二尖瓣或主动脉瓣病变的症状，三尖瓣狭窄的症状常被明显的二尖瓣病变症状所掩盖。严重的三尖瓣狭窄可有体循环淤血的症状，如肝区不适、食欲缺乏、消化不良和腹胀等，有时伴有乏力、肝大、腹水、下肢水肿。体征：主要表现为体循环淤血；胸骨左缘第 4 肋间或近剑突部位可闻及收缩期吹风样杂音，有时可触及震颤；深吸气时，由于胸腔负压增加，右心房血流量增多，杂音更明显。

心电图：右心房增大，无房颤时可见 P 波高尖，Ⅱ、Ⅲ和 aVF 导联 P 波振幅＞0.25mV，无右心室肥大。超声心动图：可以发现瓣膜增厚及狭窄的程度，明确诊断。多普勒超声可测算跨三尖瓣压力阶差。

避免过度的体力劳动及剧烈运动，限制钠盐摄入。常规使用血管扩张药物、利尿剂、强心药物以缓解症状，合并房颤时需注意控制心室率。手术治疗是根本性治疗方法。

（二）三尖瓣关闭不全

三尖瓣关闭不全（tricuspid regurgitation，TR）是指三尖瓣结构不正常致心脏收缩期右心室血液反流于右心房。临床并不少见，多继发于右心室收缩压升高或肺动脉高压所致的右心室或三尖瓣环扩张。若未合并肺动脉高压，则单纯三尖瓣关闭不全症状进展缓慢，轻中度者可以多年无症状。严重的三尖瓣关闭不全常有疲乏，活动后心悸、气短、肝大、下肢水肿等症状，可并发房颤和肺栓塞。查体：胸骨左下缘或剑突周围常可闻及全收缩期吹风样杂音，吸气时增强。心电图：心房肥大，P 波高宽；可有右束支传导阻滞或右心室肥大，甚至心肌劳损；常伴心房纤颤。超声心动图：可以了解三尖瓣的结构与功能、瓣环大小，以明确诊断；

可以判断影响三尖瓣功能的其他心脏结构。多普勒超声可以评估三尖瓣反流程度。其他检查有心导管检查，冠脉造影检查可排除是否由 CHD 所致三尖瓣关闭不全。肺动脉高压与右心功能障碍相关的三尖瓣反流，可通过治疗潜在的病因而得到改善，无肺动脉高压的三尖瓣关闭不全一般不用手术治疗。

第六节　心包疾病的诊治

心包是由脏层和壁层组成的一圆锥形浆膜囊。脏层附于心脏外表面，壁层由脏层心包折返构成，壁层与脏层之间的腔隙称为心包腔，通常心包腔含有 15～50ml 液体，类似血浆的超滤液，起润滑作用。心包可将心脏固定于纵隔内，减少心脏活动时与周围组织的摩擦，防止心脏过度扩张，还可起到防止周围组织感染向心脏直接蔓延等作用。心包疾病可分为急性心包炎、慢性心包积液、粘连性心包炎、亚急性渗出性缩窄性心包炎和慢性缩窄性心包炎等，可视为同一疾病的不同阶段。

一、急性心包炎

心包炎是指心包壁层与脏层发生炎症性改变。根据病因可分为特发性、感染性、非感染性（急性心肌梗死、肿瘤、自身免疫性疾病、尿毒症等病因引起）心包炎。临床上最为常见的是急性心包炎（acute pericarditis）和慢性缩窄性心包炎。本节主要对急性心包炎进行介绍。急性心包炎为心包脏层和壁层的急性炎症，可由细菌、病毒、肿瘤、自身免疫、理化等因素引起。常是某种疾病表现的一部分或为其并发症，但也可单独存在。

（一）临床表现

急性心包炎的症状主要为胸痛，疼痛常位于心前区，可放射致颈部、左肩臂及左肩胛骨，也可达上腹部；疼痛的性质可尖锐，与呼吸运动有关，常因咳嗽、深呼吸、变换体位或吞咽而加重；疼痛也可呈压榨样，位于胸骨后，需注意与心肌梗死胸痛相鉴别。呼吸困难是心包积液时最突出的症状，也可因压迫气管、食管而产生干咳、声音嘶哑及吞咽困难。其他症状有发热、乏力、食欲缺乏、消瘦等。

查体可闻及心包摩擦音，以胸骨左缘第 3、4 肋间最为明显，坐位前倾、深吸气或将膜式听诊器加压可更容易听到。心包摩擦音可持续数小时或数天、数周。当积液增多将两层心包分开时，摩擦音即消失。心包积液时，心脏叩诊浊音界向两侧增大，心尖搏动弱，心音低而遥远；大量积液时可在左肩胛骨下出现浊音及左肺受压迫所引起的支气管呼吸音，称心包积液征（Ewart 征）。按积液时心脏压塞程度，脉搏可正常、减弱或出现奇脉。若积液积聚迅速，可引起急性心脏压塞，出现明显心动过速、血压下降、脉压变小和静脉压明显上升，如心排血量显著下降，可产生急性循环衰竭、休克。积液积聚较慢，则可出现亚急性或慢性心脏压塞，表现为体循环静脉淤血、颈静脉怒张、静脉压升高、奇脉等。

（二）辅助检查

1. 实验室检查

取决于原发病，非特异性心包炎白细胞计数轻中度升高伴轻度淋巴细胞比例增高，感染者白细胞计数、红细胞沉降率可升高，心肌酶谱升高常提示合并存在心肌炎或心肌梗死。

2. 心电图

急性心包炎心电图主要表现为：①ST 段抬高，见于除 aVR、V_1 导联以外的所有常规导联中，呈弓背向下型，一至数日后，ST 段回到基线，出现 T 波低平及倒置，持续数周至数月后 T 波逐渐恢复正常；②心包积液时可有 QRS 低电压和电交替，但电交替也可见于严重心衰、张力性气胸，应注意鉴别；③除 aVR 和 V_1 导联外 P-R 段压低，提示包膜下心房肌受损；④无病理性 Q 波，无 Q-T 间期延长；⑤常有窦性心动过速。

3. X 线检查

纤维蛋白性心包炎者心影可正常，诊断价值不大。积液量大时可见心影向两侧扩大呈"烧瓶样"，心脏搏动减弱或消失。肺部常无明显充血现象。

4. 超声心动图

M 型或二维超声心动图中可见液性暗区，即为心包积液。出现右心房及右心室舒张期塌陷，吸气时右心室内径增大，左心室内径减少，室间隔左移等常提示心脏压塞。

5. 磁共振成像

磁共振成像能清晰地显示心包积液的容量和分布情况，并可辨别积液性质，但此检查费用高，少用。

6. 心包穿刺检查

心包穿刺的主要指征是心脏压塞和未能明确病因的渗出性心包炎。抽取一定量的积液可解除心脏压塞症状，同时也可对抽取的液体行常规、生化、病原学、测定肿瘤标志物等检查。

7. 心包镜及心包活检

可通过心包镜观察心包病变特征，并对病变部分进行活检，有助于明确病因。

（三）治疗

急性心包炎的治疗主要包括针对原发疾病的病因治疗、对症治疗及解除心脏压塞。例如，结核性心包炎应尽早行正规抗结核治疗；化脓性心包炎根据药敏试验结果，选用足量敏感的抗生素，反复心包穿刺抽脓，必要时心包内注入抗生素或切开引流；特发性心包炎及心肌损伤后综合征可应用糖皮质激素；肿瘤性心包炎应治疗原发肿瘤。

胸痛明显者可予以非甾体抗炎药（NSAID）止痛，效果不佳时可用布洛芬或吲哚美辛。上述药物治疗 1 周无效时可使用秋水仙碱，秋水仙碱能有效缓解疼痛并减少复发。必要时还可使用吗啡类药物镇痛。糖皮质激素治疗能有效改善病情，但可能增加复发。因此，只有对前述抗炎药物和秋水仙碱治疗无效并除外某些病因后才使用。中至大量积液即将发生心脏压塞者，可行心包穿刺引流预防心脏压塞；已发生心脏压塞者，无论积液多少，都应行紧急心包穿刺引流；结核或化脓性心包炎应充分引流以提高治疗效果；对含较多凝块和纤维条索样物质的积液，建议行心包开窗引流。

二、心包积液及心脏压塞

（一）概述

心包疾病可造成心包渗出和心包积液（pericardial effusion），当心包腔内液体增长速度过快或积液量达到一定程度时，压迫心脏而限制心室舒张及血液充盈，可造成心排血量和回心血量明显下降而产生临床症状，即心脏压塞（cardiac tamponade）。

（二）临床表现

心脏压塞的临床特征为 Beck 三联征：动脉压降低、静脉压升高、心音低弱遥远。心包积液最主要的症状是呼吸困难，严重时呈端坐呼吸。气管、食管受压出现干咳、声音嘶哑及吞咽困难。还可出现上腹部疼痛、肝大、水肿、腹腔积液、胸腔积液等，重症者可发生休克。查体：心浊音界向两侧扩大，皆为绝对浊音区，心音低弱遥远。大量积液可有 Ewart 征，还可影响静脉回流，出现颈静脉怒张、肝大、腹水、下肢水肿等体循环淤血表现。依心脏压塞程度，脉搏可减弱或出现奇脉。心脏压塞积液积聚迅速则可引起急性心脏压塞，表现为心动过速、动脉血压下降而脉压变小、静脉压明显升高，严重者可发生急性循环衰竭、休克。如果液体积聚较慢，可产生亚急性或慢性心脏压塞，表现为体循环淤血征象，出现 Kussmaul 征。还可出现奇脉，但急性心脏压塞常因动脉压极度降低而使奇脉很难被察觉到。

（三）实验室和辅助检查

1. 心电图

心电图对心脏压塞诊断缺乏特异性，心包积液时常见窦性心动过速，可见肢体导联 QRS 低电压，大量积液时可见 P 波、QRS 波、T 波电交替。

2. X 线检查

心脏搏动普遍减弱是急性心脏压塞最主要的 X 线表现。成人只有心包积液量超过 250ml 时，方可见心影向两侧扩大；超过 1000ml 时，心影普遍增大，呈"烧瓶样"，且随体位变化而变化。

3. 超声心动图

超声心动图对诊断心包积液简单有效，即使少量积液也可做出诊断。心脏压塞时的主要表现为右心室显著受压，右心室流出道变窄；吸气时，右心室内径增大，左心室内径减少，室间隔向左心室偏移，呼气时则相反；右心室前壁可出现舒张期塌陷，右心房壁可出现收缩期塌陷征象；主动脉瓣开放时间缩短，心脏每搏量减少；二尖瓣、三尖瓣与肝静脉多普勒血流频谱亦有相应的改变。

4. 心包穿刺

心包穿刺可迅速缓解心脏压塞，同时可对积液进行相关检查，有助于病因诊断。

（四）诊断

可根据病史，以及是否出现呼吸困难、颈静脉怒张、心浊音界扩大、心音低弱遥远等典型临床表现，结合辅助检查结果做出诊断，超声心动图见心包积液可确诊。还可行心包穿刺，对积液进行相关检查，明确病因。

（五）治疗

心包穿刺引流是解除心脏压塞最重要的手段。对于血流动力学不稳定的急性心脏压塞，一旦确诊，无论积液量多少，应立即行心包穿刺或外科心包开窗引流，迅速排除积液。对于缩窄性心包炎导致的慢性心脏压塞，应尽早行心包切除手术。对伴休克者，需扩容治疗，增加中心静脉压与回心血量，以维持一定的心室充盈压。血流动力学稳定者，还应明确病因，针对原发病进行治疗。

（何　泉）

参 考 文 献

[1] Ponikowski P, Voors AA, Anker SD, et al. 2016 ESC Guidelines for the diagnosis and treatment of acute and chronic heart failure: the task force for the diagnosis and treatment of acute and chronic heart failure of the European Society of Cardiology (ESC). Developed with the special contribution of the Heart Failure Association (HFA) of the ESC. Eur Heart J, 2016, 18(8):2129-2200.

[2] Yancy CW, Jessup M, Bozkurt B, et al. 2016 ACC/AHA/HFSA focused update on new pharmacological therapy for heart failure: an update of the 2013 ACCF/AHA guideline for the management of heart failure: a report of the American College of Cardiology/American Heart Association Task Force on Clinical Practice Guidelines and the Heart Failure Society of America. J Am Coll Cardiol, 2016, 68(13):1476-1488.

[3] Lu CW, Wu MH, Chen HC, et al. Epidemiological profile of Wolff-Parkinson-White syndrome in a general population younger than 50 years of age in an era of radiofrequency catheter ablation. Int J Cardiol, 2014, 174(3):530-534.

[4] Link MS, Berkow LC, Kudenchuk PJ, et al. Part 7: adult advanced cardiovascular life support:2015 American Heart Association guidelines update for cardiopulmonary resuscitation and emergency cardiovascular care. Circulation, 2015, 132:647-656.

[5] Engstrøm T, Kelbæk H, Helqvist S, et al. Complete revascularisation versus treatment of the culprit lesion only in patients with ST-segment elevation myocardial infarction and multivessel

disease (DANAMI 3-PRIMULTI): an open-label, randomised controlled trial. Lancet, 2015, 386(9994):665-667.

[6] Valgimigli M, Bueno H, Byrne RA, et al.2017 ESC focused update on dual antiplatelet therapy in coronary artery disease developed in collaboration with EACTS: The Task Force for dual antiplatelet therapy in coronary artery disease of the European Society of Cardiology (ESC) and of the European Association for Cardio-Thoracic Surgery (EACTS) Robert. A Byrne European Heart Journal,2018,39(3): 213-260.

[7] Whelton PK, Carey RM, et al. 2017 ACC/AHA/AAPA/ABC/ACPM/AGS/APhA/ASH/ASPC/ NMA/PCNA Guideline for the Prevention, Detection, Evaluation, and Management of High Blood Pressure in Adults. JACC, 2017, 11:006.

[8] Nishimura RA, Otto CM, Bonow RO, et al. 2017 AHA/ACC focused update of the 2014 AHA/ACC Guideline for the Management of Patients With Valvular Heart Disease: a report of the American College of Cardiology/American Heart Association Task Force on Clinical Practice Guidelines. Circulation, 2017, 135: e1159-195.

第四章　心血管疾病的常用诊断技术概述

一、心电图

心电图（electrocardiography，ECG）是利用心电图机从体表记录心脏每一心动周期所产生的电活动变化图形的技术。通常行 12 导联心电图检查。心电图是临床最常用的检查之一，有助于帮助诊断心律失常、心脏扩大、心脏肥厚、心肌缺血、心肌梗死及判断心肌梗死的部位，判断药物或电解质情况对心脏的影响及人工心脏起搏状况等[1]。

二、运动负荷试验

运动是一种常见的生理性应激，可用来诱发静息时并不显露的心血管异常，确定其心功能情况[2]。运动负荷试验（exercise load test），又称心电图运动试验（exercise electrocardiogram test），是心电图负荷试验较常用的一种，是目前诊断冠心病的一种辅助检查手段。目前采用较多的是运动平板试验，其优点是运动中便可观察心电图的变化，运动量可按预计目标逐步增加。

三、动态心电图监测（Holter 监测）

动态心电图（dynamic electrocardiogram，DCG）监测，又称 Holter 监测，是一种可以长时间连续记录并编集分析心脏在活动和安静状态下心电图变化的方法。常规心电图只能记录静息状态短暂仅数十次心动周期的波形，而动态心电图于 24h 内可连续记录多达 10 万次左右的心电信号，可提高对非持续性异位心律、尤其是对一过性心律失常及短暂的心肌缺血发作的检出率。动态心电图是临床上广泛应用的诊断心律失常、筛查心律失常事件高危患者、评价药物或起搏器治疗的重要手段之一。因为它还可记录到常规心电图不易监测到的心肌缺血改变，对冠心病的诊断也有参考价值。

四、动态血压监测

动态血压监测（ambulatory blood pressure monitoring，ABPM）是应用于临床诊断和监测高血压的技术，克服了诊所血压测量次数较少、观察误差和"白大衣效应"等的局限性，有助于了解患者接近真实生活状态下的血压水平、血压昼夜节律变化规律及患者血压对药物治疗的反应。监测时间需达到 24h 或以上，通常白天 20min 测量一次，晚上 30min 测量一次。

动态血压测量的对象，既包括怀疑高血压需明确诊断者，识别出"白大衣性"高血压和隐蔽性高血压，也包括已经接受降压治疗的高血压患者进行降压疗效评估，识别出"白大衣性"未控制高血压与隐蔽性未控制高血压。动态血压监测还有助于对清晨高血压、夜间高血压这些特殊时段的隐蔽性高血压的诊断。

动态血压监测的结果判定主要依靠 24h、日间、夜间的平均值。如果 24h 血压≥130/80mmHg，日间血压≥135/85mmHg 或夜间血压≥120/70mmHg，则可诊断为高血压。通过和诊室血压进行对比，可识别出那些动态血压正常而诊室血压升高（≥140/90mmHg）的"白大衣性"高血压，动态血压升高而诊室血压正常（<140/90mmHg）的隐蔽性高血压。如果清晨起床后 2h 以内所有血压读数平均值≥135/85mmHg，则可诊断为清晨高血压[3]。

五、超声心动图

超声心动图（echocardiography）是应用超声波回声检查心脏和大血管的解剖结构及功能状态的一种无创性检查方法。超声心动图可以对心脏形态、结构、室壁运动及左心室功能进行检查，是目前最常用的检查手段之一。包括 M 型超声、二维超声、彩色多普勒超声等。超声心动图可实时观察心脏和大血管结构，对心包积液、心肌病、先天性心脏病、各种心脏瓣膜病、急性心肌梗死的并发症（如室间隔穿孔、乳头肌断裂、室壁瘤、假性室壁瘤）、心腔内附壁血栓形成等有重要诊断价值。多普勒超声可探测血流速度和血流类型，对有分流和反流的心血管疾病诊断帮助很大，可进行定量或半定量分析，还能较准确地提供左心室收缩和舒张功能的定量数据[2]。

六、放射性核素心肌灌注显像

放射性核素心肌灌注显像（myocardial perfusion tomography）是一项简单、安全、无创伤的检查方法，对冠心病的诊断有较高的敏感性、特异性和准确性，多用于诊断早期冠心病、心肌梗死和评价心功能。当患者出现胸闷、胸痛、心悸等症状，特别是与活动、情绪等有关，或出现心前区不适等不典型症状，或心电图出现不典型异常改变时，可行放射性核素心肌灌注显像，确定是否有冠心病心肌缺血存在，以及时诊断和治疗。

七、正电子发射型计算机断层显像

正电子发射型计算机断层显像（positron emission computed tomography，PET）是目前一个用解剖形态学方式进行功能、代谢和受体显像的技术，被称为分子显像或生化显像技术。在明确心肌缺血部位和范围、评价存活心肌和测定冠状动脉血流储备方面有重要价值。

八、心脏和冠状动脉 CT 成像

与冠状动脉插管造影相比，心脏和冠状动脉 CT 成像（CT coronary angiography）具有创伤小、危险性低、花费少和操作简便等优点。其既可观察心脏大小和结构，又可对冠状动脉钙化、狭窄和心功能进行评价分析，为冠心病患者的诊断、治疗和康复提供评估依据；还可观察粥样硬化斑块与管腔的关系，特别是对含脂质丰富的非钙化斑块的观察，而这类斑块往往可导致冠状动脉突发事件。心脏和冠状动脉 CT 成像可以为心脏介入治疗和冠脉搭桥手术提供术前信息，并可作为介入治疗和冠脉搭桥术后的随访手段[2]。

九、心脏磁共振成像

心脏磁共振成像（cardiac magnetic resonance，CMR）具有良好的软组织分辨率，对比分辨率高，对于评价心脏的大小、位置、心室腔大小、心室壁厚度、心房和主动脉根部内径、心包结构及心脏毗邻脏器的关系具有重要的临床诊断意义[2]。但CMR 检查时间较长，且需要注意体内无金属材质物质的植入（如金属义齿、心脏支架、心脏起搏器等），此外，所穿衣物上也不要有金属制品。

十、有创检查手段

（一）选择性冠状动脉造影

继 1959 年 Sones 医生开展了第一例冠脉造影之后，选择性冠状动脉造影

（selective coronary arteriography）已经逐渐成为心血管治疗中广泛开展的一项技术，该技术通过向冠状动脉内直接注射造影剂后进行数字成像，从而重新构建冠状动脉的形态，可清楚地将整个左或右冠状动脉的主干及其分支的血管腔显示出来，可以了解血管有无狭窄病灶存在，对病变部位、范围、严重程度、血管壁的情况等做出明确诊断，可决定治疗方案（内科治疗、介入或手术），还可用来判断疗效[2]。当临床上使用无创技术无法准确判断心肌病变的发生或发展程度时，建议行冠状动脉造影。有胸痛症状的患者、心电图及其他无创检查提示有心肌缺血的患者、心律失常及心力衰竭原因不明的患者应做此项检查。另外，部分年龄大的患者做心脏外科手术前也应接受此项检查。冠状动脉造影是一种较为安全可靠的有创诊断技术，现已广泛应用于临床，被认为是诊断冠心病的"金标准"。近年自冠状动脉内超声显像技术、光学干涉断层成像技术等逐步在临床应用，发现部分在冠状动脉造影中显示正常的血管段存在内膜增厚或斑块，但由于冠脉内超声等检查费用较为昂贵，操作较为复杂，现在并不是常规检查手段。

（二）冠状动脉内超声和冠状动脉内多普勒血流测定

冠状动脉内超声（intravascular ultrasound，IVUS）能较好地分辨血管壁的结构并对冠状动脉内斑块进行定量和定性诊断。该技术在指导介入治疗策略的选择、评价介入治疗效果和研究介入治疗后再狭窄机制方面发挥了重要作用。冠状动脉内多普勒血流测定（doppler flow measurement in coronary artery）用于评价冠状动脉血流储备，可直接反映冠状动脉内血流动力学功能。

（三）心腔内电生理检查技术

心腔内电生理检查是目前研究心脏生理性和病理性电活动规律，评价心脏自律性、兴奋性和传导性的较为可靠的检查手段。对于窦房结、房室结功能评价，预激综合征旁路定位、室上性心动过速和室性心动过速的机制研究，以及筛选抗心律失常药物和拟定最佳治疗方案，均有实际重要意义。

十一、生物学标志物检测

（一）心肌损伤标志物

心肌损伤标志物主要有肌钙蛋白（troponin）、肌酸激酶同工酶（creatine kinase

isoenzyme，CK-MB）和肌红蛋白（myoglobin）。肌钙蛋白升高提示心肌损伤。当心肌梗死症状发作 3～6h 时，仅肌红蛋白升高，不能确诊为心肌梗死，但肌红蛋白阴性可以排除心肌梗死。在症状发作的 7h 后，肌钙蛋白的敏感性、特异性均很高[4,5]。

（二）血浆 B 型脑钠肽和氨基末端脑钠肽前体

血浆 B 型脑钠肽（brain natriuretic peptide，BNP）又称 B 型利尿钠肽（B-type natriuretic peptide）。BNP 的测定有助于心力衰竭的诊断和预后判断。BNP 主要由心室肌细胞合成和分泌，心室负荷和室壁张力的改变是刺激 BNP 分泌的主要条件。BNP 具有重要的病理生理学意义，它可以促进排钠、排尿，具较强的舒张血管作用，可对抗肾素–血管紧张素–醛固酮系统的缩血管作用，是人体抵御容量负荷过重及高血压的一个主要内分泌系统。心功能障碍能够极大地激活利钠肽系统，心室负荷增加导致 BNP 释放。氨基末端脑钠肽前体（NT-pro BNP）是 BNP 前体分裂后没有活性的 N 端片段。NT-pro BNP 的半衰期为 60～120min，而 BNP 的半衰期仅约 18min。因此，NT-pro BNP 更稳定，更能反映 BNP 通路的激活[4,5]。

（王　泽　孔令泉）

参 考 文 献

[1] 卢喜烈. 301 临床心电图学. 北京：科学技术文献出版社, 2010.
[2] 陈灏珠. Braunwald 心脏病学. 3 版. 北京：人民卫生出版社, 2016.
[3] 王继光, 吴兆苏, 孙宁玲, 等. 动态血压监测临床应用中国专家共识. 中华高血压杂志, 2015, 23(8): 727-730.
[4] 周汉建. 实验诊断学. 3 版. 北京：人民卫生出版社, 2015.
[5] 廖玉华. 内科学. 3 版. 北京：人民卫生出版社, 2015.

第五章 乳腺癌患者伴心血管疾病的麻醉风险评估及围术期处理

第一节 麻醉风险的评估

手术是治疗乳腺癌的主要方法，而手术的创伤可引起患者的应激反应，麻醉药物对循环功能的干扰，麻醉中的操作如气管插管、正压通气、气管拔管，以及术中出血与血容量变化、体温变化等，这些过程均对机体有较强的刺激，尤其是并存缺血性心脏病、高血压、瓣膜性心脏病等心血管疾病时，施行乳腺癌手术的并发症和死亡率都明显高于非心脏病患者。此外，乳腺癌患者化疗和放疗，可能造成心血管结构及功能的损伤。因此，在麻醉和手术前，综合考虑手术的必要性与迫切性、手术时机、患者的耐受能力及手术的危险程度等，进行充分的术前评估与准备，以及合理的围术期管理，可降低围术期并发症的发生率和病死率。

术前麻醉风险评估与准备的主要内容有：①全面了解患者心血管疾病发生发展过程，以及具体用药情况及疗效；②评估患者心脏等重要器官功能状况和对手术与麻醉的耐受能力；③依据评估结果，针对性地改善心血管等功能，提高患者对手术和麻醉的耐受能力。

一、总体评估

1. 全身情况

患者的总体状况，如神志、精神状态、年龄、语言表达、姿势与步态、营养状况、消瘦或肥胖等，对判断患者耐受麻醉和手术的能力均有价值。

2. 合并的内科疾病及治疗情况

了解患者其他疾病及治疗情况，如果并存一或多种疾病，则手术和麻醉的风险可能会增加。这类患者的手术和麻醉的耐受能力，取决于重要器官的功能状况，因此术前评估与准备可努力改善及恢复患者的器官功能，以提高对手术和麻醉的耐受能力。重点是对心血管和呼吸系统的评估与准备。

3. 手术的复杂性

手术范围大、时间长、出血量多、创伤大及手术复杂等，会使麻醉和手术的风险相应增加。

二、心血管风险评估

合并心血管疾病的乳腺癌患者手术时，术前主要危险因素取决于是否合并有不稳定型冠状动脉综合征和心功能状况，具体的禁忌证包括近期有心肌梗死、失代偿性心力衰竭、严重的心律失常和重度主动脉瓣狭窄或二尖瓣狭窄等。此外，乳腺癌的放疗及部分化疗药物治疗过程中，心脏结构也可能受到损害，损伤部位包括心包、心肌、心瓣膜、冠状动脉及传导系统等。

（一）围术期心血管危险因素

对于有心脏疾病乳腺癌患者的围术期心血管风险予以量化的方法尚少，美国心脏学会和心脏协会（ACC/AHA）把一些临床危险因素从高风险到低风险进行分类，为临床提供围术期心血管风险的预测。合并高危因素患者，围术期发生心肌梗死、心力衰竭、完全性房室传导阻滞风险极高，对于乳腺癌这样的限期手术，应充分权衡患者心血管风险与患者手术治疗获益，必要时应首先转心脏内科或心脏外科治疗心血管疾病，再施行乳腺癌手术。美国 ACC/AHA 规定的心血管风险因素分类如下[1]。

1. 高危因素

（1）不稳定型冠状动脉综合征：急性或 1 个月以内的心肌梗死，临床症状或无创检查提示有心肌缺血表现；不稳定型或有严重心绞痛。

（2）恶化或者新出现的心力衰竭，心功能Ⅳ级。

（3）严重的心律失常，如高度的房室传导阻滞、有症状的室性心律失常、心室率难以控制的室上性心律失常、有症状的心动过缓、室性心动过速。

（4）重度主动脉瓣狭窄、重度二尖瓣狭窄。

2. 中危因素

（1）心肌梗死大于 4 周，心力衰竭已代偿。

（2）药物控制下的稳定型心绞痛。

（3）代偿或早期的心力衰竭。

（4）糖尿病（尤其是胰岛素依赖型）。

（5）肾功能不全。

3. 低危因素

（1）老年（＞75 岁）。

（2）异常心电图（左心室肥大、左束支传导阻滞、ST-T 异常）。

（3）非窦性心律如心房颤动、起搏心律。

（4）心功能差（如轻度负重不能爬一层楼梯）。

（5）脑卒中病史。

（6）没有控制的高血压。

（二）心脏功能评估

日常生活运动耐量是围术期心血管风险的重要预测因素之一，运动耐量低下预示心脏功能低下。运动耐量通常用代谢当量（metabolic equivalent of task，MET）表示，心脏风险等级与 MET 负相关。大于 7 MET 者体能良好，可耐受手术与麻醉；4～7 MET 者为中等，手术与麻醉风险较低；小于 4MET 者的体能较差，手术与麻醉有一定的危险性。具体评估见表 5-1。

表 5-1　代谢当量评估表

代谢当量（MET）	患者活动能力
1	能自己进食、穿衣、看电脑、阅读
2	能室内步行，或下楼，或胜任烹调
3	能步行 1～2 个街区
4	能完成花园修剪、除草等工作
5	能爬一层楼梯，或跳舞，或骑自行车
6	能打高尔夫球
7	能胜任单打网球
8	快速爬楼梯，慢跑
9	慢速跳绳或骑独轮车
10	能快速游泳、跑步
11	能滑雪或打满场篮球
12	能快跑较长距离

（三）床旁简易试验

1. 屏气试验

患者数次深呼吸过后，深吸气后屏住呼吸，记录屏气时间。一般以屏气 30s 以上为正常，屏气时间短于 20s，提示患者心肺功能不全。

2. 爬楼梯试验

患者按照自己的步伐不弯腰爬上三层楼，说明心肺功能尚好。

3. 6min 步行试验

嘱患者徒步运动，测试其 6min 内能承受的最快速度行走的距离。可以对中重度疾病进行全身功能状态的综合评价，包括心肺功能、骨骼肌肉功能等，可反映日常活动能力。健康者可以步行 400～700m，受身材高矮、体重、性别及步行走廊条件等多种因素影响，但是，对于特定个体来说，步行距离提高 30m 为最小意义的差值。

三、呼吸功能评估

术后呼吸系统并发症是围术期死亡的重要原因，仅次于心血管系统并发症。呼吸系统危险因素包括肺功能损害程度，慢性肺部疾病，并存中重度的呼吸功能不全，$PaO_2 < 60mmHg$，$PaCO_2 > 45mmHg$，有长期吸烟史未戒烟者，有哮喘病史，呼吸道感染患者。

对于气道高反应性患者如支气管哮喘者，术前应重点了解其哮喘严重程度、诱发因素、控制哮喘药物、使用 β_2 受体激动剂的频率、急诊就医病史、口服糖皮质激素情况、近期是否有呼吸道感染病史等。对呼吸功能的评估，部分患者应结合呼吸功能测定和动脉血气分析进行评估。

四、抗凝治疗与深静脉血栓形成风险评估

任何引起静脉损伤、静脉血流淤积及血液高凝状态的原因都是深静脉血栓形成的高危因素，通常认为乳腺癌手术并发深静脉血栓形成的风险不高，但是合并心血管疾病的乳腺癌患者则是高危人群。总的风险因素包括恶性肿瘤、高龄、肥胖、中心静脉置管等；心血管因素包括心功能不全或衰竭、卧床、高脂血症等；围术期因素包括手术方式、手术时间及采取的具体麻醉方式等。必要时，根据危

险因素采取深静脉血栓预防措施，包括下肢梯度弹力袜等物理治疗及药物预防，如低分子量肝素等。

第二节　术前准备

一、改善全身状况

麻醉前尽可能改善患癌者全身情况，采取措施调控器官功能尤其是心血管功能处于最佳状态，以接受麻醉及乳腺癌手术治疗。其准备要点：改善营养状况，纠正贫血，提高缺血性心脏病的携氧能力，以及患者心理和精神状态的准备。在排除呕吐误吸风险条件下，围术期尽可能缩短禁食禁饮时间，也无必要进行清洁肠道准备。麻醉前 2h，可以口服 5ml/kg 的不含糖温热饮料，总量不超过 400ml，在 20～30min 饮完，避免脱水、低血容量。对于围绝经期行乳腺癌手术的患者，必要时可应用他汀类降脂药物，治疗脂代谢紊乱。

二、呼吸功能的准备

呼吸系统感染患者需择期手术时，应暂缓手术，待感染充分控制一周后再行手术，否则术后呼吸道并发症发生率会明显升高。对于慢性阻塞性肺疾病患者，应控制呼吸系统感染、促进排痰、治疗支气管痉挛、进行呼吸功能锻炼、入院后低流量吸氧治疗等。

气道高反应常见于支气管哮喘、支气管痉挛发作性疾病，此类患者应至少提前一周对病情进行评估，以便留有足够时间对治疗方案进行调整，将哮喘控制在最佳状态再行手术。哮喘控制较差的患者应由呼吸科医师评估和调整优化药物治疗方案，并将控制哮喘药物应用至手术当天。进行全身麻醉气管插管前 30min，可吸入短效 β_2 受体激动剂如沙丁胺醇 2～4 次。发作期哮喘患者应暂缓手术，并积极治疗控制哮喘发作至少一周，方可手术。长期吸烟患者术前应停止吸烟至少一周。

三、心血管系统的准备

围术期准备的关键是准确评估并改善心脏功能状况，心功能状态直接关系到手术和麻醉的风险高低。

（一）高血压

高血压很常见，长期未控制的高血压会促进动脉粥样硬化，损害心、脑及肾等靶器官功能，其围术期并发症包括心肌梗死、脑卒中、肾衰竭甚至主动脉破裂。术前控制血压比较理想的高血压患者，无代谢紊乱或心血管系统异常时，可如期进行乳腺癌手术。

许多高血压患者并未严格进行规范治疗，术前血压显著升高未经控制的患者，如收缩压＞180mmHg 和（或）舒张压＞110mmHg，术中易出现心肌缺血、心律失常或严重高血压或低血压事件，导致麻醉管理难度大，血流动力学易出现波动，致患者风险增加。此时，应综合考虑术前血压升高的程度，以及是否合并有心肌缺血、心功能不全、脑出血或肾功能不全等靶器官受损状况，决定是否延期手术。对于手术当天是否停药，大多主张手术当日清晨应使用抗高血压药物，以防止麻醉前和麻醉过程中出现明显的血压波动，有利于术中麻醉管理。

（二）缺血性心脏病

缺血性心脏病，尤其是有不稳定型心绞痛和心肌梗死的患者，是乳腺手术围术期并发症和死亡的主要危险因素。此外，乳腺癌放疗也可能导致早发的冠状动脉疾病。心肌缺血的原因可能是心肌氧耗量增加超过了氧供，也可能是氧供量减少或者二者兼有，因此，缺血性心肌病围术期准备的关键问题是维持心肌氧供需的平衡。

1. 增加氧供

心肌的氧供取决于冠状动脉的直径、阻力、灌注压、心率和动脉血氧含量等。其中心率是舒张期时间长短的决定因素，影响冠脉的供血。术前尽可能地扩张冠脉，适当降低心率，以增加冠脉血流量，改善心肌氧供；此外，血红蛋白量是携氧能力的主要因素，一般来说，术前血红蛋白100g/L 以上可维持循环的携氧能力。

2. 降低氧耗

心肌氧耗量主要取决于心率、后负荷、心室壁张力和心肌收缩力。应用β受体阻滞剂通过减慢心率、降低心肌做功以减少心肌氧耗量，延长舒张期供血时间，同时应用β受体阻滞剂对于冠心病患者还有心血管保护作用，可降低死亡率。冠心病患者既往服用过β受体阻滞剂者，推荐围术期继续应用；若尚未用过，至少要在手术前 7 天开始应用β受体阻滞剂，控制心率低于其心肌缺血阈值心率的 20%或低于 60 次/分，并维持使用至术后 30 天。

3. 抗血小板治疗与手术治疗

冠心病患者，常用抗血小板治疗。但它必然增加乳腺癌手术出血风险，但是停用此治疗又会增加急性冠脉事件的风险，这是临床治疗的矛盾[2,3]。其风险取决于中止抗血小板治疗的心血管事件风险与延迟手术的后果，如担心癌症进展或者扩散转移。若患者术前正在服用小剂量阿司匹林，则应在权衡患者出血和血栓风险基础上个体化选择是否继续使用阿司匹林。有中高危血栓形成风险者，可以继续使用阿司匹林，停用氯吡格雷，或者手术前 2～3 天开始静脉给予替罗非班进行替代治疗至手术前一天，术后尽早恢复阿司匹林和氯吡格雷的使用[4]；有低血栓形成风险，继续使用阿司匹林，手术前 3～5 天停用氯吡格雷。

4. 缺血性心脏病血运重建和乳腺癌手术时机的确定

缺血性心脏病血运重建和乳腺癌手术时机是临床面临的棘手问题。对于急性冠脉综合征患者，紧急血运重建和启动双联抗血小板治疗常常会导致乳腺癌手术治疗的推迟。冠脉搭桥血运重建的患者需要术后恢复 2～3 个月后再进行择期非心脏手术，也有在搭桥后 4 周时进行手术，其前提是胸骨已愈合，从而可耐受与非心脏手术和恢复相关的任何应激。以上血运重建的等待过程必然会导致乳腺癌手术的推迟，带来肿瘤进展的顾虑。如果患者有不稳定型心绞痛频繁发作、运动试验结果强阳性、冠脉造影提示有冠脉主支或三根以上血管病变，应先行冠脉搭桥手术或放置冠脉支架，然后再择期行乳腺癌手术，两次手术之间的间隔依据患者情况而定。而缺血性心脏病情稳定的患者，可以在严密观察条件下，先行乳腺癌手术。近年，国内有医院尝试在冠脉搭桥的同时进行肺癌根治术，试图将肿瘤转移的风险降到最低，但是否改善了患者远期生存及肿瘤转移风险等，仍有待进一步观察。

5. 服用双联抗血小板药物的冠脉支架置入患者

对于接受冠状动脉支架术的患者，需要推迟至针对具体支架类型推荐的最短双联抗血小板治疗持续时间之后才能手术，以尽可能减少不良心血管事件的发生。拟行乳腺癌手术患者，应综合考虑外科手术情况后，选择手术治疗的时机或者调整抗血小板药物。

（1）推迟外科手术至金属裸支架置入后至少 6 周，药物洗脱支架置入后至少 6 个月，围术期可以继续服用阿司匹林[5,6]；术前 5 天停用氯吡格雷，或者必要时应用短效抗血小板药物如替罗非班或依替巴肽桥接[4]，并于术前一天停药，尽量减少心血管事件风险。

（2）裸支架置入后 6 周或药物洗脱支架置入后 6 个月以内，需要行外科手术，推荐术前急性双联抗血小板治疗，若发生严重出血，可以输入血小板或者其他止血药物。

（三）心脏瓣膜性疾病

1. 合并重度瓣膜疾病的乳腺癌手术

重度瓣膜狭窄和关闭不全是行乳腺癌手术的高危因素，其中瓣膜狭窄与反流的程度、血流动力学状态、是否合并肺动脉高压等是评估风险的重要因素。《2014 年 AHA/ACC 心脏瓣膜病患者管理指南》提出，对于无症状重度瓣膜病成人患者，在恰当的术中和术后管理与血流动力学监测下，可以接受择期的中度风险非心脏外科手术治疗。对于有症状的重度瓣膜病患者，限期非心脏外科手术治疗应在仔细权衡各种治疗方案的风险与患者获益后慎重选择，如患者解剖结构允许，可以先做经皮二尖瓣球囊扩张术，然后再行乳腺癌手术等非心脏手术[7]。

2. 关于瓣膜疾病抗凝治疗与手术时机

心脏瓣膜病合并房颤或者瓣膜置换手术后，大多于乳腺癌术前 3～5 天停用华法林，国际标准化比值（international normalized ratio，INR）术前目标值为小于 1.5，假如 INR 值高于 1.5，可于术前一天口服小剂量维生素 K 以将 INR 值降至目标值，术后 2～3 天恢复使用华法林。若为血栓栓塞高危人群，可以考虑术前 1 天停用华法林，并用维生素 K 或新鲜冰冻血浆拮抗，术后 12h，评估没有外科出血风险后，恢复抗凝治疗。抗凝的桥接指征是机械瓣膜置换后，合并有心房颤动、既往有血栓栓塞病史、高凝状态、左室射血分数小于 30%、超过一个机械瓣等，停用华法林 2～4 天后，INR 值低于 2.0 时就可以考虑低分子量肝素等桥接治疗，术前 12h 停止注射低分子量肝素，术后 24～72h 尽早恢复低分子量肝素注射；术后 12～24h 患者血流动力学稳定，也可以直接恢复华法林治疗。

（四）其他准备

1. 心律失常

室性或室上性心律失常是围术期急性冠脉事件的危险因素，无症状的室性心律失常并不增加乳腺癌手术后心脏并发症的发生率，但应尽可能明确心律失常的原因，以及心肌缺血等。对于频发室性期前收缩、复杂异位室性期前收缩或者室性、室上性心动过速等，尤其是伴有血流动力学不稳定，具有晕厥、黑矇及心悸等症状的患者，应积极寻找病因，暂缓手术。

对于高度房室传导阻滞、窦房结功能障碍、双束支或三束支传导阻滞、心动过缓且药物治疗无效等患者，术前应该安置临时起搏器，以提高术中安全系数。

2. 心脏起搏器

安置有心脏起搏器的患者应该明确心脏起搏器类型及安装部位、患者对其是否有依赖及心脏起搏器的程序控制调整和电池状态。对起搏器存在依赖的患者，应将其预先程控为非同步模式，关闭埋藏式心脏复律除颤的治疗模式，术后再恢复。

3. 深静脉血栓的预防

乳腺癌合并心血管疾病是围术期深静脉血栓形成的高危因素，癌细胞可通过促凝、抗纤溶和促凝集活性，释放促炎和促血管形成细胞因子、细胞黏附因子与血管内皮和血细胞相互作用，从而诱发凝血亢进。对于深静脉血栓形成的高风险患者，可以考虑行下肢间歇气囊压迫和梯度弹力袜进行预防及治疗；必要时可考虑低分子量肝素等药物进行抗凝预防治疗，但是不推荐乳腺癌患者单独使用阿司匹林预防深静脉血栓形成。

第三节　术中麻醉管理

一、麻醉方式的选择

现多采取全身麻醉完成乳腺癌手术。由于硬膜外麻醉期间患者清醒、合并有心血管疾病的部分患者有抗凝治疗的病史、阻滞不完全导致疼痛等因素的影响，目前硬膜外麻醉已经较少单独用于乳腺癌手术的麻醉。

近年，神经阻滞复合全身麻醉等复合麻醉日益受到重视，具有减少术中阿片类药物的使用、苏醒快、术后恶心呕吐发生率低、可用于术后镇痛等优点。其中，胸椎旁神经阻滞常用于乳房切除术等手术的麻醉。相对于硬膜外麻醉，胸椎旁神经阻滞是一侧神经阻滞，可降低术后低血压、尿潴留、呼吸抑制等风险。

此外，进行抗凝治疗的乳腺癌患者，无论实施硬膜外麻醉还是胸椎旁阻滞均有出血的顾虑，因此，对于抗凝或存在凝血功能障碍的乳腺癌患者可行前锯肌平面神经阻滞，以替代操作较复杂、风险较高的胸椎旁神经阻滞或硬膜外阻滞。前锯肌平面神经阻滞用于合并有心脏疾病的乳腺癌手术患者，似乎更有临床前景[8]。

二、麻醉管理的基本原则

1. 制订血流动力学管理目标

依据合并的心血管疾病的病理解剖、病理生理改变特点，结合术前血流动力学状况，制订麻醉过程中血流动力学管理目标，维持循环稳定和心肌氧供需平衡。麻醉期间血压的波动尽可能不超过术前的 20%，避免出现伴有心率增快的血压下降等危险状况。

2. 术中监测与调控

依据合并心血管疾病类型、手术方式等，在常规心电监护基础上，进行有创动脉血压、中心静脉压等监测，依据患者情况选择经食管超声监测、肺动脉楔压监测及连续心排血量监测等，更容易实现维持循环功能和机体内环境稳定的目的。

3. 容量管理

合并有心血管疾病的患者，麻醉期间容量管理难度较大，须在避免低血容量和补液过量之间保持平衡，过量补液可导致肺水量过多，损害肺功能[9]，可选择实施目标导向液体治疗，更精准实现术中容量治疗，以维持血流动力学稳定。

4. 体温管理

麻醉期间因手术野暴露、全身麻醉等因素可导致低体温，引起凝血功能障碍、心肌氧耗量增加、心律失常和手术切口感染及抵抗力减弱等。麻醉过程中及恢复期间应给予适当的保温措施，避免出现低体温[10]。

5. 其他

通气与氧合的监测与调控、内环境的维持及凝血功能调控等，都是合并心血管疾病患者行乳腺癌手术的监测措施。

三、恢复期心血管并发症的注意事项

合并心血管疾病患者全身麻醉恢复期间，容易出现低血压、高血压或心律失常引起的血流动力学不稳定，以及心肌缺血甚至失代偿性心力衰竭等并发症。此外，恢复期恶心呕吐、低体温及寒战、呼吸功能不全等，与血流动力学不稳定等相互交织和影响，可导致全身麻醉恢复期管理复杂化，是合并心血管疾病患者围术期主要风险之一。

1. 恢复期心血管问题

麻醉恢复期是围麻醉期管理的延续，良好的术前评估与准备和麻醉管理是保障恢复期血流动力学稳定的重要基础。术后恢复期患者的心血管并发症与原有的心血管疾病密切相关，如术后高血压大多与原有的高血压有关。

麻醉恢复期间，麻醉药物代谢、麻醉深度减浅和患者逐渐苏醒，血流动力学波动较大，心脏负荷较重，容易出现低血压、高血压、缓慢型或快速型心律失常，循环的波动和心律变化会减少冠脉灌注导致心肌缺血的风险。因此，恢复期应尽可能维持血流动力学稳定，去除诱发因素，减少吸痰等刺激，及时治疗术后疼痛、尿管等引流管道的刺激，处理尿潴留，维持内环境和电解质稳定，充分给氧维持氧供需平衡等。

2. 其他问题

（1）术后恶心呕吐的防治：危险因素包括女性患者、非吸烟者、既往有晕动病或术后恶心呕吐病史者、术后使用阿片类药物等容易出现术后恢复期恶心呕吐者。对高危患者可以预防性应用 5-羟色胺（5-HT）受体拮抗剂或者糖皮质激素治疗呕吐。

（2）恢复期呼吸系统并发症：患者进入恢复期，应进一步评估气道通畅情况、呼吸频率及血氧饱和度，并反复对气道通畅情况进行评估，及时处理并存的呼吸道疾病及因麻醉因素导致呼吸功能不全风险患者。其中，应重视呼吸功能不全导致的低氧血症和高碳酸血症可能影响循环功能的恢复，合理掌握气管拔管时机，尽量减少对心血管功能的干扰。

（3）低体温与寒战：术后寒战可发生于低体温、高热或体温正常的患者。寒战会使患者心肌耗氧量显著增加，应及时处理导致寒战的原因，如低体温引起者应注意保温治疗。

第四节　术　后　管　理

一、术后镇痛

术后镇痛治疗是促进患者康复的重要措施，良好的术后镇痛能够改善患者休息质量，减少心血管并发症。目前有口服、肌内注射、患者自控镇痛等多种方式的镇痛类型。其中，联合应用不同的镇痛药物和镇痛方式，分别通过不同机制进行术后镇痛治疗的多模式镇痛的方法，包括阿片类镇痛药、非阿片类镇痛药、神经阻滞和其他辅助治疗等措施，达到改善术后镇痛效果、降低药物相关副作用的目的。

近年，椎管内神经阻滞、胸椎旁神经阻滞和前锯肌平面神经阻滞用于乳腺癌手术后镇痛，具有效果确切、并发症少的优点。其中，前锯肌平面神经阻滞具有操作简便、无胸腔内出血顾虑的优点，似乎更有临床价值[6]。

二、术后深静脉血栓形成的防治

乳腺癌手术后患者深静脉血栓形成的风险相对较低。心肺功能良好者，可以鼓励患者早期下床活动，防止深静脉血栓的形成；心肺功能较差、下床活动有障碍者，是深静脉血栓形成的高危人群，可使用下肢梯度弹力袜等物理治疗措施防治；对于深静脉血栓极高危患者，应综合考虑外科出血风险减小情况下，可在术后12~24h使用普通肝素或低分子量肝素等抗凝，进行深静脉血栓的预防。

三、其他

1. 术后饮食

缩短禁食禁饮的时间，术后尽早恢复正常饮食。无恶心呕吐者，鼓励术后2h开始少量饮水，从小于20ml的饮水量开始，观察有无呛咳反应，并根据胃肠道的耐受情况逐渐增加饮水量；依据饮水情况，术后几个小时后逐步过渡到半流质和普通饮食，补充高热量饮品以减少术后负氮平衡，并尽早停止静脉补液。

2. 尿管及各种引流管

术中酌情考虑是否安置尿管，短时小手术可以不安置导尿管；术中安置尿管的患者，可在恢复期或者回病房后尽早拔除导尿管，减少尿管留置带来的不便和泌尿系感染的风险。术后根据外科情况安置引流管，应尽早拔除引流管，减少伤口感染机会、方便患者活动并及早过渡到正常生活状态。

3. 早期活动

尽早恢复下床活动，在术后几天逐渐恢复到术前日常活动量，降低术后肺炎及静脉血栓形成的风险，但应注意避免意外跌伤的可能。

（程　波）

参 考 文 献

[1] Fleisher LA, Fleischmann KE, Auerbach AD, et al. 2014 ACC/ AHA guideline on perioperative

cardiovascular evaluation and management of patients undergoing noncardiac surgery: executive summary: a report of the American College of Cardiology/American Heart Association Task Force on Practice Guidelines. Circulation, 2014, 130(24): 2215-2245.

[2] Hawn MT, Graham LA, Richman JR, et al. The incidence and timing of noncardiac surgery after cardiac stent implantation. J Am Coll Surg, 2012, 214: 658-666.

[3] Hawn MT, Graham LA, Richman JS, et al. Risk of major adverse cardiac events following noncardiac surgery in patients with coronary stents. JAMA, 2013, 310: 1462-1472.

[4] Rassi AN, Blackstone E, Militello MA, et al. Safety of "bridging" with eptifibatide for patients with coronary stents before cardiac and non-cardiac surgery. Am J Cardiol, 2012, 110(4): 485-490.

[5] Egholm G, Kristensen SD, Thim T, et al. Risk associated with surgery within 12 months after coronary drug-eluting stent plantation. J Am Coll Cardiol, 2016, 68: 2622-2632.

[6] Levine GN, Bates ER, Bittl JA, et al. 2016 ACC/AHA guideline focused update on duration of dual antiplatelet therapy in patients with coronary artery disease: a report of the American College of Cardiology/American Heart Association Task Force on Clinical Practice Guidelines. J Am Coll Cardiol, 2016, 68: 1082-1115.

[7] Nishimura RA, Otto CM, Bonow RO, et al. 2014 AHA/ACC guideline for the management of patients with valvular heart disease: a report of the American College of Cardiology/American Heart Association Task Force on Practice Guidelines. J Am Coll Cardiol, 2014, 63(22): e57-185.

[8] Blanco R, Parras T, McDonnell JG, et al. Serratus plane block: a novel ultrasound-guided thoracic wall nerve block. Anaesthesia, 2013, 68(11): 1107-1113.

[9] Lobo DN, Bostock KA, Neal KR, et al. Effect of salt and water balance on recovery of gastrointestinal function after elective colonic resection: a randomised controlled trial. Lancet, 2002, 359(9320): 1812-1818.

[10] Kurz A, Sessler DI, Lenhardt R. Perioperative normothermia to reduce the incidence of surgical-wound infection and shorten hospitalization. Study of wound infection and temperature group. N Engl J Med, 1996, 334(19): 1209-1215.

第六章 乳腺癌患者术后快速康复的管理

丹麦腹部外科医生 Henrik Kehlet 发现开腹乙状结肠切除术后有效镇痛能加快患者恢复，并于 1997 年率先提出快通道手术（fast track surgery，FTS）概念[1,2]。在随后的十多年里，多数学者将 FTS 称为加速康复外科（enhanced recovery after surgery，ERAS），并成功应用于多种手术中[3]。

加速康复外科指为使手术患者快速康复，在围术期采用一系列经循证医学证据证实有效的优化处理措施，以减轻患者心理和生理的创伤应激反应，从而减少并发症，缩短住院时间，降低再入院风险及死亡风险，同时减少医疗费用。《中国加速康复外科围手术期管理专家共识》于 2016 年出版[4]，而乳腺癌患者的加速康复外科管理尚无临床指南。本章内容针对乳腺癌手术的特点，结合国内外已有文献，提出以下建议。

第一节　术　前　准　备

完善的术前准备可使患者具有充分的心理准备和良好的生理条件，包括术前宣教、术前器官功能优化、禁食及口服碳水化合物、预防性应用抗菌药物及预防性抗血栓治疗等。

一、术前宣教

乳腺癌手术患者术前心理压力较大，一是因为对癌症的恐惧，二是因为对手术后形体变化的担心；而且术前焦虑的程度会影响术后康复[5]。因此，术前医护人员应向患者及家属介绍围术期治疗的相关知识及促进康复的各种建议，缓解患者紧张焦虑情绪，使其理解与配合，促进术后快速康复。同时，在乳腺癌手术治疗的方式上，如果条件许可，优先选择保乳手术；如果保乳手术条件不成熟，也可以向患者及家属介绍乳房重建手术等方式。总之，尽量减小手术治疗对患者形体的影响。

二、术前器官功能优化

吸烟、肥胖增加乳腺癌手术的术后并发症，尤其是乳房重建的并发症。有研究发现，吸烟、肥胖会增加皮瓣坏死的风险。血糖控制不佳的糖尿病，以及长期大量饮酒的患者，手术切口感染的风险增大。因此，术前戒烟、戒酒 1 个月，控制血糖在 7.8～10.0mmol/L，控制体重至体重指数小于 30，这些措施将有利于乳腺癌手术患者的术后康复。

三、禁食及口服碳水化合物

传统观点认为，术前禁食可减少麻醉诱导期间反流误吸的风险，但越来越多的研究发现，术前 2h 进食清流质是安全的[6]。另外，术前服用碳水化合物可减轻手术引起的分解反应，同时减轻围术期口渴、焦虑等不良反应，并能有效抑制术后胰岛素抵抗。因此，建议无胃肠道动力障碍患者术前 6h 禁食固体饮食，术前 2h 进食清流质。若患者无糖尿病史，推荐手术 2h 前饮用 400ml 含 12.5%碳水化合物的饮料，可减缓饥饿、口渴、焦虑情绪，降低术后胰岛素抵抗和高血糖的发生率。

四、预防性应用抗菌药物

切口性质是预防性应用抗菌药物的重要依据。乳腺癌手术多为清洁手术（Ⅰ类切口），原则上不需要预防性应用抗菌药物。然而，在临床，乳房切除手术的感染率高于清洁手术的预期，尤其是有假体植入或皮瓣转移时。另外，患者因素如高血压、糖尿病、肥胖、吸烟也可能增加乳房切除手术尤其是重建手术的感染风险[5,7]。因此，乳腺癌手术患者若无术后感染的高危因素，则不必预防性使用抗生素，但术中应严格无菌操作，并用双氯苯双胍乙烷消毒皮肤。而对于将行假体植入、乳房重建术等的患者，手术切口感染的风险增大，可考虑预防性使用抗生素，通常选用作用于皮肤常见定植菌的抗生素，如头孢类，并于切皮前 30min 输注[7]。

五、预防性抗血栓治疗

乳腺癌患者，不同的手术方式血栓栓塞的风险不同[8]。乳房重建手术较乳腺癌根治术、乳腺肿瘤切除术的风险高。肥胖、高龄也是血栓栓塞的独立危险因素。同时，癌症本身就是一个血栓形成的高危因素。因此，乳腺癌手术患者应该评估血栓栓塞的风险，并权衡出血与血栓栓塞的风险，采用合理的抗血栓治疗。低分子量肝素或肝素是常用的抗血栓药物，早期活动和机械性抗血栓措施（如间歇性充气压缩泵或弹力袜等）是常用的非药物方法。对于高危人群，推荐药物与非药物治疗联合应用，在手术前 2~12h 开始预防性抗血栓治疗，并持续至出院或术后14 天。

第二节　术中管理

一、麻醉管理的优化

随着技术的进步与管理理念的更新，麻醉已不局限于提供良好的手术条件与保障患者术中的安全，它贯穿于术前准备、术中处理及术后康复等整个围术期的诸多环节，在加速康复外科的实施中具有举足轻重的作用[9]。

（一）麻醉前评估和处理

麻醉前的评估和处理主要是针对手术的大小和患者器官的功能状态进行评估，并重点就心肺功能、贫血状况等情况进行调整，使患者达到最佳的术前状态。

（二）麻醉选择与管理

乳腺癌手术可选择全身麻醉或区域阻滞麻醉（胸段硬膜外麻醉、椎旁阻滞麻醉、肋间神经阻滞麻醉等），或两者联合应用[10]。

全身麻醉在乳腺癌手术中应用广泛。为了早期恢复，麻醉药物尽可能使用短效药物。常用药物包括：①静脉全身麻醉药物，丙泊酚、依托咪酯；②吸入全身麻醉药物，七氟醚、地氟醚；③阿片类药物，芬太尼、舒芬太尼及瑞芬太尼；④肌肉松弛药物，首选中效非去极化肌肉松弛药，如罗库溴铵、维库溴铵及顺式阿曲库铵等。全身麻醉使用阿片类镇痛药物，恶心呕吐发生率高。椎旁阻滞可单点阻滞或多点阻滞，能有效减轻手术的代谢和应激反应。同时，椎旁阻滞在术后疼痛及恶心呕吐控制方面优于全身麻醉。然而，椎旁阻滞的成功率为 87%~100%，在乳腺手术中有一定的失败率。另外，椎旁阻滞的并发症如气胸、低血压等也限制了其广泛使用。胸段硬膜外麻醉也可应用于乳腺手术，但因其对循环呼吸影响大，目前已不是首选。

全身麻醉与椎旁阻滞联合应用，可减少阿片类药物的应用，减少恶心呕吐等并发症，并能有效减轻术后疼痛，加速患者康复。全身麻醉需要达到合适的麻醉深度，既要避免术中知晓，也要避免麻醉过深；既有利于快速苏醒，也有利于减少麻醉不良反应。因此，全身麻醉期间建议行麻醉深度监测。吸入麻醉时维持吸入麻醉剂呼气末浓度 0.7～1.3 个最低肺泡有效浓度或脑电双频指数 40～60。

（三）围术期容量管理

血容量不足会导致组织灌注不足，且增加微血管血栓形成的风险。容量过负荷又增加心血管事件、伤口感染、伤口愈合不良等风险。因此，围术期既要避免容量不足，也要避免容量过负荷，保持水电解质平衡。目标导向的液体治疗（goal direct therapy，GDT）是实现容量适当的主要方法。GDT 液体治疗通常选择每搏输出量的变异量（stroke volume variation，SVV）小于 13% 作为目标值，当 SVV 大于 13% 时，半小时内给予液体负荷 200ml，并重复使用，直到 SVV 小于 13%[11]。

二、术中体温管理

术中维持正常体温可减少伤口感染、心脏并发症和出血等。乳腺癌手术，尤其是乳腺癌根治、乳房重建等，由于切口大，手术暴露范围广，术中低体温发生率高。因此，乳腺癌手术中需常规监测体温，维持核心体温在 36℃ 以上。安全有效的术中保温措施包括维持手术室的合适温度、静脉液体加温及暖风机加温等。

三、预防术后恶心呕吐

恶心呕吐导致术后康复延迟、出院延迟，而女性、乳腺手术均是术后恶心呕吐的高危因素。麻醉药物，尤其是吸入麻醉药、阿片类镇痛药均可增加恶心呕吐的发生。$5-HT_3$ 受体拮抗剂是有效的抗呕吐药物；地塞米松不仅降低术后恶心呕吐的发生，还可抑制术后疼痛；两者联合应用效果更好[12,13]。神经激肽-1 受体拮抗剂也能有效降低术后恶心呕吐的发生率，但需要术前服用。乳腺癌手术患者是术后恶心呕吐的高发人群。为了预防术后恶心呕吐，此类术中应尽量减少阿片类药物的用量，并于术前术中使用神经激肽-1 受体拮抗剂、$5-HT_3$ 受体受体拮抗剂、地塞米松之中的一种或联合应用。

四、手术引流

乳腺癌手术和腋窝手术后血肿和积液常见，而引流是常用的处理方式。引流管拔出时间常决定患者的出院时间。目前尚无证据表明引流可改善乳腺手术的预后[5]；相反，引流管增加术后疼痛和感染的机会。因此，乳腺癌手术后应尽量缩短引流管的留置时间。

第三节 术后管理

一、多模式术后疼痛管理

乳腺癌手术后疼痛是运动延迟和住院时间延长的主要原因之一。而且，重度急性术后疼痛是发生乳房切除术后疼痛综合征（postmastectomy pain syndrome，PMPS）的危险因素之一[14]。PMPS 是一种可在乳腺癌术后发生的慢性神经病理性疼痛疾病，尤其易发生在切除乳房外上象限和（或）腋窝处组织的手术后。加巴喷丁能有效控制乳腺手术后疼痛[15]。术前或术中使用非甾体抗炎药不仅能有效镇痛，同时还降低术后慢性疼痛的发生率[16]。切口部位的布比卡因浸润也能有效减轻术后疼痛。预防性镇痛是在术前给予镇痛药物，其目的是预防痛觉的中枢敏化。腺苷、可乐定等都是有效的预防性镇痛药物。

总之，乳腺癌手术患者应该接受多模式的镇痛治疗。镇痛药物种类多，包括非甾体抗炎药、局部麻醉药、阿片类药物、NMDA（N-甲基-D-天冬氨酸）受体拮抗剂；镇痛方式多，包括预防性镇痛、治疗性镇痛；镇痛方法多，包括静脉镇痛、局部浸润镇痛等。

二、早期进食

术后 24h 内进食是安全的，而且能促进伤口愈合，减少感染。乳腺癌手术后应该尽早恢复饮食，术后 24h 内最好。

三、早期活动及上肢运动

术后早期活动可促进肌肉力量恢复，减少肺栓塞、肺炎等并发症，有利于快速康复。乳腺癌术后上肢疼痛僵硬常见于临床，降低了患者生活质量。术后第一个月肩部损伤也常有发生。术后早期锻炼有利于肩部运动恢复。因此，乳腺癌手术患者应在术后 24h 内开始活动。

四、出院后支持

加速康复患者早期出院，多数患者是满意的，但仍有部分患者，尤其是有并发症者，出院后存在担忧。因此，出院后支持十分重要。出院后支持可以是电话随访并指导，也可以是出院患者随访门诊。这样可有效预防出院患者非计划再入院，减轻早期出院患者的焦虑情绪。

（王　彬）

参 考 文 献

[1] Kehlet H. Fast-track surgery: the facts and the challenges. Cir Esp, 2006, 80(4): 187-188.

[2] Kehlet H.Fast-track colonic surgery: status and perspectives. Recent Results Cancer Res, 2005, 165: 8-13.

[3] Tanious MK, Ljungqvist O, Urman RD. Enhanced recovery after surgery: history, evolution, guidelines, and future directions.Int Anesthesiol Clin, 2017, 55(4): 1-11.

[4] 中国加速康复外科专家组. 中国加速康复外科围手术期管理专家共识(2016). 中华外科杂志, 2016, 54(6): 413-418.

[5] Arsalani-Zadeh R, ElFadl D, Yassin N, et al. Evidence-based review of enhancing postoperative recovery after breast surgery. Br J Surg, 2011, 98(2): 181-196.

[6] American Society of Anesthesiologists Committee, Practice guidelines for preoperative fasting and the use of pharmacologic agents to reduce the risk of pulmonary aspiration: application to healthy patients undergoing elective procedures: an updated report by the american society of anesthesiologists task force on preoperative fasting and the use of pharmacologic agents to reduce the risk of pulmonary aspiration.Anesthesiology, 2017, 126(3): 376-393.

[7] Temple-Oberle C, Shea-Budgell MA, Tan M, et al. Consensus review of optimal perioperative care in breast reconstruction: enhanced recovery after surgery(ERAS)society recommendations.Plast Reconstr Surg, 2017, 139(5): 1056e-1071e.

[8] Nwaogu I, Yan Y, Margenthaler JA, et al. Venous thromboembolism after breast reconstruction in patients undergoing breast surgery: An American College of Surgeons NSQIP analysis. J Am Coll Surg, 2015, 220: 886-893.

[9] 中国医师协会麻醉学医师分会. 促进术后康复的麻醉管理专家共识. 中华麻醉学杂志, 2015, 35(2): 141-148.

[10] Biki B, Mascha E, Moriarty DC, et al. Anesthetic technique for radical prostatectomy surgery affects cancer recurrence: a retrospective analysis. Anesthesiology, 2008, 109: 180-187.

[11] Benes J, Zatloukal J, Simanova A, et al. Cost analysis of the stroke volume variation guided perioperative hemodynamic optimization - an economic evaluation of the SVVOPT trial results.BMC Anesthesiol, 2014, 14: 40.

[12] Singhal AK, Kannan S, Gota VS. 5-HT$_3$ antagonists for prophylaxis of postoperative nausea and vomiting in breast surgery: a meta-analysis. J Postgrad Med, 2012, 58: 23-31.

[13] Olanders KJ, Lundgren GA, Johansson AM. Betamethasone in prevention of postoperative nausea and vomiting following breast surgery. J Clin Anesth, 2014, 26: 461-465.

[14] Katz J, Poleshuck EL, Andrus CH, et al. Risk factors for acute pain and its persistence following breast cancer surgery. Pain, 2005, 119(1-3): 16-25.

[15] Zhang J, Ho KY, Wang Y. Efficacy of pregabalininacute postoperative pain: a meta-analysis. Br J Anaesth, 2011, 106: 454-462.

[16] Legeby M, Sandelin K, Wickman M, et al. Analgesic efficacy of diclofenac in combination with morphine and paracetamol after mastectomy and immediate breast reconstruction. Acta Anaesthesiol Scand, 2005, 49: 1360-1366.

第七章　化疗期间乳腺癌患者心血管疾病的防治

第一节　乳腺癌辅助化疗与心血管疾病

乳腺癌的药物系统治疗在近数十年不断进步，有了更多优选的治疗方案，更好的治疗效果，生存率随之提高，死亡风险降低，但药物相关的不良反应也逐渐凸显[1,2]。其中最主要的是蒽环类药物及曲妥珠单抗类分子靶向药物所引起的心血管系统毒性，可导致患者抗癌治疗受限，不良反应导致相关患病风险与死亡风险增加[1]。化疗引起的心血管疾病多来源于两类，一类是化疗药物对心脏结构与功能的直接损害；另一类是化疗导致原有心血管疾病恶化[3]。特别是对于已有心血管疾病危险因素的人群，更易发生心血管不良反应。

乳腺癌药物系统治疗可引起广谱的心血管系统不良反应[1]，见表 7-1，其中以左心室功能障碍（LVD）最常见[4,5]，患者可产生显性或隐性的心血管系统症状，影响其预后及生存质量，也限制了部分患者抗癌药物的使用。《美国心脏病基金会/美国心脏协会心力衰竭指南》[6]曾指出，接受抗癌治疗的患者可以被认为具有 A 级心衰，因其发展为左心室功能不全的风险较常人显著增高。乳腺癌作为女性发病率最高的癌症，其大多数患者具有较好的预后和较长的生存期，更应重视化疗药物的心血管毒性，定期监测，早预防、早发现、早诊治，尽量减少心血管不良事件的发生。另外，乳腺癌化疗诱发心血管疾病是一个复杂的过程，需要有包括心脏病学、肿瘤学在内的多学科专家共同探索解决。对于可能遭受化疗药物心脏毒性的患者应进行长期的监测随访，以防治化疗药物所带来的迟发型心血管毒性[2]。

表 7-1　乳腺癌系统治疗药物的心血管不良反应

分类	化疗药物	不良反应
细胞毒类药物		
蒽环类/类似物	多柔比星、柔红霉素、表柔比星	左心室功能进行性下降导致的显性心衰、房性/室性心律失常、心包炎、心肌炎

续表

分类	化疗药物	不良反应
细胞毒类药物		
烷化剂类	环磷酰胺、顺铂	心包炎、心肌炎、急性左心室功能障碍、房性/室性心律失常与血栓形成、心肌缺血/梗死、左心室功能障碍、心律失常、血管内损害
抗微管类	紫杉醇、多西他赛	缓慢性心律失常、房室传导阻滞、房性和（或）室性心律失常
嘧啶类似物	5-氟尿嘧啶、卡培他滨	冠脉痉挛和（或）缺血
信号转导抑制剂		
抗-HER2	曲妥珠单抗、拉帕替尼	左心室功能进行性下降导致的显性心衰
血管生成抑制剂		
抗-VEGF	贝伐单抗	高血压、心肌梗死、左心室功能障碍、静脉血栓、脑卒中、血管内损害
内分泌治疗药物		
芳香化酶抑制剂	他莫昔芬、来曲唑、依西美坦	栓塞事件、高血压、高胆固醇血症

一、化疗诱发心肌功能障碍与心衰

（一）蒽环类药物的心脏毒性

1. 毒性机制

蒽环类药物是高效广谱的抗肿瘤抗生素，对实体瘤和血液系统肿瘤均有良好疗效，是乳腺癌患者最常用的化疗药物。它通过嵌入 DNA 碱基对之间，干扰 DNA 转录过程，阻止 mRNA 的合成，属于 DNA 嵌入剂，S 期细胞对它更为敏感[7]。此外，该药尚能抑制拓扑异构酶 II，影响 DNA 的超螺旋化使其成为松弛状态，阻碍 DNA 复制与转录；还可螯合铁离子产生自由基，破坏 DNA、蛋白质及细胞膜结构而达到抗癌作用[8]。

随着蒽环类药物的大量使用，它引起的以左心室功能障碍（LVD）与心衰（HF）为主的心血管系统不良反应在临床不断有报道。其机制尚未完全清楚，现有多种假说，被广泛认可的是氧化应激机制：药物引起活性氧簇（ROS）的产生与细胞膜脂质过氧化导致心肌细胞损伤[1,2]。2014 年公布的研究结果显示，活性氧簇是由"拓扑异构酶 2β"及其同工酶形成的复合物，"拓扑异构酶 2β"可能是导致蒽环类药物心血管不良反应的关键介质[9,10]。例如，蒽环类药物多柔比星，在化疗中可形成"拓扑异构酶 2β-多柔比星"复合物，诱导心肌细胞产生基因突变，从而影响细胞氧化磷酸化与线粒体的生物合成过程，使心肌细胞产生不可逆的损伤[9,10]。此外，有研究显示，乳腺癌患者蒽环类药物化疗后血浆透明质酸（HA）水平较化疗前显著增高，且 HA 与心脏毒性的发生有相关性，提示 HA 可能是蒽环类药物产生心脏毒性的诱发因素之一[11]。

2. 心脏毒性发生情况与危险因素

左心室功能障碍是蒽环类药物导致的最常见、最严重的不良反应[2]，但心脏毒性（本节所述"心脏毒性"指的是 LVD 与 HF）的发生也有个体差异，受多种因素影响。例如，经蒽环类药物治疗的儿童癌症存活者，在其随后生存期内心衰发生的风险为非儿童组的 15 倍[12]；伴有原发心血管疾病风险的老年患者，短期内其心衰发生的风险也会增加。此外，在乳腺癌患者中，蒽环类药物慢性心毒性的发生风险还与以下因素相关：年龄、终身累积剂量、性别、药物注射方式（弹丸式注射更易造成心血管毒性）、原有或潜在的心血管疾病及相关危险因素、纵隔放疗史、心脏毒性的定义与纳入标准等[13]。表 7-2 详细列出了诱导蒽环类药物产生 LVD 及 HF 的相关危险因素[14]；表 7-3 列出了不同蒽环类药物的心脏毒性发生率。随着剂量的累积发病风险逐渐升高，当多柔比星累积剂量达到 400mg/m^2 时，药物相关充血性心衰的发生率为 5%；当累积剂量增加到 700mg/m^2 时，发病风险最高，增加到 48%[15]。但需要考虑的是，不同个体对蒽环类药物的耐受性有差别，许多能耐受标准治疗剂量的患者不会出现慢性的心脏毒性，但可能会在接受第一个化疗疗程后立即出现急性的蒽环类药物相关性心脏不良反应[16]。

表 7-2　蒽环类药物 a 心脏毒性发生的危险因素

- 剂量累积
- 女性
- 肥胖
- 年龄
    >65 岁；少年儿童群体（<18 岁）
- 肾衰竭
- 同时放疗或者有过放疗史（放疗区域涉及心脏）
- 同时与其他药物合用化疗
    烷化剂或抗微管类药物；免疫或者靶向治疗
- 基础心脏条件
    存在有导致室壁压力增加的心脏疾病；高血压（动脉高压）；遗传因素等

a 蒽环类药物（柔红霉素、多柔比星、表柔比星、去甲氧基柔红霉素）与蒽醌衍生物（米托蒽醌）。

当接受蒽环类药物治疗的乳腺癌患者存在诱发危险因素时，患者的剂量-毒性曲线就会向左移动，也就是随着危险因素的存在，患者对蒽环类药物的耐受性降低，耐受剂量变小，患者更易有心脏毒性（LVD 与 HF）。

表 7-3 蒽环类药物相关性左心室功能不全发生率[15,17-21]

蒽环类药物（剂量依赖性）	发生率（%）
多柔比星	
400mg/m²	3～5
550mg/m²	7～26
700mg/m²	18～48
去甲氧基柔红霉素（>90mg/m²）	5～18
表柔比星（>900mg/m²）	0.9～11.4
米托蒽醌（>120mg/m²）	2.6
脂质体蒽环类（>900mg/m²）	2

3. 心脏毒性的分类

蒽环类药物诱导产生的心脏毒性，可分为有症状的显性心肌毒性和无症状的隐性心肌毒性，无症状患者可以经左室射血分数的降低或者心肌生物标志物的变化辅助判断。根据起病时间，心毒性还可分为急性早发型、慢性早发型、慢性迟发型[8]三类。急性心毒性多发生在给药后几小时或几天内，通常表现为室上性心律失常、短暂左心室功能障碍、心电图改变等，发生率小于 1%且多为可逆性。急性心功能失常也从侧面反映心肌损伤情况，并一定程度上预测慢性早发型与迟发型的心毒性的发生概率[2]。慢性心脏毒性通常表现为不可逆的心肌收缩功能障碍，慢性早发型指开始化疗一年内发生的心脏毒性，慢性迟发型指一年后发生的心脏毒性，通常发生在化疗后数年，中位数约在 7 年[21-23]，慢性早发型与慢性迟发型心脏毒性皆表现为典型的剂量依赖，随着终身剂量累积越多，心肌细胞造成的不可逆损伤越严重，越有可能导致患者产生严重显性心衰[1]。慢性早发型与晚发型心毒性的区分均通过回顾病史来区分。对于心脏损伤的可逆性与不可逆性，同样是依靠回顾性分析，目前尚无预测方法。心肌损伤标志物或有一定预测作用，是判断心肌损伤较灵敏和可靠的指标，但尚未被证实。2015 年一项由 Cardinale 主持的研究（纳入 2625 位患者，随访 5.2 年）显示，蒽环类药物相关性心功能障碍及心衰的总发病率为 9%，其中 98%都于化疗第一年内发病，且多为无症状性心功能减退[24]。蒽环类药物所引起的心功能障碍，特征为持续的进展性的左室射血分数下降，初期可无症状，数年后，或许受到诱发因素影响而表现症状[25]。并且，蒽环类药物导致的 LVD 与 HF，如果能被早期发现并接受相关治疗，患者心功能可能会较好地恢复，反之，心功能损伤较久，恢复的可能性下降[26]。

（二）其他常用化疗药物的心脏毒性

除上述蒽环类药物可有心脏毒性外，其他还有部分化疗药物也能产生药物相关性心功能减退，如烷化剂类的顺铂会导致心肌收缩功能障碍、高血压和心肌缺血，最终可能诱发心衰；环磷酰胺与异环磷酰胺可引起心肌收缩功能障碍；抗微管类药物中的多西他赛与紫杉醇，嘧啶类似物中的卡培他滨与 5-氟尿嘧啶，也可诱发心肌缺血缺氧[27]。这些常用的非蒽环类化疗药物，产生心脏毒性反应通常是在用药后数日以内，诱发不良反应的危险因素包括弹丸式注射、年迈、并用其他心脏毒性药物或与纵隔区放疗联用等[28]。

在使用含铂类药物化疗时，静脉内会注入大容积的含铂药物，当输注液体量超过了患者（主要指原已存在心血管疾病的乳腺癌患者）心脏负荷的耐受范围，即可快速导致患者心衰，故需对其液体出入量进行严格管理[2]。多西他赛多与蒽环类药物、环磷酰胺或者曲妥珠单抗联用，常会增加乳腺癌患者的心衰发生率，由于是多药联用，多西他赛单独作用的大小还难以评价[29]。有报道建议，虽然紫杉类药物的心血管毒性绝对值大小难以评价，但针对原有左心室功能不全的患者，紫杉类药物可能比蒽环类药物更安全，对这部分人群可避免使用蒽环类药物[30]。对于具体乳腺癌患者，是选择蒽环类还是紫杉类药物，哪类药物能带来最大的效益-风险比，需结合个人特征进行个体化管理[2]。

（三）化疗药物心脏毒性的监测与管理

1. 心脏毒性危险性的评估

在化疗药物特别是蒽环类药物使用之前，首先应了解详细的病史及进行完善相关检查，对患者的基线资料进行完整细致的评估，判断患者是否有心脏毒性的危险因素及其严重程度（表 7-4）。危险评估的检查除病史及体格检查外，还必须评估治疗前的心功能，以便作为基线资料进行对照，此外心肌生物标志物（利尿钠肽、肌钙蛋白）也可纳入检查范围，生物标志物是良好的随访指标，易于在治疗后进行对照。在基线检查时，及时识别出亚临床的心脏异常（无症状性左心室心功能不全）非常重要，对治疗方案的调整、心肌保护药的启用及监测随访的频率均有指导意义[2]。乳腺癌患者的心脏毒性基线危险评估通常是由乳腺癌专科医生团队进行，但评估结果为高危的患者需要转诊至心脏专科进行再评估，或者由两个领域的医生团队共同评估，高危的判断是由危险因素的数量与严重程度决定的[2]，但具体的量化评分标准还有待探索。

表 7-4　心脏毒性（LVD 与 HF）危险因素基线评估

伴发的心脏疾病	年龄及其他心血管危险因素	心脏毒性抗癌治疗史	生活方式危险因素
· 心衰（射血分数保留/下降） · 无症状性左心室心功能不全（LVEF＜50%或高水平利钠肽 [a]） · 冠脉疾病（有心肌梗死、心绞痛、PCI 或 CABG 治疗、心肌缺血史） · 中重度瓣膜病并伴随左心室肥大或左心室受损 · 高血压性心脏病伴左心室肥大 · 肥厚型/扩张型/限制型心肌病 · 心脏结节病心肌受累 · 显著心律失常（房颤、室速）	· 年龄（儿童＜18 岁；＞65 岁使用蒽环类药物者） · 早发心血管疾病家族史 · 高血压 · 糖尿病 · 高脂血症	· 蒽环类药物治疗史 · 纵隔放疗史	· 吸烟、酗酒、肥胖、久坐习惯

a BNP＞100pg/ml 或者 NT-pro BNP＞400pg/ml，排除心外原因。

2. 心脏毒性的监测工具

98%的由蒽环类化疗药物导致的左心室功能下降在化疗开始的第 1 年内出现[24]，且往往表现为无症状性心脏毒性，因此需要借助影像学（超声心动图、核显像、心脏磁共振）与生物标志物（肌钙蛋白、利尿钠肽）来进行早期监测与诊断。对于亚临床的心脏毒性，普通超声心动图多不够灵敏[31]，多普勒超声、斑点跟踪超声心动图、实时三维超声心动图具有较高的敏感性，更易发现早期轻微左室射血分数下降[32]。MRI 对心容积、心质量及心脏收缩舒张功能的评估系金标准[33]，但高昂的检测费用限制了其使用。心肌损伤标志物是敏感度高、特异性强、可重复、易于进行的一项检测，在进行早期或者亚临床心脏毒性监测时有很高的性价比。表 7-5 列出了常用工具检测心脏毒性的诊断标准及其优缺点。

表 7-5　推荐的心脏毒性（LVD 或 HF）诊断方法

	目前可用诊断标准	优点	限制
超声心动图 　3D-LVEF 　2D Simpson's LVEF 　整体纵向应变（GLS）	• LVEF：射血分数下降大于10%且降至正常低值（50%）以下，建议诊断心脏毒性 • GLS：与基线对比下降大于15%，建议诊断心脏毒性	广泛使用，无放射性，可以评估血流动力学及心脏结构	LVEF：观察者差异，图像质量限制，GLS：供应商差异及技术要求
多门控放射性核素血管造影（MUGA）	• 射血分数下降大于10%且下降至50%以下，建议诊断心脏毒性	可重复性	放射性累积，反映心脏结构功能能力较差
心脏磁共振	• 用于其他方式不能诊断，或诊断处于临界值的 LVD	准确，可重复性，$T_1/T_2/$ECVF 可发现弥散性心肌纤维化	应用少，需要患者适应（密闭环境、屏气、时间长）
心肌标志物 　肌钙蛋白 I 　高密度肌钙蛋白 I 　BNP 　NT-pro BNP	• 用于深入调查心毒性高危患者的监测常规指标 • ACEI 防治蒽环类药物心脏毒性时监测指标	准确，可重复性，广泛使用，高灵敏度	轻微升高作为诊断证据不显著，不同次别测量有变化，是否作为常规监测指标还不明确

3. 心脏毒性的监测策略

在有心脏毒性的化疗药物使用前，应对所有患者施行超声心动图做基线评估[2,34]。对于正常基线超声心动图，也无其他临床危险因素的低风险患者，在蒽环类药物积累达到一定量（多柔比星累积大于 $200mg/m^2$，或表柔比星积累剂量大于 $450mg/m^2$，或正定霉素积累剂量大于 $400mg/m^2$，或依达比星累积剂量大于 $75mg/m^2$）时再次进行超声心动图监测[2]。而对基线资料异常（如左室射血分数下降、结构性心脏病）或者具有心脏毒性危险因素（表 7-4）患者，监测频率应该较低风险组增加。2015 年，Zagar 等针对蒽环类药物心脏毒性的监测管理提出了一个程序化方案[34]，见图 7-1。方案分为两类：采用生物标志物［血浆肌钙蛋白 I（TnI）］与不采用生物标志物（超声心动图）。此方案是基于心肌毒性发现越早、治疗越早，则疗效越好的原则制订的。此方案简单明了，易于执行，具有实用与参考价值[1,34]。建议采用此方案并结合个体特殊性，进行合理的监测与管理。当然，也不可追求高敏感性，使用过高频率的监测，否则会造成假阳性心肌毒性，浪费医疗资源并给患者带来心理焦虑等不良影响。

不论采用何种具体的方案进行监测，均应该注意监测过程中的几个核心原则：①采用影像学方法或者生物标记物对患者进行持续或长期监测时，不可随意变更监测方式，不然难以进行基线对比与动态监测，导致无法发现早期心脏毒性。②采用的监测方式应具有可重复性。③影像监测时能提供更多临床信息（如右心室功能、肺动脉压力、瓣膜功能、心包评估等）的监测方式优先。④在可用的前提下，高质量、无放射性的影像方式优先。

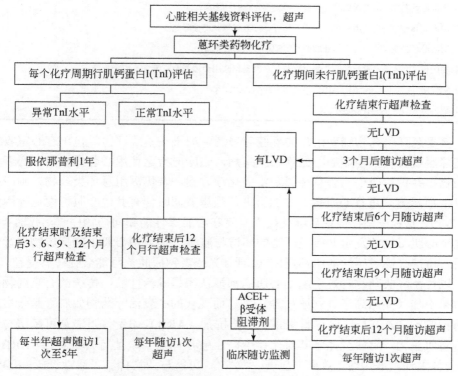

图 7-1 蒽环类药物心脏毒性监测管理程序[1]

4.心脏毒性的管理

（1）蒽环类药物心脏毒性的管理：蒽环类药物是乳腺癌辅助化疗最常用的药物之一，且含蒽环类药物的化疗方案是目前的标准治疗。但使用蒽环类药物时有可能造成心血管系统的损伤，经临床不断总结与改进，现已提出可降低蒽环类药物心脏毒性的方法，详见表 7-6。

表 7-6 降低蒽环类化疗药物所致心血管损伤的方法[2]

方法	操作
减少药物积累剂量	限制积累剂量或使用非蒽环类药物
	柔红霉素<800mg/m²；多柔比星<360mg/m²；表柔比星<720mg/m²；米托蒽醌<160mg/m²；伊达比星<150mg/m²
改变注射方式	采用连续注射（48～96h），以降低血药浓度峰值

续表

方法	操作
采用低毒性药物	表柔比星、匹杉琼替代高毒性药物多柔比星
采用脂质体制剂	使用多柔比星脂质体等，疗效相当，毒性降低
使用心脏保护剂	使用右丙亚胺心脏保护剂、铁结合剂[27]
药物配伍	紫杉烷类、紫杉醇与蒽环类药物联用会增强心肌毒性，应避免联用
药物预防	ACEI、ARB、β受体阻滞剂、他汀类
其他	有氧运动

接受蒽环类药物辅助治疗的乳腺癌患者，如果在基线评估时检出有心室收缩功能障碍或者其他明显的心血管系统疾病，临床应考虑使用心脏保护剂、心衰治疗药物，并探讨改用不含蒽环类药物的化疗方案。若仍需用蒽环类药物，则应按图 7-1 所示方式进行心肌毒性监测管理，当患者同时伴有其他心肌毒性危险因素（表 7-4），或者在化疗结束后继续接受有潜在心肌毒性的靶向药物序贯治疗时，更应注意心肌毒性的发生并接受严密的随访与监测[1,2]。采用心肌生物标志物进行评估时，可选择高敏感性的肌钙蛋白（I 或 T）或者钠尿肽，可能会使患者受益。

以往蒽环类药物毒性引起的心肌病都被认为是难治性的，传统的心衰药物治疗效果不佳（如地高辛、利尿剂等）[26]。而现代的心衰治疗药物如血管紧张素转化酶抑制剂（ACEI）、血管紧张素受体拮抗剂（ARB）、β受体阻滞剂可延缓与逆转心室肌重构，有研究显示其对化疗中癌症患者有益[35]，且当 ACEI（或 ARB）与β受体阻滞剂联用时，效果更显著[24,26,36-42]，可能与药物抑制了活性氧簇（ROS）分子的产生并减少和预防心肌炎症的发生与扩大有关，从而对早期的心肌损害有一定的预防作用。另外，他汀类药物也具有对抗氧化与炎症的作用，可能对蒽环类药物引起的心肌损伤也有一定的治疗作用[43,44]。但此类研究尚不足，主要因为许多心衰治疗随机对照实验均未包含癌症化疗患者，因此难以论证各种药物对癌症患者的心肌毒性的预防与治疗效果[1]。

蒽环类药物毒性引起的心肌疾病，治疗越早，患者心室功能恢复越好。一项发表于 2010 年的前瞻性研究[26]纳入了 201 名蒽环类药物心肌病（左心室功能不全）的患者，采用现代心衰治疗药物血管紧张素转化酶抑制剂（ACEI）与β受体阻滞剂进行治疗并评价疗效。结果显示，从化疗结束至心衰治疗开始这段时间间隔的长短是患者 LVD 恢复与改善的关键预测因子，间隔时间越短，治疗后左室射血分数上升的情况就越好（$P < 0.001$）。如果间隔时间<2 个月，左室射血分数完全恢复的可能性很高，达 67%以上；间隔时间>2 个月时，完全恢复的概率下降（2～4 个月为 54%，4～6 个月为 29%）；间隔时间>6 个月时，尚无人被观察到完全恢复，患者的左心室功能仅能部分恢复；当化疗结束一年后才开始治疗的患者，部分恢复的概率为 0。关键在于，左心室功能完全恢复者，其心脏相关不良事件的发生率大大降低，显著低于左心室功能未完全恢复者（5%∶30%）[26]。另外，左心室功能完全恢复者多见于无症状的 LVD，而有心衰症状者完全恢复明显偏少（56%∶11%；$P < 0.001$）[26]。另有多项研究表明，启动心衰治疗的时间越晚，药物心肌毒性导致的心肌病发展为不可逆性的可能性越大，当开始治疗时间间隔＞12 个月时，将完全丧失可逆性[31]。所以，对接受蒽环类药物治疗者，在化疗前、化疗期间及化疗后，都应按流程（图 7-1）密切随访，或者在药物积累达到一定剂量时（多柔比星累积＞200mg/m²，或表柔比星积累剂量＞450mg/m²，或正定霉素积累剂量＞400mg/m²，或依达比星累积剂量＞75mg/m²）及时行心脏监测，以便尽早发现药物引起的心血管疾病，及早干预以减少心血管相关不良事件的发生，并保障患者后续抗肿瘤治疗正常进行。

（2）乳腺癌化疗心毒性的防治要点总结：2016 年欧洲心脏病学会（ESC）提出了针对癌症治疗引起的心室功能不全或心衰的防治方法，其核心在于保留左心室收缩功能，并兼顾心肌毒性的危险因素，及早干预延缓心肌的重构，防止发生不可逆性心衰[2]。对于接受辅助化疗的乳腺癌患者，笔者参考相关文献并结合 ESC 的指南[2]，对乳腺癌化疗心毒性的防治提出以下建议：①乳腺癌患者接受具有潜在心血管毒性药物辅助化疗时，应有规范的监测管理等医疗干预措施。②辅助化疗前后监测 LVEF、周期性监测 TnI 以利于早期发现心血管毒性反应，监测方法前后一致，具体参照图 7-1[34]。③超声心动图评估 LVEF 时，正常下限值调整为 50%，LVEF 下降超过 10%，但未低于 50%者，应列为重点观察对象严密监测随访。④LVEF 明显下降（降幅超过 10%）至低于正常值下限（＜50%）水平者，若无禁忌，推荐使用 ACEI（或 ARB）联合β受体阻滞剂，以延缓心功能不全的进展或出现心衰症状。⑤化疗前有心功能不全者，若无禁忌，推荐使用 ACEI（或 ARB）联合β受体阻滞剂，并考虑改用不含蒽环类药物的化疗方案[1,24,26,35]。

二、化疗诱发冠脉疾病

乳腺癌辅助化疗所致心脏不良反应中，除了心肌收缩功能障碍，冠状动脉疾病（CAD）与心肌缺血也较常见，部分患者甚至可发生心肌梗死及缺血引起的心律失常[2]。化疗引起心肌缺血的机制多样（表 7-7），有氟尿嘧啶类引起的冠脉痉挛或直接造成血管内膜损伤，也有铂类引起的血液高凝状态或血栓栓子形成，或药物引起的脂质代谢紊乱。长期脂质水平改变所致冠状动脉血管粥样硬化性改变，最终可引起心肌缺血的发生。

表 7-7 癌症辅助化疗所致冠脉疾病的病理生理机制

药物	机制	发生风险
氟尿嘧啶类（5-FU、卡培他滨）	血管内皮损伤	明显心肌缺血：达 18%
吉西他滨	血管痉挛	无痛性心肌缺血：7%～10%
铂化合物（顺铂）	促高凝状态	动脉血栓症：2%的动脉血栓风险

（一）氟尿嘧啶类药物

卡培他滨是一种口服氟尿嘧啶类药物，有在瘤组织内活化的特性，已经成为乳腺癌的多药联合化疗方案中不可缺少的部分，在晚期乳腺癌患者治疗中也有着很重要的作用。

氟尿嘧啶类药物引起心肌缺血的发生率可达 10%，根据使用药物的剂量、时间及用药方式不同而有所波动[45]。引起心肌缺血的原因有冠状动脉痉挛与血管内皮的直接损伤[46]。患者通常表现为静息状态的胸痛与缺血性心电图改变，运动状态下发作频率反而减少，发作时间一般在化疗期的几天之内，也有少部分患者可持续到化疗结束后。此外，还须注意无痛性心肌缺血的发生，它在临床上常被低估[47]，需要警惕发生严重缺血致心肌梗死[48]。

（二）顺铂

顺铂常用于乳腺癌的二线或多线治疗，特别是三阴性乳腺癌。患者在使用顺铂治疗时，1%～2%会因动脉血栓形成继发心肌缺血或脑血管缺血[49]。其机制是多因素的，包括促进血液形成高凝状态或发生血管内皮毒性反应。因此使用顺铂时要注意患者的凝血功能，警惕血栓发生。

（三）CAD 的监测与管理

患者在抗癌治疗前，识别原有冠状动脉疾病（CAD）及其他心血管系统疾病（CVD）非常重要，有证据表明原有 CAD 的患者接受抗癌治疗后发展为治疗相关 CAD 的风险更高[50]。此时预防与治疗 CAD 的手段有限，如果患者发生了化疗相关血小板减少，使用抗血小板或抗凝药物就成了问题，患者更需要多学科的综合管理。对于乳腺癌患者的 CAD 的诊断方式与非癌人群相同，可通过心电图与心肌损伤标志物及超声心动图进行诊断。

三、化疗诱发心律失常

心律失常（arrhythmia）是指心脏起搏和传导功能紊乱而发生的心脏节律、频率或激动顺序异常，患者主要表现为心动过速、心动过缓、心律不齐、心脏停搏。其中心室停搏或心室颤动是心搏骤停的主要表现形式，是心脏性猝死的主要原因[51]。

化疗患者发生的心律失常谱较广，包括缓慢性心律失常、窦性心动过速、Q-T间期延长及传导障碍等，症状严重者可威胁生命。接受治疗的癌症患者的基线调查结果显示，16%～36%的人有心律失常[52,53]。而乳腺癌作为女性发病率最高的癌症，人口基数大，在改善其预后的同时更应注意防治心律失常，避免因心律失常而影响抗癌治疗或直接导致患者猝死[54]。化疗药物是导致癌症患者发生心律失常的重要原因之一，乳腺癌患者的常用辅助化疗药物，如蒽环类的多柔比星、氟尿嘧啶类，都是较易引起心律失常的药物，表7-8详细列出了可导致心律失常的辅助化疗药物及心律失常的类型。

表7-8　化疗药物相关性心律失常

心律失常类型	引起心律失常的辅助化疗药物
缓慢性心律失常	卡培他滨、顺铂、环磷酰胺、多柔比星、表柔比星、5-FU、异环磷酰胺、米托蒽醌、甲氨蝶呤、紫杉醇、三氧化二砷
窦性心动过速	蒽环类、卡莫司汀
房室传导阻滞	蒽环类、环磷酰胺、5-FU、米托蒽醌、紫杉烷类、三氧化二砷
传导障碍	蒽环类、顺铂、5-FU、紫杉烷类
心房颤动	顺铂、环磷酰胺、异环磷酰胺、美法仑、蒽环类、卡培他滨、5-FU、吉西他滨、紫杉烷化类、长春花碱
室上性心动过速	顺铂、环磷酰胺、异环磷酰胺、美法仑、安吖啶、蒽环类、卡培他滨、5-FU、甲氨蝶呤、紫杉醇
室性心动过速/心室颤动	顺铂、环磷酰胺、异环磷酰胺、安吖啶、蒽环类、卡培他滨、5-FU、吉西他滨、甲氨蝶呤、紫杉醇、三氧化二砷
心脏性猝死	蒽环类（很少发生）、三氧化二砷（继发于尖端扭转型室性心动过速）、5-FU（与CAD相关）
Q-T间期延长[1,2]	蒽环类、顺铂、多西他赛、紫杉醇、卡培他滨、5-FU、三氧化二砷

（一）Q-T间期延长

长Q-T综合征（long Q-T syndrome，LQTS）在心电图上表现为Q-T间期延长，男性Q-T间期＞450ms，女性Q-T间期＞460ms可认定为Q-T间期延长[55,56]。当Q-T间期延长＞60ms或延长至＞500ms时，则应引起高度重视，此时可能合并尖端扭转性室速（torsades de point，TDP）、心室颤动等恶性心律失常[56]，可导致患者猝死。LQTS 可由先天获得或者后天发生，后天发生多因电解质紊乱或药物诱发。容易引起 LQTS 的药物很多，包括麻醉药品、抗菌药、精神类药物、止吐剂、抗心律失常药、抗组胺药、化疗药物等[53]。最容易导致 Q-T 间期延长的化疗药物是三氧化二砷。乳腺癌辅助化疗药物中容易导致 Q-T 间期延长的药物是多柔比星，使用多柔比星的患者 Q-T 间期延长大于 60s 的发生率为 11%～14%[57-59]。与化疗药物的心肌毒性类似，引起化疗期间 Q-T 间期的延长同样有其危险因素，可诱发或者加速 LQTS 发生的因素有呕吐、腹泻、利尿不当导致的电解质紊乱，低钾、低镁、低钙血症等；另外，患者有甲状腺功能低下，或者有 LQTS 致死的家族史、个人晕厥史、基线 Q-T 间期延长、女性、高龄、心脏病史、肝功能不全等，都是 Q-T 间期延长的危险因素[2]。所以乳腺癌患者在接受化疗前、化疗期间及化疗后都应积极控制危险因素，以减少发生不良事件。

对于 Q-T 间期的监测，推荐所有患者均采用 12 导联心电图，分别在化疗前、化疗 7～15 天时，以及接受化疗 1 个月、2 个月、3 个月时进行心电图与电解质的监测。同时因患者具有不同的危险因素，使用不同的药物，因此可以进行个体化管理，对高危患者规律地增加监测频率。患者化疗时，应避免与其他易导致 Q-T 间期延长的药物合用（网站 www.crediblemeds.org 可查询具体药物）。当化疗患者 Q-T 间期延长＞60ms 或延长至＞500ms 或者心律不齐时，应考虑停药或者更换化疗方案，同时纠正患者的电解质紊乱及其他危险因素[56,57,59]。

（二）其他类型心律失常

任何类型的室上性心律失常都有可能在化疗或放疗后急性发作，其中心房颤动最常见，发生的原因与心脏并发症、药物心肌毒性（药物致左心室功能不全）、肿瘤效应相关。心房颤动与心房扑动的管理需要参照常规的处理方式，并使用抗凝药物，预防其引起的血栓栓塞及脑卒中。

室性心律失常可因化疗药物的急慢性毒性引起，也可由 Q-T 间期延长所致，所以需要注意控制 Q-T 间期延长相关危险因素。紫杉醇可导致窦房结功能障碍或缓慢性心律失常及心脏传导阻滞[57]，缓慢性心律失常与房室传导阻滞需要接受个体化的治疗与管理，可采用药物干预或者安装起搏器。

四、化疗诱发心包疾病及其他心血管异常

乳腺癌患者使用某些化疗药物可导致急性心包炎的发作，其中最常见的是蒽

环类药物，其他化疗药物如环磷酰胺也可引起急性心包炎，偶尔也可由纵隔放疗引起。急性心包炎典型症状表现为胸痛、发热、ST-T 段改变及大量的心包积液，严重者心脏压塞。当化疗患者出现类似症状并怀疑为急性心包炎时，应采用经胸超声心动图进行评估判断，另外 CT 也可用于心包膜钙化灶的识别，对诊断有帮助。心包积液的治疗主要采用非甾体抗炎药（non-steroidal anti-inflammatory drug, NSAID）与秋水仙碱，减少炎症反应与渗出。当心包积液量过大或者影响机体血流动力学时，应采用心包穿刺引流，或外科心包开窗减压进行紧急处理[2]。迟发性心包炎症多由放疗引起，有自愈性，但少数严重病例可发展为慢性或者限制性心包炎。

除了本节讲到的几种化疗引起的常见心血管毒性外，在少数情况下还可引起其他心血管不良反应，如动静脉血栓形成、外周血管病变、肺动脉高压等，虽然这几类不良反应大多由靶向治疗或放疗引起，且受到患者自身因素及其他多个因素影响，但在临床化疗中也应注意防范其发生，早发现、早处理，避免因心血管毒性影响患者抗癌治疗及非癌症相关死亡的发生。

第二节　其他相关焦点解析

一、BRCA 基因与化疗心脏毒性

（一）BRCA 基因与心血管疾病的关系

BRCA1/2 基因是一组抑癌基因，它的突变是乳腺癌及卵巢癌发生的预测因素[60]。在西方国家，BRCA1/2 突变基因携带者一生中的乳腺癌发病概率接近 12%，卵巢癌发病概率近 1.5%[60]；年龄在 70 岁以上的 BRCA 突变基因携带者的乳腺癌发病风险上升至 56%~87%[61,62]，卵巢癌的风险上升至 27%~44%[63]，皆显著高于普通人群。近年研究发现，BRCA1/2 突变基因携带者除了具有较高的乳腺癌及卵巢癌风险，其非癌症相关死亡风险也较正常 BRCA 基因组增加[64]，如 BRCA1/2 基因突变者有较高的心血管不良事件发生风险。

造成 BRCA 基因缺失者心血管风险增加的原因有很多，BRCA1/2 基因在心脏的结构与功能保护上有重要作用[65]，BRCA 蛋白的缺失使机体的抗氧化能力下降，机体对抗心血管损伤的能力减弱，使患者更容易受到具有潜在心血管毒性的化疗药物或者其他各种原因（如心肌缺血、绝经、高血压性损伤、高脂血症、胰岛素抵抗等）对心血管系统造成的损害[65-67]。而且，*BRCA* 基因具有修复 DNA 的功能，*BRCA* 基因突变直接导致 DNA 损伤修复减少，心肌及血管内皮细胞等凋亡增多[65]。此外，还有研究显示 *BRCA* 基因缺失与胰岛素抵抗及静脉血栓的形成有关[68-70]，*BRCA* 缺失者发生 2 型糖尿病的比例也增加。保护因素的减少，损伤因素的增加使 *BRCA* 基因缺失者的心血管相关不良事件发生风险增加。另外，部分 *BRCA1/2* 突变者为避免卵巢癌的发生，可能会行预防性的输卵管卵巢切除术，卵巢切除后患者提前绝经，雌激素水平的降低引起患者内分泌代谢改变，致动脉粥样硬化及血管内皮功能的损伤等，会增加心血管疾病的发生风险。

（二）*BRCA* 基因与乳腺癌化疗心脏毒性的关系

乳腺癌患者在接受辅助化疗后，心功能受损的风险会增加，特别是蒽环类药物的心毒性，具有剂量依赖性，可造成患者心室收缩功能障碍，引发心衰。同时乳腺癌患者中有较高的 *BRCA* 突变基因携带率，因此探讨 *BRCA* 突变基因与化疗所致的心脏毒性的关系有重要意义。有动物实验模型在敲除大鼠的 *BRCA1/2* 基因后，对其进行蒽环类药物（多柔比星）化疗，结果发现基因敲除组大鼠更易遭受心肌毒性等不良反应[71,72]。随后在乳腺癌患者中进行了类似实验[73]，但二者无统计学差异，考虑有随访时间及随访患者数量不足的可能，或存在其他内在因素，尚有待深入探究。

另外，2017 年有文献报道[74]发现 *BRCA* 基因突变很有可能大幅增加心律失常的风险，*BRCA1* 基因突变组的心律失常发生率为 9.1%，*BRCA2* 基因突变组的心律失常发生率为 8.2%，*BRCA1/2* 基因突变组的心律失常发生率为 30%。正如本章第一节所述，乳腺癌患者辅助化疗也是心律失常的危险因素之一，因此 *BRCA* 基因突变与辅助化疗所致心律失常的关系需努力探究。

二、肥胖与化疗心脏毒性

乳腺癌的发生、发展与多种因素有关，如遗传因素、胰岛素抵抗、肥胖相关激素、性激素、氧化应激、表观基因改变等[75]。而超重与肥胖作为许多慢性疾病（包括癌症）的危险因素，越来越受到重视[76]。代谢综合征的患者有更高的心血管疾病发病风险[77]，肥胖与心衰的发生有显著的相关性[78]，Kenchaiah 在 2002 年所做的第一个大样本量（纳入 5881 人）的流行病调查[79]结果显示，肥胖是心衰的独立危险因素，体重指数（BMI）每增加 1，男性心衰发病风险增加 5%，女性心衰发病风险增加 7%，并且此风险率是经过校正后，独立于年龄、饮酒史、并发症（糖尿病、高血压、心肌梗死史）等混杂因素外的直接危险因素[80]。

　　肥胖与心血管疾病有相关性已经明确，但肥胖或者超重的癌症患者在接受化疗时，其与心血管毒性的相关性尚未完全清楚，已有研究初步揭示了肥胖或者超重的癌症患者具有更高的心血管毒性易感性[78]。乳腺癌作为女性发病率最高的癌症，在接受蒽环类药物（多柔比星）化疗时，体型肥胖者预后相对较差[81]，肥胖者的总生存率与无病生存率均要低于体重正常的乳腺癌患者[82,83]，和不良社会经济状态或遗传基因一样，肥胖的存在使乳腺癌患者的非癌症相关死亡率增高[84]。

　　2016 年的一项纳入 8745 名乳腺癌患者的 Meta 分析[78]结果显示，17%的化疗患者［患者接受了蒽环类药物和（或）曲妥珠单抗治疗］发生了心脏毒性。作者将乳腺癌患者分为超重组（BMI＞25）、肥胖组（BMI＞30）与体重指数正常组，结果显示超重组与肥胖组心脏毒性发生率更高。与体重指数正常人群相比，超重乳腺癌人群遭受心脏毒性的 OR 值为 1.15（$P<0.05$），肥胖乳腺癌人群遭受心脏毒性的 OR 值为 1.47（$P<0.05$），超重与肥胖乳腺癌人群总的 OR 值为 1.38（$P<0.05$）。且不论化疗方案是蒽环类药物单用，或是与曲妥珠单抗序贯联用，其显著性都持续存在，遭受心脏毒性的风险也随着 BMI 的增加而逐渐增加。

　　关于肥胖与化疗心脏毒性相关性的原因还有待进一步探索，已有不少研究试图揭露其内在原因，包括研究肥胖的癌症患者或高脂代谢的大鼠动物模型[85]，肥胖促进化疗心脏毒性的机制可能与脂联蛋白（adiponectin）水平的下调有关[86,87]，脂联蛋白是一种脂肪细胞来源的血浆蛋白，又被称为脂肪细胞因子，它的存在有利于心血管疾病的防治。脂肪细胞来源的激素或脂肪细胞因子的失调，可能会促进化疗心毒性的发生[88]，在动物模型中，脂联蛋白缺失的大鼠也更容易遭受化疗药物多柔比星所致的心脏毒性，发生严重的心室收缩功能障碍，而在使用外源性的脂联蛋白后，多柔比星引起的心脏毒性得到改善[86]。在人体中，肥胖患者的血浆脂联蛋白水平较正常体重者偏低[89]，恰巧解释了肥胖患者更易遭受化疗心脏毒性的原因，但其更深入的机制及是否存在其他原因，还有待深入研究。乳腺癌患者中代谢综合征及肥胖比例高于正常人群，减少代谢综合征及肥胖的发生，对减轻患者化疗不良反应、改善其预后及提高患者生活质量有重要意义[78]。

三、运动与心脏毒性的防治

　　作为非药物方式保护癌症患者的心功能，一些促进健康的积极行为，包括生活方式的改变（健康膳食、戒烟、规律锻炼、体重控制）被强烈推荐[2]，特别是有氧运动，被认为是防治化疗所致心脏毒性的很有前景的发展方向。步行和骑车等体力活动，或其他较大量的体力活动，都经过测试并被认为有利于癌症患者，且锻炼量相对越大，患者的受益越大，但应注意避免过度锻炼导致疲乏状态[90]。

因为长期的有氧锻炼可刺激机体抗氧化物质的产生，并能提高抗氧化物质的活性，包括作用于主要的抗氧化酶，如超氧化物歧化酶、谷胱甘肽过氧化物酶及过氧化氢酶等，使其数量及活性增加[75]，增强机体抗氧化能力，保护心脏减轻化疗药物的心脏毒性。一篇包含 56 个临床试验、4826 位参与者的综述分析了运动训练对癌症患者的潜在作用，结果如表 7-9 所示。

表 7-9　运动使治疗中/后的癌症患者的获益

改善/增强	减少/降低
心肺功能及心血管功能	不良反应的数量及严重程度
提高肌肉比例，降低脂肪比例	降低住院率
免疫功能	减少压力应激、抑郁、焦虑
化疗完成率	
肌肉强度及灵活度	
体形、自尊、心情	

综上，乳腺癌患者适度合理的体力锻炼有助于从预防、治疗、后续护理三方面改善病情。肥胖患者的脂连蛋白较少，使患者更易发生化疗心脏毒性，有氧运动可降低患者体脂含量，对此可起预防作用。另外锻炼还可保护骨骼与肌肉组织，减少胰岛素抵抗，增强抗氧化能力、免疫力与心脏保护能力[75]，锻炼甚至还可以降低乳腺癌复发的风险，改善患者治疗期间的心理及生理状态。因此，推荐乳腺癌患者接受多学科的综合管理治疗，从多个方面改善预后[2]，而非只着眼于单方面的专科治疗。

（李　浩　孔令泉）

参 考 文 献

[1] Zagar TM, Cardinale DM, Marks LB, et al. Breast cancer therapy-associated cardiovascular disease. Nat Rev Clin Oncol, 2016, 13(3): 172-184.

[2] Bönner F, Fenk R, Kochanek M, et al. 2016 ESC Position Paper on cancer treatments and cardiovascular toxicity. European Heart Journal, 2016, 37(36): 2768-2801.

[3] Armstrong GT, Chen Y, Kawashima T, et al. Modifiable risk factors and major cardiac events among adult survivors of childhood cancer. J Clin Oncol, 2013, 31: 3673-3680.

[4] Suter TM, Ewer MS. Cancer drugs and the heart: importance and management. European Heart Journal, 2013, 34(15): 1102-1111.

[5] Lenihan DJ, Cardinale DM. Late cardiac effects of cancer treatment. J Clin Oncol, 2012, 30: 3657-3664.

[6] Jessup M, Abraham WT, Casey DE, et al. 2009 focused update: ACCF/AHA guidelines for the diagnosis and management of heart failure in adults: a report of the American College of Cardiology Foundation/American Heart Association Task Force on Practice Guidelines: developed in collaboration with the International Society for Heart and Lung Transplantation. Circulation, 2009, 119(14): 1977-2016.

[7] 杨世杰. 药理学. 3 版. 北京: 人民卫生出版社, 2014: 484-487.

[8] 吴凯南. 实用乳腺肿瘤学. 北京: 科学出版社, 2016: 424-450.

[9] Hahn VS, Lenihan DJ, Ky B, et al. Cancer therapy-induced cardiotoxicity: basic mechanisms and potential cardioprotective therapies. J Am Heart Assoc, 2014, 3(2): e000665.

[10] Zhang S, Liu X, Bawa-Khalfe T, et al. Identification of the molecular basis of doxorubicin-induced cardiotoxicity. Nature Medicine, 2012, 18(11): 1639-1642.

[11] Inanc MT, Karadavut S, Aytekin M, et al. The relationship between plasma hyaluronan levels and anthracycline-related. Int J Cardiol, 2016, 218: 246-251.

[12] Oeffinger KC, Sklar CA, Kawashima T, et al. Chronic health conditions in adult survivors of childhood cancer. N Engl J Med, 2006, 355: 1572-1582.

[13] Jones LW, Haykowsky MJ, Swartz J, et al. Early breast cancer therapy and cardiovascular injury. J Am Coll Cardiol, 2007, 50: 1435-1441.

[14] Chow EJ, Kremer LC, Breslow NE, et al. Individual prediction of heart failure among childhood cancer survivors. J Clin Oncol, 2015, 33: 394-402.

[15] Swain SM, Ewer MS, Whaley FS. Congestive heart failure in patients treated with doxorubicin: a retrospective analysis of three trials. Cancer, 2003, 97: 2869-2879.

[16] Bristow MR, Martin RP, Mason JW, et al. Early anthracycline cardiotoxicity. Am J Med, 1978, 65: 823-832.

[17] Bhave MAN, Rosen ST. Cardiovascular toxicity of biologic agents for cancer therapy. Oncology(Williston Park), 2014, 28: 482-490.

[18] Herrmann J, Sandhu NP, Villarraga HR, et al. Evaluation and management of patients with heart disease and cancer: cardio-oncology. Mayo Clin Proc, 2014, 89: 1287-1306.

[19] Perez EA, Byrne J, Preston AJ, et al. Cardiac safety of lapatinib: pooled analysis of 3689 patients enrolled in clinical trials. Mayo Clin Proc, 2008, 83: 679-686.

[20] Truong J, Cramarossa G, Chan KK, et al. Chemotherapy-induced cardiotoxicity: detection, prevention, and management. Can J Cardiol, 2014, 30: 869-878.

[21] Yeh ETH, Bickford CL. Cardiovascular complications of cancer therapy: incidence, pathogenesis,

diagnosis, and management. J Am Coll Cardiol, 2009, 53: 2231-2247.

[22] Steinherz LJ, Tan CT, Heller G, et al. Cardiac toxicity 4 to 20 years after completing anthracycline therapy. JAMA, 1991, 266: 1672-1677.

[23] Von Hoff DD, Basa P, Jr DH, et al. Risk factors for doxorubicin-induced congestive heart failure. Ann Intern Med, 1979, 91: 710-717.

[24] Cardinale D, Bacchiani G, Tedeschi I, et al. Early detection of anthracycline cardiotoxicity and improvement with heart failure therapy. Circulation, 2015, 131: 1981-1988.

[25] Eschenhagen T, Ewer MS, de Keulenaer GW, et al. Cardiovascular side effects of cancer therapies: a position statement from the Heart Failure Association of the European Society of Cardiology. Eur J Heart Fail, 2011, 13: 1-10.

[26] Cardinale D, Lamantia G, Colombo N, et al. Anthracycline-induced cardiomyopathy: clinical relevance and response to pharmacologic therapy. J Am Coll Cardiol, 2010, 55: 213-220.

[27] Truong J, Yan AT, Cramarossa G, et al. Chemotherapy-induced cardiotoxicity: detection, prevention, and management. Can J Cardiol, 2014, 30(8): 869-878.

[28] Gottdiener JS, Ferrans VJ, Deisseroth A, et al. Cardiotoxicity associated with high-dose cyclophosphamide therapy. Arch Intern Med, 1981, 141: 758-763.

[29] Mackey JR, Pienkowski T, Rolski J, et al. Adjuvant docetaxel, doxorubicin, and cyclophosphamide in node-positive breast cancer: 10-year follow-up of the phase 3 randomised BCIRG 001 trial. Lancet Oncol, 2013, 14: 72-80.

[30] Gollerkeri A, Rose M, Jain D, et al. Use of paclitaxel in patients with pre-existing cardiomyopathy: a review of our experience. Int J Cancer, 2001, 93: 139-141.

[31] Cardinale D, Bacchiani G, Beggiato M, et al. Strategies to prevent and treat cardiovascular risk in cancer patients. Semin Oncol, 2013, 40: 186-198.

[32] Thavendiranathan P, Poulin F, Lim KD, et al. Use of myocardial strain imaging by echocardiography for the early detection of cardiotoxicity in patients during and after cancer chemotherapy: a systematic review. J Am Coll Cardiol, 2014, 63: 2751-2768.

[33] Tamene AM, Masri C, Konety SH. Cardiovascular MR imaging in cardio-oncology. MagnReson Imaging Clin N Am, 2015, 23: 105-116.

[34] Curigliano G, Cardinale D, Suter T, et al. Cardiovascular toxicity induced by chemotherapy, targeted agents and radiotherapy: ESMO clinical practice guidelines. Ann Oncol, 2012, 3(Suppl 7): vii155-166.

[35] Copur MS, Obermiller A. An algorithm for the management of hypertension in the setting of vascular endothelial growth factor signaling inhibition. Clin Colorectal Cancer, 2011, 10: 151-156.

[36] Bosch X, Rovira M, Sitges M, et al. Enalapril and carvedilol for preventing chemotherapy-induced left ventricular systolic dysfunction in patients with malignant hemopathies: the OVERCOME trial(preventiOn of left Ventricular dysfunction with Enalapril and caRvedilol in patients submitted to intensive ChemOtherapy for the treatment of Malignant hEmopathies). J Am Coll Cardiol, 2013, 61(23): 2355-2362.

[37] Cadeddu C, Piras A, Mantovani G, et al. Protective effects of the angiotensin II receptor blocker telmisartan on epirubicin-induced inflammation, oxidative stress, and early ventricular impairment. American Heart Journal, 2010, 160(3): 487 e481-487.

[38] Cardinale D, Colombo A, Sandri MT, et al. Prevention of high-dose chemotherapy-induced cardiotoxicity in high-risk patients by angiotensin-converting enzyme inhibition. Circulation, 2006, 114(23): 2474-2481.

[39] Kalay N, Basar E, Ozdogru I, et al. Protective effects of carvedilol against anthracycline-induced cardiomyopathy. J Am Coll Cardiol, 2006, 48(11): 2258-2262.

[40] Kaya MG, Ozkan M, Gunebakmaz O, et al. Protective effects of nebivolol against anthracycline-induced cardiomyopathy: a randomized control study. Int J Cardiol, 2013, 167(5): 2306-2310.

[41] Nakamae H, Tsumura K, Terada Y, et al. Notable effects of angiotensin II receptor blocker, valsartan, on acute cardiotoxic changes after standard chemotherapy with cyclophosphamide, doxorubicin, vincristine, and prednisolone. Cancer, 2005, 104(11): 2492-2498.

[42] Seicean S, Seicean A, Alan N, et al. Cardioprotective effect of beta-adrenoceptor blockade in patients with breast cancer undergoing chemotherapy: follow-up study of heart failure. Circulation Heart Failure, 2013, 6(3): 420-426.

[43] Acar Z, Kale A, Turgut M, et al. Efficiency of atorvastatin in the protection of anthracycline-induced cardiomyopathy. J Am Coll Cardiol, 2011, 58(9): 988-989.

[44] Seicean S, Seicean A, Plana JC, et al. Effect of statin therapy on the risk for incident heart failure in patients with breast cancer receiving anthracycline chemotherapy: an observational clinical cohort study. J Am Coll Cardiol, 2012, 60: 2384-2390.

[45] Frickhofen N, Jung B, Fuhr HG, et al. Capecitabine can induce acute coronary syndrome similar to 5-fluorouracil. Ann Oncol, 2002, 13(5): 797-801.

[46] Polk A, Vaage-Nilsen M, Nielsen DL, et al. A systematic review of the pathophysiology of 5-fluorouracil-induced cardiotoxicity. BMC Pharmacol Toxicol, 2014, 15: 47.

[47] Lestuzzi C, Talamini R, Lleshi A, et al. Effort myocardial ischemia during chemotherapy with 5-fluorouracil: an underestimated risk. Ann Oncol, 2014, 25(5): 1059-1064.

[48] Kosmas C, Kopterides P, Syrios J, et al. Cardiotoxicity of fluoropyrimidines in different schedules of administration: a prospective study. J Cancer Res Clin Oncol, 2008, 134: 75-82.

[49] Moore RA, Riedel E, Bhutani M, et al. High incidence of thromboembolic events in patients treated with cisplatin-based chemotherapy: a large retrospective analysis. J Clin Oncol, 2011, 29: 3466-3473.

[50] Lancellotti P, Badano LP, Bergler-Klein J, et al. Expert consensus for multi-modality imaging evaluation of cardiovascular complications of radiotherapy in adults: a report from the European Association of Cardiovascular Imaging and the American Society of Echocardiography. Eur Heart J Cardiovasc Imaging, 2013, 14: 721-740.

[51] 王辰, 王建安. 内科学. 3 版. 北京: 人民卫生出版社, 2016: 229.

[52] Tamargo J, Delpon E, Caballero R. Cancer chemotherapy and cardiac arrhythmias: a review. Drug Saf, 2015, 38: 129-152.

[53] Yeh ET. Cardiovascular complications of cancer therapy: incidence, pathogenesis, diagnosis, and management. J Am Coll Cardiol, 2009, 53: 2231-2247.

[54] Martel S, Maurer C, Lambertini M, et al. Breast cancer treatment-induced cardiotoxicity. Expert Opin Drug Saf, 2017, 18: 1-18.

[55] Al-Khatib SM, Kramer JM, Califf RM, et al. What clinicians should know about the Q-T interval. JAMA, 2003, 289: 2120-2127.

[56] Priori SG, Mazzanti A, Blom N, et al. 2015 ESC Guidelines for the management of patients with ventricular arrhythmias and the prevention of sudden cardiac death: the Task Force for the Management of Patients with Ventricular Arrhythmias and the Prevention of Sudden Cardiac Death of the European Society of Cardiology(ESC). European heart journal, 2015, 36: 2793-2867.

[57] Lenihan DJ, Kowey PR. Overview and management of cardiac adverse events associated with tyrosine kinase inhibitors. Oncologist, 2013, 18: 900-908.

[58] Shah RR, Shah DR. Cardiovascular safety of tyrosine kinase inhibitors: with a special focus on cardiac repolarisation(Q-T interval). Drug Saf, 2013, 36: 295-316.

[59] Strevel EL, Siu LL. Molecularly targeted oncology therapeutics and prolongation of the Q-T interval. J Clin Oncol, 2007, 25: 3362-3371.

[60] van Westerop LL, Artsde JM, Hoogerbrugge N, et al. Cardiovascular risk of BRCA1/2 mutation carriers: a review. Maturitas, 2016, 91: 135-139.

[61] Ford D, Stratton M, Narod S, et al. Genetic heterogeneity and penetrance analysis of the BRCA1 and BRCA2 genes in breast cancer families. The breast cancer linkage consortium. Am J Hum Genet, 1998, 62: 676-689.

[62] Struewing JP, Wacholder S, Baker SM, et al. The risk of cancer associated with specific mutations of BRCA1 and BRCA2 among Ashkenazi Jews. N Engl J Med, 1997, 336:

1401-1408.

[63] Claus EB, Thompson WD, Risch NJ, et al. The genetic attributable risk of breast and ovarian cancer. Cancer, 1996, 77: 2318-2324.

[64] Mai PL, Hartge P, Tucker M, et al. Potential excess mortality in BRCA1/2 mutation carriers beyond breast, ovarian, prostate, and pancreatic cancers, and melanoma. PLos One, 2009, 4: e4812.

[65] van Westerop LL, Hoogerbrugge N, de Hullu JA, et al. Cardiovascular risk of BRCA1/2 mutation carriers: a review. Maturitas, 2016, 91: 135-139.

[66] Bordeleau LL, Lubinski J, Ghadirian P, et al. Diabetes and breast cancer among women with BRCA1 and BRCA2 mutations. Cancer, 2011, 117: 1812-1818.

[67] Nozynski JK, Konecka-Mrowka D, Zakliczynski M, et al. BRCA1 reflects myocardial adverse remodeling in idiopathic dilated cardiomyopathy. Transplant Proc, 2016, 48: 1746-1750.

[68] Bordeleau L. Diabetes and breast cancer among women with BRCA1 and BRCA2 mutations. Cancer, 2011, 117(9): 1812-1818.

[69] Laakso M. Is insulin resistance a feature of or a primary risk factor for cardiovascular disease? . Curr Diab Rep, 2015, 15(12): 105.

[70] White RH. The epidemiology of venous thromboembolism. Circulation, 2003, 107(Suppl 1): 14-18.

[71] Shukla PC. BRCA1 is an essential regulator of heart function and survival following myocardial infarction. Nat Commun, 2011, 2: 593.

[72] Singh KK, Shukla PC, Quan A, et al. BRCA2 protein deficiency exaggerates doxorubicin-induced cardiomyocyte apoptosis and cardiac failure. J Biol Chem, 2012, 287(9): 6604-6614.

[73] Barac A, Lynce F, Smith KL, et al. Cardiac function in BRCA1/2 mutation carriers with history of breast cancer treated with anthracyclines. Breast Cancer Res Treat, 2016, 155(2): 285-293.

[74] Sajjad M, Fradley M, Sun W, et al. An exploratory study to determine whether BRCA1 and BRCA2 mutation carriers have. Genes, 2017, 8(2): e59.

[75] Adraskela K, Veisaki E, Koutsilieris M, et al. Physical exercise positively influences breast cancer evolution. Clin Breast Cancer, 2017, 19(16): 30353-30357.

[76] De Pergola G, Silvestris F. Obesity as a major risk factor for cancer. J Obes, 2013: 291546.

[77] Zeller M, Ravisy J, Steg PG, et al. Relation between body mass index, waist circumference, and death after acute myocardial infarction. Circulation, 2008, 118: 482-490.

[78] Guenancia C, Lefebvre A, Cardinale D, et al. Obesity as a risk factor for anthracyclines and trastuzumab cardiotoxicity in breast cancer: a systematic review and meta-analysis. J Clin Oncol, 2016, 34(26): 3157-3165.

[79] Kenchaiah S, Levy D, Evans JC, et al. Obesity and the risk of heart failure. N Engl J Med, 2002, 347: 305-313.

[80] Mandviwala T, Deswal A, Khalid U. Obesity and cardiovascular disease: a risk factor or a risk marker?Curr Atheroscler Rep, 2016, 18: 21.

[81] Ladoire SDC, Roche H. Effect of obesity on disease-free and overall survival in nodepositive breast cancer patients in a large French population: a pooled analysis of two randomised trials. Eur J Cancer, 2014, 50: 506-516.

[82] Azambuja E, Francis P. The effect of body mass index on overall and disease-free survival in node-positive breast cancer patients treated with docetaxel and doxorubicincontaining adjuvant chemotherapy: the experience of the BIG 02-98 trial. Breast Cancer Res Treat, 2010, 119: 145-153.

[83] Renehan AG, Egger M. Bodymass index and incidence of cancer: a systematic review and meta-analysis of prospective observational studies. Lancet, 2008, 371: 569-578.

[84] Herman DR, Petersen L. Obesity and cardiovascular risk factors in younger breast cancer survivors: the Cancer and Menopause Study(CAMS). Breast Cancer Res Treat, 2005, 93: 13-23.

[85] Mitra MS, White B. High fat diet-fed obese rats are highly sensitive to doxorubicin-induced cardiotoxicity. Toxicol Appl Pharmacol, 2008, 231: 413-422.

[86] Maruyama S, Ohashi K. Adiponectin ameliorates doxorubicin-induced cardiotoxicity through Akt protein-dependent mechanism. J Biol Chem, 2011, 286: 32790-32800.

[87] Nakamura K, Walsh K. Adipokines: a link between obesity and cardiovascular disease. J Cardiol, 2014, 63: 250-259.

[88] Uchi N, Lugus JJ. Adipokines in inflammation and metabolic disease. Nat Rev Immunol, 2011, 11: 85-97.

[89] Marinou K, Antonopoulos AS. Obesity and cardiovascular disease: from pathophysiology to risk stratification. Int J Cardiol, 2010, 138: 3-8.

[90] Jones LW, Armstrong GT, Ness KK, et al. Exercise and risk of major cardiovascular events in adult survivors of childhood Hodgkin lymphoma: a report from the Childhood Cancer Survivor Study. J Clin Oncol, 2014, 32: 3643-3650.

第八章 乳腺癌靶向治疗相关心脏毒性及其防治

一、概述

（一）人类表皮生长因子受体 2 阳性乳腺癌及抗人类表皮生长因子受体 2 治疗

人类表皮生长因子受体 2（human epidermal growth factor receptor 2，HER-2）由定位于 17 号染色体长臂 1 区 2 带（17q12）的原癌基因 *Neu* 编码，是一种酪氨酸蛋白激酶受体，能磷酸化细胞内的酪氨酸激酶，激活下游信号，介导 MAPK、PI3K/AKT/mTOR、PKC 及 STAT 等的活化，调控细胞增殖、分裂及凋亡等分子生物学事件[1]。研究发现 HER-2 在 25%～30%的乳腺癌患者中存在过表达，与乳腺癌的发生、发展密切相关[2]。*HER-2* 基因扩增和（或）HER-2 蛋白过表达的乳腺癌侵袭性高，转移率高，容易复发，同时可能与对含蒽环类药物化疗方案的敏感性减弱和内分泌治疗的抵抗有密切关系[3-6]。1998 年美国 FDA 批准一种阻断 HER-2 胞外信号转导的人源化重组 DNA 单克隆抗体——曲妥珠单抗（trastuzumab），用于晚期转移性 HER-2 阳性乳腺癌患者的治疗[6]。国外两项前瞻性多中心Ⅲ期临床试验（NSABP B-31，NCCTG N9831）证实曲妥珠单抗辅助治疗可使早期乳腺癌患者的无病生存时间（DFS）显著延长，减少 32%～35%的复发风险，同时明显延长总生存时间（OS），死亡风险降低 33%～37%[7]。《美国国立综合癌症网络（NCCN）乳腺癌临床实践指南》推荐曲妥珠单抗用于早期/进展期/转移性 HER-2 阳性乳腺癌患者的一线抗 HER-2 治疗[8]。近年，新一代靶向药物，如拉帕替尼、贝伐单抗、帕妥珠单抗、曲妥珠单抗-DM1 等不断涌现，为乳腺癌的治疗提供了新的选择，开启了乳腺癌治疗的新篇章。本章主要探讨曲妥珠单抗治疗相关心脏毒性及其防治。

（二）曲妥珠单抗相关心脏毒性

研究发现 HER-2 同样存在于人类心室肌细胞膜表面，*HER-2* 基因的持续表达与心肌纤维小梁形成、心脏形态学发生、心肌细胞在损伤应激环境下的存活、心肌细胞分化成熟等生物学过程密切相关[9]。动物体内实验表明，携带 HER-2 无效等位基因的新生小鼠将死于心肌纤维小梁形成不良而导致的心脏功能异常，或重度心室肌扩张而导致的心力衰竭[10,11]。随着抗 HER-2 生物制剂被广泛用于 HER-2 阳性浸润性乳腺癌患者的辅助治疗，其相关的心脏毒性，尤其在与含蒽环类药物化疗方案合用时可导致患者 LVEF 下降、充血性心力衰竭等心脏不良事件已被临床关注，抗 HER-2 药物带来的心血管风险已成为限制靶向治疗使用的主要因素[12,13]。乳腺癌抗 HER-2 治疗相关心脏毒性可能主要因曲妥珠单抗与存在于心肌细胞膜上的 HER-2 蛋白胞外Ⅳ结构域发生可逆性结合，下调 HER-2 蛋白表达，阻止 HER-2 与其他表皮生长因子受体（epithelial growth factor receptor，EGFR）家族成员的异二聚体化，阻断了神经调节蛋白向心肌细胞内的信号转导，这导致心室肌细胞对损伤应激事件（如蒽环类化疗药物引起的细胞内氧化应激增加，容量负荷增高）敏感性增高，凋亡蛋白过度表达[14]。在 HERA 试验（the herceptin adjuvant trial）[15]中，研究人员通过对接受曲妥珠单抗辅助治疗的早期 HER-2 阳性乳腺癌患者长达 8 年的中位随访后发现，曲妥珠单抗相关心脏毒性有显著的可逆性，明显不同于蒽环类化疗药物的终身剂量累积性心脏毒性，并且证实患者接受辅助放化疗后，再序贯曲妥珠单抗治疗，不良心脏结局事件发生率较低。

二、曲妥珠单抗辅助治疗（序贯蒽环类药物）中的心血管事件

研究人员通过对 HERA 试验[15]8 年的随访，分析了接受曲妥珠单抗辅助方案的早期 HER-2 阳性乳腺癌患者的心脏结局，发现治疗组的心血管事件发生率保持在低水平。治疗 1 年组和治疗 2 年组 LVEF 显著降低（比基线 LVEF 降低至少 10%，或 LVEF 下降至 50% 以下），发生率分别为 0.9% 和 4.1%。两组接受曲妥珠单抗辅助治疗的人群，发生心力衰竭等严重心血管事件的概率均为 0.8%。以上结果提示，基线 LVEF 正常的患者对曲妥珠单抗辅助治疗有良好耐受性。在发生心血管事件的患者结束靶向治疗后，治疗 2 年组有着高达 87.2% 早期心功能恢复率，而在治疗 1 年组中，79.5% 的患者达到了心功能早期恢复的标准，提示曲妥珠单抗相关心脏毒性具有显著可逆性。研究人员对 NSABP B31 和 NCCTG N9831 试验结果进行了联合分析[16]，经过 3.9 年的中位随访，发现曲妥珠单抗治疗组的心脏事件发生率非常低，NSABP B31 试验与 NCCTG N9831 试验中接受 AC-TH 方案的患者总的慢性心力衰竭发生率分别为 3.8% 与 2.3%；联合分析表明，与未接受曲妥珠单抗辅助方案的对照组相比，接受曲妥珠单抗治疗的试验组中心功能分级（NYHA）Ⅲ～Ⅳ级慢性充血性心力衰竭的发生率仅升高了 0.8%，症状性心力衰竭的发生率

仅增高 1.8%。BCIRG 006 试验[17]中，接受 AC-T 方案、AC-TH 方案及 TCbH 方案的患者慢性充血性心力衰竭的发生率依次为 0.7%、2.0%及 0.4%，各组间心血管事件发生率有统计学差异（$P<0.01$）。接受 TCbH 方案的患者心血管事件发生率仅为 AC-TH 组中的 1/5，提示 TCbH 方案有着更低的心脏毒性，对合并多种心血管危险因素，既往左心功能不全，罹患慢性稳定性冠状动脉疾病等的 HER-2 阳性早期乳腺癌患者，接受 TCbH 辅助方案可以有效改善治疗期间的心脏结局。研究人员还同时在接受 AC-TH 方案组和 TCbH 组中发现，患者的平均 LVEF 呈现显著的、持续性的亚临床下降（较 LVEF 基线值下降超过 10%，无慢性心力衰竭的临床表现，而且 LVEF 降低在结束曲妥珠单抗治疗后持续数年），这一点与以往众多文献[15,16]报道的关于曲妥珠单抗所致心脏毒性可逆性特质不完全一致。在接受 AC-TH 方案辅助治疗的 1042 名患者中，有 194（19%）名患者表现为 LVEF 相对下降（较 LVEF 基线值下降超过 10%），而在这些患者中，有高达 33%的人 LVEF 亚临床下降的现象持续了至少 4 年，值得临床注意。

三、曲妥珠单抗与蒽环类药物合用的心脏毒性

心脏毒性是曲妥珠单抗辅助治疗试验中最主要的不良反应，因此将曲妥珠单抗加入含蒽环类药物的一线新辅助治疗方案中的安全性与耐受性问题一直备受关注。由于两药具有不同致心脏毒性机制，蒽环类药物进入心肌细胞后，在胞内氧化还原酶系的催化下成为超氧阴离子和超氧化自由基，造成心肌细胞内的蛋白质和脂质过氧化，引起心肌细胞线粒体 DNA 损伤和膜结构的破坏，细胞结构功能发生明显改变，最终导致心肌细胞不可逆损伤和坏死；而曲妥珠单抗主要与 HER-2 蛋白胞外的Ⅳ结构域可逆性结合，阻止 HER-2 与其他 EGFR 家族受体的异二聚体化，主要阻断了胞外神经调节蛋白的信号转导，无法使胞内 MAPK 通路、PI3K/AKT/mTOR 通路、PKC 及 STAT 等促增殖和抗凋亡通路与蛋白的活化，造成心肌细胞在损伤应激环境下的不适应，从而发生凋亡[9,14]，两药分别从不同途径损害心脏功能，故推测曲妥珠单抗和蒽环类药物联用对于心脏的损害存在协同、相互促进甚至叠加的可能。

在一项首次将曲妥珠单抗运用于 HER-2 阳性转移性乳腺癌患者的Ⅲ期试验中[12]，研究人员经过 25 个月的中位随访，发现蒽环类药物与曲妥珠单抗联用组 NYHA Ⅲ～Ⅳ级心力衰竭的发生率为 27%，而单用蒽环类药物化疗组的严重心血管不良事件的发生率仅为 8%，该试验证实，心脏毒性是蒽环类药物与曲妥珠单抗联用时最显著的不良反应。在 Gepar Quattro 试验[18]中，接受 EC-T（X）+H 新辅助治疗方案的 HER-2 阳性患者中仅出现了 1 例心力衰竭，而使用相同新辅助化疗

方案的 HER-2 阴性患者中分别发生了 1 例心力衰竭和 1 例缺血性心脏病。HER-2 阳性组在接受化疗及曲妥珠单抗治疗期间，5 例患者出现重度左心功能不全（LVEF 低至 45% 及以下），2 例患者的 LVEF 较基线水平降低超过 10%，而 HER-2 阴性组并未见 LVEF 明显下降的报道。HER-2 阳性组和 HER-2 阴性组在近期心血管事件发生率方面未见显著统计学差异。另一项以探索蒽环类药物和紫杉类药物为基础的新辅助化疗期间同时使用曲妥珠单抗的Ⅲ期临床试验[19]对比了分别接受 P-FEC+H 和 FEC-PH 新辅助方案的局部进展期乳腺癌患者间心血管事件发生率的差异，发现联用组与序贯组的心血管事件均保持在低水平，且无明显差异。在 Gepar Quinto（GBG 44）试验[20]中，研究人员对比了以蒽环类药物和紫杉类药物为基础的新辅助化疗方案，同时加用曲妥珠单抗或拉帕替尼疗效和安全性。心血管功能紊乱（不包括充血性心力衰竭）的发生率在曲妥珠单抗组和拉帕替尼组均保持在较高水平，分别为 10.9% 和 7.5%，但缺乏统计学差异（$P=0.16$）；慢性充血性心力衰竭的发生率分别为 0.3% 和 2.3%（$P=0.07$），LVEF<50% 且较基线水平下降大于 10% 的发生率分别为 1.4% 和 0.4%（$P=0.43$）。

四、靶向治疗中发生心血管事件的相关危险因素

在美国临床肿瘤学会（ASCO）最近发布的一项关于成人肿瘤幸存者心血管事件预防与监测的指南[21]中指出，既往接受过以蒽环类药物为基础的化疗方案的患者，尤其是接受了多柔比星累积剂量超过 250mg/m^2，或表柔比星累积剂量超过 600mg/m^2 的患者，在后续随访中出现心功能不全的风险高，且可能是影响迟发性心血管事件的最重要因素。一项回顾性分析[22]提示，既往使用蒽环类药物是唯一与曲妥珠单抗治疗相关心脏毒性呈现显著关联的危险因素。此外还有几项研究[23,24]表明，蒽环类药物与曲妥珠单抗同时使用，或序贯曲妥珠单抗治疗与蒽环类药物末次疗程的间隔期太近（3 周：3 个月）均可能增加心脏不良事件的发生率。在 N9831 试验[25]中，年龄≥60 岁，较低的基线 LVEF 水平，使用抗高血压药物的这部分患者中，曲妥珠单抗相关心脏毒性的发生更为普遍；研究者对 NSABP B31 试验的后续长期随访[26]后，同样发现较高年龄及基线 LVEF 处于 50%～54% 这一低水平的患者与曲妥珠单抗治疗诱发的心血管不良事件呈现显著关联；以上两项长期随访结果及其他多项研究[27,28]均提示，曲妥珠单抗治疗加剧了高龄患者心功能的恶化，且随年龄增加，心血管事件的发生率急剧上升。一项合并了既往 15 个研究的 Meta 分析[29]提示，较高的体重指数（BMI>25，或>30）与曲妥珠单抗相关心脏毒性显著相关，心血管事件发生率分别是正常体重指数患者的 1.32 倍（95% CI 1.06～1.80）与 1.47 倍（95% CI 0.95～2.28）。有多个研究[26,28]根据即将接受曲妥

珠单抗治疗的患者所合并的心血管危险因素的多少（年龄、高血压、糖尿病、冠心病、快速性房性心律失常、肾功能水平及既往辅助化疗史等），制订出心血管危险程度评分体系，对每个患者预先进行心血管风险分层，以预测患者在接受曲妥珠单抗治疗期间，近期和远期心血管事件发生率。由于缺乏大样本前瞻性Ⅲ期临床试验的数据，目前还不清楚对合并心血管疾病史，基线 LVEF 受损的这部分患者接受曲妥珠单抗治疗期间严重心脏不良事件发生率是否有显著上升，以及是否影响患者总生存期。

五、接受曲妥珠单抗治疗期间的心功能监测

目前对接受曲妥珠单抗治疗的患者进行心功能监测及随访策略主要基于 HERA、NSABP B31、NCCTG N9831、BCIG 006 等几个大型的曲妥珠单抗辅助治疗试验中的心功能监测模式。根据以上研究的证据，《NCCN 乳腺癌临床实践指南》[8]建议，对即将接受曲妥珠单抗治疗的患者进行基线心功能评估，包括既往史（既往是否发作过急性冠脉综合征、陈旧性心肌梗死、胸部放疗史等），心血管危险因素（年龄、高体重指数、高血压、糖尿病，外周动脉/脑动脉粥样硬化性疾病等），体格检查，普通心电图，动态心电图记录，尤其是基线 LVEF 水平（至少大于 50%）；在使用曲妥珠单抗治疗期间，每 3 个月监测一次心功能，包括心电功能检查、超声心动图，必要时联合心肌损伤标志物与 BNP/NT-pro BNP 检查。对于 LVEF 下降较为显著（超过 10%，但仍在正常低值以上），无典型慢性充血性心力衰竭的临床表现——无症状性心功能不全的这部分患者，须提高心功能监测频率（6～8 周/次）。当患者 LVEF 较治疗前基线水平绝对值下降≥15%，或低于正常范围并且较治疗前基线水平绝对值下降≥10%，或出现典型慢性充血性心力衰竭的临床表现时，应暂停曲妥珠单抗治疗；若 4～8 周 LVEF 回升至正常范围或 LVEF 较治疗前绝对值下降≤10%，可恢复曲妥珠单抗治疗；若 LVEF 持续下降＞8 周，或者 3 次以上因心血管事件而停用曲妥珠单抗治疗，应永久停止对它的使用。

六、曲妥珠单抗相关心脏毒性的干预措施

曲妥珠单抗相关心脏毒性最大的临床影响是患者的靶向治疗中断，由于现在大部分患者接受曲妥珠单抗辅助方案之前都曾使用过蒽环类药物，这些患者在曲妥珠单抗治疗过程中心血管事件发生率有明显增高，中断靶向治疗可能与患者后续肿瘤复发率增加相关[30]。在接受曲妥珠单抗治疗的 HER-2 阳性乳腺癌患者中，

有高达 13.5% 的患者因相关心血管事件（30% 为心力衰竭，70% 为无症状性的 LVEF 下降）而被迫中断治疗，在大多数曲妥珠单抗辅助治疗试验中，当患者出现慢性充血性心力衰竭的临床表现，或 LVEF 低于 45% 时，即应停止曲妥珠单抗治疗[31]。目前，对于接受曲妥珠单抗治疗的患者，当 LVEF 较治疗前基线水平绝对值下降≥15%，或低于正常范围并且较治疗前基线水平绝对值下降≥10%，或出现典型慢性充血性心力衰竭的临床表现时，均应暂停曲妥珠单抗治疗；若 4～8 周 LVEF 回升至正常范围或 LVEF 较治疗前绝对值下降≤10%，可恢复曲妥珠单抗治疗；若 LVEF 持续下降＞8 周，或者 3 次以上因心血管事件而停药者，应永久停止使用曲妥珠单抗。

几项观察性研究和小型随机临床试验[32-37]提示，在接受蒽环类药物和曲妥珠单抗治疗出现心血管事件的患者中，早期运用血管紧张素转换酶抑制剂（angiotensin converting enzyme inhibitor，ACEI）和β受体阻滞剂，可改善心脏事件结局。PRADA（prevention of cardiac dysfunction during adjuvant breast cancer therapy）试验[38]拟验证在接受蒽环类辅助化疗和曲妥珠单抗治疗期间，同时加用一种 ACEI/ARB 或β受体阻滞剂，或两者联用，能够减少心脏毒性发生率的这一假设，该试验纳入 130 名患者，均为术后准备接受 FEC±序贯曲妥珠单抗辅助方案的患者，按照 1：1：1：1 的均衡配比模式，将患者随机分为坎地沙坦 32mg qd＋美托洛尔 100mg qd 组，坎地沙坦 32mg qd＋安慰剂组，美托洛尔 100mg qd＋安慰剂组，以及安慰剂＋安慰剂组；主要终点事件定义为心脏 MRI 测量确定的 LVEF 改变值，具有较 LVEF 基线水平至少 5% 的变化即被认为具有临床意义。接受安慰剂组，试验终点时的 LVEF 较基线水平整体下降 2.6%（95% CI 1.5%～3.8%），而接受坎地沙坦组的 LVEF 较基线水平仅下降了 0.8%（95% CI 0.4%～1.9%），且通过血压校正后，仍然可见 LVEF 的改善，组间差异具有统计学意义（P=0.026）；该试验并未发现美托洛尔改善终点时的整体 LVEF；坎地沙坦和美托洛尔均未见对超敏 cTnI 增高有抑制作用，PRADA 试验结果表明，接受蒽环类药物为基础的辅助化疗±序贯曲妥珠单抗治疗的早期 HER-2 阳性乳腺癌患者同时接受坎地沙坦治疗，可以有效逆转整体 LVEF 早期下降。遗憾的是，最近一项曲妥珠单抗治疗期间同时联用坎地沙坦的临床试验[39]并没有重复 PRADA 试验的结果，经过 2 年的中位随访，坎地沙坦组的累计心血管事件发生率为 0.28%（95% CI 0.13%～0.40%），而在安慰剂组中为 0.16%（95% CI 0.08%～0.22%），组间差异缺乏统计学意义（P=0.56）。另一项小样本试验[40]报道了比索洛尔和培哚普利轻微降低曲妥珠单抗治疗期间的心血管事件的发生率，但未达到明显改善心脏结局的程度。正在进行的 SAFEHEART（spanish familial hypercholesterolaemia cohort study）试验[41]研究在具有轻度心功能障碍（LVEF 40%～50%），且正在接受规范化慢性充血性心力衰竭二级预防的这一部分患者中使用不同抗 HER-2 生物制剂，明确基线心功能受损的患者是否能耐受抗 HER-2 治疗，以及何种抗 HER-2 生物制剂带来最佳的生存获益与心脏风险比值。基于以上有限证据，美国心脏协会（American Heart Association，AHA）[31]推荐接受曲妥珠单抗治疗的患者在发现任何心功能明显损伤的临床证据后，即开始使用血管紧张素转换酶抑制剂（ACEI）或血管紧张素受体拮抗剂（ARB），这些心功能显著异常的证据包括：①LVEF 下降＞15%，或 LVEF＜50%，不伴心功能不全的临床表现；②全心肌纵向张力（global longitudinal strain）改变超过 15%。

（陈浩然　孔令泉）

参 考 文 献

[1] Yarden Y, Sliwkowski MX. Untangling the ErbB signalling network. Nature reviews Molecular Cell Biology, 2001, 2(2): 127-137.

[2] Slamon DJ, Godolphin W, Jones LA, et al. Studies of the HER-2/neu proto-oncogene in human breast and ovarian cancer. Science(New York, NY), 1989, 244(4905): 707-712.

[3] Slamon DJ, Clark GM, Wong SG, et al. Human breast cancer: correlation of relapse and survival with amplification of the HER-2/neu oncogene. Science(New York, NY), 1987, 235(4785): 177-182.

[4] Bacus SS, Gudkov AV, Esteva FJ, et al. Expression of erbB receptors and their ligands in breast cancer: implications to biological behavior and therapeutic response. Breast Disease, 2000, 11: 63-75.

[5] Ross JS, Fletcher JA. The HER-2/neu oncogene in breast cancer: prognostic factor, predictive factor, and target for therapy. The Oncologist, 1998, 3(4): 237-252.

[6] Burstein HJ. The distinctive nature of HER2-positive breast cancers. The New England Journal of Medicine, 2005, 353(16): 1652-1654.

[7] Perez EA, Romond EH, Suman VJ, et al. Trastuzumab plus adjuvant chemotherapy for human epidermal growth factor receptor 2-positive breast cancer: planned joint analysis of overall survival from NSABP B-31 and NCCTG N9831. Journal of clinical oncology: official journal of the American Society of Clinical Oncology, 2014, 32(33): 3744-3752.

[8] Gradishar WJ, Anderson BO, Balassanian R, et al. NCCN guidelines insights: breast cancer, Version 1. 2017. Journal of the National Comprehensive Cancer Network: JNCCN, 2017, 15(4): 433-451.

[9] Zhao YY, Sawyer DR, Baliga RR, et al. Neuregulins promote survival and growth of cardiac myocytes. Persistence of ErbB2 and ErbB4 expression in neonatal and adult ventricular myocytes.

The Journal of Biological Chemistry, 1998, 273(17): 10261-10269.

[10] Lee KF, Simon H, Chen H, et al. Requirement for neuregulin receptor erbB2 in neural and cardiac development. Nature, 1995, 378(6555): 394-398.

[11] Ozcelik C, Erdmann B, Pilz B, et al. Conditional mutation of the ErbB2(HER2)receptor in cardiomyocytes leads to dilated cardiomyopathy. Proceedings of the National Academy of Sciences of the United States of America, 2002, 99(13): 8880-8885.

[12] Slamon DJ, Leyland-Jones B, Shak S, et al. Use of chemotherapy plus a monoclonal antibody against HER2 for metastatic breast cancer that overexpresses HER2. The New England Journal of Medicine, 2001, 344(11): 783-792.

[13] Bria E, Cuppone F, Milella M, et al. Trastuzumabcardiotoxicity: biological hypotheses and clinical open issues. Expert opinion on biological therapy, 2008, 8(12): 1963-1971.

[14] Albini A, Cesana E, Donatelli F, et al. Cardio-oncology in targeting the HER receptor family: the puzzle of different cardiotoxicities of HER2 inhibitors. Future cardiology, 2011, 7(5): 693-704.

[15] de Azambuja E, Procter MJ, van Veldhuisen DJ, et al. Trastuzumab-associated cardiac events at 8 years of median follow-up in the Herceptin Adjuvant trial(BIG 1-01). Journal of Clinical Oncology: Official Journal of the American Society of Clinical Oncology, 2014, 32(20): 2159-2165.

[16] Perez EA, Romond EH, Suman VJ, et al. Four-year follow-up of trastuzumab plus adjuvant chemotherapy for operable human epidermal growth factor receptor 2-positive breast cancer: joint analysis of data from NCCTG N9831 and NSABP B-31. Journal of Clinical Oncology: Official Journal of the American Society of Clinical Oncology, 2011, 29(25): 3366-3373.

[17] Slamon D, Eiermann W, Robert N, et al. Adjuvant trastuzumab in HER2-positive breast cancer. The New England Journal of Medicine, 2011, 365(14): 1273-1283.

[18] Untch M, Rezai M, Loibl S, et al. Neoadjuvant treatment with trastuzumab in HER2-positive breast cancer: results from the GeparQuattro study. Journal of Clinical Oncology: Official Journal of the American Society of Clinical Oncology, 2010, 28(12): 2024-2031.

[19] Buzdar AU, Suman VJ, Meric-Bernstam F, et al. Fluorouracil, epirubicin, and cyclophosp-hamide(FEC-75)followed by paclitaxel plus trastuzumab versus paclitaxel plus trastuzumab followed by FEC-75 plus trastuzumab as neoadjuvant treatment for patients with HER2-positive breast cancer(Z1041): a randomised, controlled, phase 3 trial. The Lancet Oncology, 2013, 14(13): 1317-1325.

[20] Untch M, Loibl S, Bischoff J, et al. Lapatinib versus trastuzumab in combination with neoadjuvant anthracycline-taxane-based chemotherapy(GeparQuinto, GBG 44): a randomised phase 3 trial. The Lancet Oncology, 2012, 13(2): 135-144.

[21] Armenian SH, Lacchetti C, Barac A, et al. Prevention and monitoring of cardiac dysfunction in survivors of adult cancers: American society of clinical oncology clinical practice guideline. Journal of Clinical Oncology: Official Journal of the American Society of Clinical Oncology, 2017, 35(8): 893-911.

[22] Farolfi A, Melegari E, Aquilina M, et al. Trastuzumab-induced cardiotoxicity in early breast cancer patients: a retrospective study of possible risk and protective factors. Heart(British Cardiac Society), 2013, 99(9): 634-639.

[23] Ewer MS, Lippman SM. Type Ⅱ chemotherapy-related cardiac dysfunction: time to recognize a new entity. Journal of Clinical Oncology: Official Journal of the American Society of Clinical Oncology, 2005, 23(13): 2900-2902.

[24] Ewer MS, Ewer SM. Cardiotoxicity of anticancer treatments. Nature Reviews Cardiology, 2015, 12(11): 620.

[25] Perez EA, Suman VJ, Davidson NE, et al. Cardiac safety analysis of doxorubicin and cyclophosphamide followed by paclitaxel with or without trastuzumab in the North Central Cancer Treatment Group N9831 adjuvant breast cancer trial. Journal of Clinical Oncology: Official Journal of the American Society of Clinical Oncology, 2008, 26(8): 1231-1238.

[26] Romond EH, Jeong JH, Rastogi P, et al. Seven-year follow-up assessment of cardiac function in NSABP B-31, a randomized trial comparing doxorubicin and cyclophosphamide followed by paclitaxel(ACP)with ACP plus trastuzumab as adjuvant therapy for patients with node-positive, human epidermal growth factor receptor 2-positive breast cancer. Journal of Clinical Oncology: Official Journal of the American Society of Clinical Oncology, 2012, 30(31): 3792-3799.

[27] Bowles EJ, Wellman R, Feigelson HS, et al. Risk of heart failure in breast cancer patients after anthracycline and trastuzumab treatment: a retrospective cohort study. Journal of the National Cancer Institute, 2012, 104(17): 1293-1305.

[28] Ezaz G, Long JB, Gross CP, et al. Risk prediction model for heart failure and cardiomyopathy after adjuvant trastuzumab therapy for breast cancer. Journal of the American Heart Association, 2014, 3(1): e000472.

[29] Guenancia C, Lefebvre A, Cardinale D, et al. Obesity as a risk factor for anthracyclines and trastuzumab cardiotoxicity in breast cancer: a systematic review and meta-analysis. Journal of Clinical Oncology: Official Journal of the American Society of Clinical Oncology, 2016, 34(26): 3157-3165.

[30] Yu AF, Yadav NU, Lung BY, et al. Trastuzumab interruption and treatment-induced cardiotoxicity in early HER2-positive breast cancer. Breast cancer research and treatment, 2015, 149(2): 489-495.

[31] Suter TM, Procter M, van Veldhuisen DJ, et al. Trastuzumab-associated cardiac adverse effects in

the herceptin adjuvant trial. Journal of Clinical Oncology: Official Journal of the American Society of Clinical Oncology, 2007, 25(25): 3859-3865.

[32] Ewer MS, Vooletich MT, Durand JB, et al. Reversibility of trastuzumab-related cardiotoxicity: new insights based on clinical course and response to medical treatment. Journal of Clinical Oncology: Official Journal of the American Society of Clinical Oncology, 2005, 23(31): 7820-7826.

[33] Seicean S, Seicean A, Alan N, et al. Cardioprotective effect of beta-adrenoceptor blockade in patients with breast cancer undergoing chemotherapy: follow-up study of heart failure. Circulation Heart Failure, 2013, 6(3): 420-426.

[34] Cardinale D, Colombo A, Sandri MT, et al. Prevention of high-dose chemotherapy-induced cardiotoxicity in high-risk patients by angiotensin-converting enzyme inhibition. Circulation, 2006, 114(23): 2474-2481.

[35] Bosch X, Rovira M, Sitges M, et al. Enalapril and carvedilol for preventing chemotherapy-induced left ventricular systolic dysfunction in patients with malignant hemopathies: the OVERCOME trial(preventi on of left Ventricular dysfunction with Enalapril and caRvedilol in patients submitted to intensive Chem otherapy for the treatment of Malignant hEmopathies). Journal of the American College of Cardiology, 2013, 61(23): 2355-2362.

[36] Kalay N, Basar E, Ozdogru I, et al. Protective effects of carvedilol against anthracycline-induced cardiomyopathy. Journal of the American College of Cardiology, 2006, 48(11): 2258-2262.

[37] Oliva S, Cioffi G, Frattini S, et al. Administration of angiotensin-converting enzyme inhibitors and beta-blockers during adjuvant trastuzumab chemotherapy for nonmetastatic breast cancer: marker of risk or cardioprotection in the real world?The Oncologist, 2012, 17(7): 917-924.

[38] Gulati G, Heck SL, Ree AH, et al. Prevention of cardiac dysfunction during adjuvant breast cancer therapy(PRADA): a 2 x 2 factorial, randomized, placebo-controlled, double-blind clinical trial of candesartan and metoprolol. European Heart Journal, 2016, 37(21): 1671-1680.

[39] Boekhout AH, Gietema JA, MilojkovicKerklaan B, et al. Angiotensin II-receptor inhibition with candesartan to prevent trastuzumab-related cardiotoxic effects in patients with early breast cancer: a randomized clinical trial. JAMA Oncology, 2016, 2(8): 1030-1037.

[40] Pituskin E, Mackey JR, Koshman S, et al. Multidisciplinary approach to novel therapies in cardio-oncology research(MANTICORE 101-Breast): a randomized trial for the prevention of trastuzumab-associated cardiotoxicity. Journal of Clinical Oncology: Official Journal of the American Society of Clinical Oncology, 2017, 35(8): 870-877.

[41] Lynce F, Barac A, Tan MT, et al. Rationale and design of a pilot study investigating cardiac safety of HER2 targeted therapy in patients with HER2-Positive breast cancer and reduced left ventricular function. The Oncologist, 2017, 22(5): 518-525.

第九章 放疗期间乳腺癌患者心血管疾病的防治

乳腺癌术后放疗作为一种局部治疗手段，与手术、化疗、内分泌治疗及靶向治疗等都是乳腺癌综合治疗的重要组成部分。2011 年早期乳腺癌试验协作组（EBCTCG）发表的一项 Meta 分析结果显示[1]，保乳术后放疗较单纯手术可以减少近一半的 10 年任何首次复发风险（分别为 19.3%：35%，RR 0.52，95% CI 0.48～0.56），同时明显降低 15 年乳腺癌死亡风险（21.4%：25.2%，RR 0.82，95% CI 0.75～0.90），而乳房切除术后淋巴结阳性的患者，胸壁和区域淋巴结的放疗同样可以降低局部复发率和远处转移率，从而改善乳腺癌特异生存率[2]。随着综合治疗水平的提高，越来越多的乳腺癌得以长期生存，放疗远期不良反应也越来越受重视。在乳腺癌术后放疗时，心脏不可避免地会受到一定剂量的照射，可能引起一系列的心脏毒性反应，包括急性和亚急性心包炎、心包积液、心包纤维化、冠状动脉疾病、瓣膜疾病、心肌病、心力衰竭、传导系统功能障碍等，也称为放疗所致心脏疾病或放射性心脏病（radiation-induced heart disease，RIHD）。晚期的 RIHD 中位发病事件在放疗后 10～15 年，因此放疗相关性心脏疾病已成为影响患者长期生存的主要非乳腺癌死亡原因。

一、RIHD 的发病情况

Jones 等[3]早在 1989 年就发表了一项关于乳腺癌患者术后放疗的心脏毒性的研究结果。作者将 1949～1955 年 1461 例接受过乳房切除术的患者，随机分为接受术后放疗组和复发后放疗组，随访 34 年的结果显示，接受术后放疗组患者 15 年后死亡率高于复发后放疗患者（RR 1.43，95% CI 1.13～1.81），其原因是心血管疾病导致的死亡增加。EBCTCG 发表的另一篇关于放疗对乳腺癌患者影响的 Meta 分析得出类似结论，该研究评估了 40 个 1990 年前开始的关于术后放疗的随机研究，共 19 582 例患者。结果显示[4]，术后放疗降低约 1/3 局部复发，减少乳腺癌年死亡率 13%，但却增加了 21% 其他死亡原因。增加的非乳腺癌相关死亡主要是由于心血管疾病导致过多死亡（年死亡率比为 1.3，放疗∶未放疗）。Clarke 等[2]关于术后放疗在乳腺癌中的作用的 Meta 分析结果显示，放疗可降低局部复发和乳腺癌死亡风险，每减少 4 例复发可以减少 1 例乳腺癌死亡，但也增加了非乳腺癌死亡率，其中心脏疾病死亡的 RR 明显增高（RR 1.27，标准差 0.07）。最近一项 Meta 分析结果[5]同样显示，放疗后无复发乳腺癌患者的全因死亡率增加（RR 1.15，95% CI 1.09～1.22），主要原因是心脏疾病所致（RR 1.30，95% CI 1.15～1.46）。其中大多数为缺血性心脏病（RR 1.31，95% CI 1.13～1.53），另外还有心力衰竭和心瓣膜疾病。

二、RIHD 的发生机制

RHID 是微血管和大血管损伤的结果[6]。辐射导致各心脏结构内微血管的内皮细胞损伤。毛细血管肿胀和血管腔内的进行性阻塞导致缺血，进而使心脏组织纤维化[7]。动物模型中可见与肌细胞相关的毛细血管数目明显减少[6]。辐射所致大血管损伤可加速动脉粥样硬化病变形成。

（一）辐射所致心脏损伤

急性心包炎心脏接受大剂量照射（单次＞15Gy，分次照射≥36Gy）后，急性心包炎是 3～6 个月首先出现的损伤症状[8,9]。心包损伤可表现为广泛的纤维增厚、心包粘连和心包积液[10]。微血管和间皮细胞的损伤导致纤维蛋白渗出物积聚并随之纤维化[11]。光镜下可见致密的胶原和纤维蛋白取代了正常的心包脂肪组织[10]。另外，纤溶酶原激活物减少与纤溶机制障碍使得因毛细血管通透性增加而引起的放射性心包积液难以吸收[12,13]。较低剂量照射后，辐射所致心肌损伤主要引起微血管损伤，内皮损伤导致急性炎症反应，激活炎性细胞分泌促纤维化细胞因子，包括 IL-1、IL-6、IL-8、TNF、单核细胞趋化因子、PDGF 和 TGF-β 等[14]。心脏受照射后最早出现的形态学改变是毛细血管内皮细胞的功能改变，导致淋巴细胞附着和外渗，心肌各层内中性粒细胞浸润，随后的改变是内皮细胞标志物碱性磷酸酶丢失，血栓形成，微血管阻塞，毛细血管密度降低[8,15,16]。碱性磷酸酶丢失是内皮细胞受损非常敏感的标志物，在小鼠心脏受到≥2Gy 照射后即可发生[17]。尽管其余的毛细血管内皮细胞可因损伤应答产生一过性的增殖增加，但尚不足以维持正常的微血管功能[18]。毛细血管的逐渐减少导致缺血、心肌细胞死亡和纤维化。辐射所致的心脏毒性的组织学特点为心肌间质弥漫性纤维化而心肌细胞形态正常，伴毛细血管和动脉管腔狭窄[19]，心肌的顺应性降低，导致舒张功能障碍[20]。

损伤也可能影响涉及传导的心肌细胞，导致心律失常[10,11,20]。

心肌变性是大鼠心脏功能减退的第一个信号。虽然心肌变性逐渐加重，但进一步的心功能减退在致命性充血性心力衰竭发作前才会出现[16]。动物试验研究表明，放疗对毛细血管网的损伤是导致心肌变性和心力衰竭的重要原因。这也支持临床研究的结果，放疗后 6 个月到 5 年无症状的乳腺癌患者心脏局部灌注不足[7,21,22]。瓣膜损伤通常表现为瓣膜和（或）瓣叶的增厚、常伴有纤维化及钙化。由于心脏瓣膜没有血供，辐射所致瓣膜损伤不能用微血管损伤来解释，可能是周围心肌内皮纤维化晚期损伤的结果[20]。无论放疗的相对剂量分布如何，左侧瓣膜的改变比右侧更常见。这提示体循环的高压力促进了这些病变的发生[23]。

（二）冠状动脉疾病（CAD）

实验性研究结果显示，照射剂量≥2Gy 时可以使毛细血管和大血管的内皮细胞内产生各种炎性细胞因子和黏附分子[24,25]。受到照射的动脉中，这些早期的炎症改变导致循环中的单核细胞黏附并迁移到内皮下层。在胆固醇增高的情况下，这些单核细胞可能转化为活化的巨噬细胞，吞噬脂肪并在内膜形成脂肪条纹，从而启动动脉粥样硬化过程[26,27]。大动脉如冠状动脉和颈总动脉最适合粥样斑块形成，特别是在血管分叉处。炎症细胞因子刺激肌成纤维细胞增殖，导致动脉管腔进一步狭窄。照射剂量≥8Gy 会加速增加大动脉的粥样硬化病灶的大小和数目，易于形成富含巨噬细胞的不稳定斑块，而不是稳定的胶原斑块，这类斑块容易破裂引起致命的心脏病发作或脑卒中[26,28-30]。受放疗影响的动脉分布反映出了剂量分布情况。例如，左前降支和右冠状动脉损伤在接受纵隔放疗的霍奇金病患者中常见，而接受放疗的左乳腺癌患者左前降支受到更多的照射。冠状动脉狭窄通常发生在近心端，最常受累的是冠状动脉口[2,4]。

（三）RHID 的危险因素

乳腺癌患者放疗后发生 RHID 最主要的危险因素是心脏平均照射剂量，既往或同步使用心脏毒性药物（蒽环类药物），以及与患者相关的因素，包括年轻时接受放疗和其他冠心病危险因素（如高血脂、高血压和吸烟等）。

1. 心脏平均受照剂量的影响

受心脏的解剖位置的影响，左侧乳腺癌患者接受放疗时，心脏的受照剂量高于右侧乳腺癌。两项 SEER 的数据提供了接受放疗的左侧乳腺癌患者心脏疾病死亡风险增加的证据。其中一项研究分析了 308 861 例 1973～2001 年登记的乳腺癌患者，结果显示[31]，对于未接受放疗的患者而言，左、右侧乳腺癌对死亡率没有影响。但在 1973～1982 年接受放疗的患者中，左侧乳腺癌患者的心脏疾病死亡率明显高于右侧乳腺癌，且随随访时间延长增加（心脏疾病死亡风险左侧肿瘤：右侧肿瘤，在＜10 年、10～14 年和＞15 年分别为 1.20、1.42 和 1.58）。而 Paszat 等[32]分析了 1973～1992 年 SEER 数据库登记的接受放疗的乳腺癌患者，结果显示 60 岁以下接受放疗的左侧乳腺癌患者的致死性心肌梗死的风险明显高于右侧乳腺癌（RR 1.98，95% CI 1.38～3.64）。最近一项研究[33]分析了 1976～2006 年在丹麦和瑞典接受放疗的 35 000 例乳腺癌患者心脏疾病的发生率，随访 30 年结果显示，心脏平均受照剂量在左侧和右侧乳腺癌患者中分别为 6.3Gy 和 2.7Gy；心脏疾病死亡率在左、右侧肿瘤患者中无明显差异，但以下疾病的发生率在左侧高于右侧：急性心肌梗死 1.22（95% CI 1.06～1.42），心绞痛 1.25（95% CI 1.05～1.49），心包炎 1.61（95% CI 1.06～2.43），心瓣膜疾病 1.54（95% CI 1.11～2.13）。

Taylor 等[5]对 75 项随机试验中超过 40 000 例乳腺癌患者的分析结果显示，放疗后导致的心脏疾病死亡相对危险度（RR），与全心平均照射剂量密切相关，在心脏平均照射剂量＜4Gy、4～8Gy、＞8Gy 患者中，分别为 1.08、1.25 和 1.45，即心脏平均照射剂量每增加 1Gy，心脏疾病死亡的风险比（excess risk ratio，ERR）为 0.041（95% CI 0.024～0.062）。Darby 等[34]的研究显示，在接受放疗患者中，左侧乳腺癌患者的心脏平均受照剂量高于右侧乳腺癌患者（6.6Gy 和 2.9Gy），放疗后冠状动脉事件的风险随剂量增加而增加，每增加 1Gy 的心脏受照剂量，风险增加 7.4%，而且冠状动脉疾病风险增加从放疗后不到 5 年一直持续到放疗结束后 20 年以上。以往的放疗技术照射乳腺，在胸壁和（或）淋巴引流区时心脏受到较高剂量照射。现代放疗技术降低了心脏照射体积，从而降低了心脏毒性的发生风险。但是否存在不增加风险的"安全剂量"尚不清楚。Darby 等的研究结果显示即使心脏平均照射剂量＜2Gy，仍有发生冠状动脉疾病的风险[34]。

2. 联合使用心脏毒性药物

蒽环类药物是目前广泛应用于乳腺癌的化疗药物。一些研究显示，放疗增加了蒽环类药物的心脏毒性，尽管二者心脏毒性机制不同，蒽环类药物可直接导致心肌损伤和收缩功能障碍，放疗主要引起血管损伤和舒张功能障碍。因此二者的作用可能是叠加作用而非协同作用[35,36]。但这种毒性作用的增加只在放化疗同时进行的患者中可以观察到，而放化疗序贯治疗时则未明显增加[37,38]。Shapiro 等[38]的分析结果显示，当多柔比星累积使用剂量达 450mg/m²，左侧乳腺癌患者的心脏事件发生率明显高于右侧乳腺癌患者，但累积剂量低于 225mg/m² 时，心脏事件风险无明显增加。

另一项研究显示，多柔比星累积剂量达 240～300mg/m² 时，放疗后心脏灌注缺损风险增加[39]。

Rehammar 等[40]分析了 3564 例接受了放疗和蒽环类药物化疗的患者，94%接受了表柔比星的化疗，中位周期为 7 周期，平均累积剂量为 410mg/m²。左侧乳腺癌患者的相对发病率指数（IRR）较右侧乳腺癌患者明显增加（IRR 1.32，95% CI 1.02～1.70，P=0.03），以心肌梗死、心绞痛等为主。20%～25%的乳腺癌患者有 *HER-2* 基因过表达，抗 HER-2 治疗药物（包括曲妥珠单抗、帕妥珠单抗、TDM-1 及拉帕替尼等）是改善这类患者的预后的重要措施，这些药物的主要不良反应为心血管事件，最常见的是 LVEF 下降和充血性心力衰竭，目前尚无证据显示放疗联合抗 HER-2 治疗会增加心血管不良反应[41,42]。

3. 患者相关的因素

（1）年龄：研究显示，RHID 的发病风险与患者年龄相关，年轻患者接受放疗后的发病风险增高[32,40]。Paszat 等[32]的分析结果显示，60 岁以下接受放疗的左侧乳腺癌患者的致死性心肌梗死的风险明显高于右侧乳腺癌（RR 1.98，95% CI 1.38～3.64）。Rehammar 等[40]的研究结果显示，对于 50 岁以下接受放疗和蒽环类化疗的患者，左侧乳腺癌患者的 RHID 相对发病率指数（IRR）较右侧乳腺癌患者明显增加（IRR 1.44，95% CI 1.04～2.01）。

（2）其他冠心病危险因素：其他心血管疾病的危险因素（高血压、高血脂和吸烟）和心血管基础疾病会增加放疗后心脏毒性。一项研究结果显示[43]，236 例乳腺癌幸存者（中位年龄 51 岁，中位随访 12 年），通过 Agatston 评分，心脏平均受照剂量和冠状动脉钙化之间无相关性。但经多变量调整后，Agatston 评分与冠状动脉钙化的发生年龄和基线总胆固醇相关。一项研究比较了接受放疗后发生主要冠状血管事件与心血管疾病风险因素的关系，结果显示[34]，如果患者存在至少 1 项心血管风险因素，放疗后 10 年内主要冠状血管事件 RR 为 1.96（95% CI 1.6～2.4），如果患者有心脏缺血性疾病史，则放疗后主要冠脉事件 RR 达 13.43（95% CI 7.6～23.58）。另有研究显示，乳腺癌放疗心脏风险的增加在吸烟患者中更高。在一项纳入了 41 000 例患者，75 项是否接受放疗的随机试验的 Meta 分析结果表明[5]，接受放疗的患者心脏疾病死亡风险增加（RR 1.3，95% CI 1.15～1.46），放疗相关心脏死亡风险在吸烟人群中较高，绝对值增加 1%，而不吸烟者为 0.3%。

三、RHID 的预防和治疗

目前，对于放射性心脏疾病尚缺乏有效治疗方法，因此，预防放射性心脏损伤的发生显得尤为重要。预防措施包括减少心脏受照剂量，筛查和积极管理心脏疾病危险因素，定期检查早期诊断等。

（一）减少心脏受照剂量

最近的研究显示[44,45]，由于加速器代替了钴-60 机，减少了照射野的半影范围，20 世纪八九十年代接受放疗的乳腺癌患者 RIHD 发生率逐渐下降。另外，Hooning 等[46]的分析结果显示，不照射内乳淋巴引流区明显减少了乳腺癌患者冠状动脉疾病（CAD）的风险。基于 CT 模拟定位的治疗计划可以切线野照射减少心脏的受照剂量。有研究显示，乳腺托架放疗与普通平板床放疗相比可使心脏平均剂量降低 60%，心脏最高受照剂量降低 30%[47]。一项研究比较了乳房丰满患者不同体位的心脏受照剂量，结果显示，对于乳房丰满（体积＞750cm³）的患者，采用俯卧位治疗体位较常规仰卧位可降低 85.7%左侧乳腺癌患者的心脏受照剂量[48]。另一项研究[49]显示，在包括淋巴引流区照射时，俯卧位和仰卧位相比，心脏 V30 和平均受照剂量均没有优势。

深吸气后屏气（deep inhalation breath holding，DIBH）技术可使患者心脏远离胸壁，减少心脏的受照范围和剂量。研究发现[50,51]，接受放疗的左侧乳腺癌患者，DIBH 与自由呼吸（free breathing，FB）相比，可以使约一半患者的心脏完全排除在照射野外，心脏受照体积缩小近 80%，V50 从 19%减少到 3%。对于接受区域淋巴结照射的左侧乳腺癌患者，心脏平均照射剂量可以降低 55.9%，左前降支平均照射剂量减低 72%[52]。DIBH 与调强放疗（intensity modulated radiotherapy，IMRT）联合，可进一步降低左前降支的照射剂量[53]。

调强放疗技术与三维适形放疗（3-dimensional conformal radiotherapy，3D-CRT）技术相比，可以减少左侧乳腺癌患者的心脏高剂量照射体积和心脏平均照射剂量，对于左侧乳腺癌患者可降低左心室和冠状动脉的照射剂量，但会增加肺和对侧乳腺的受照剂量，同时会增加心脏低剂量照射体积。心脏 1～2Gy 的低剂量照射即可增加 20%～30%的心脏疾病死亡率[54]，同时低剂量体积与急性的舒张功能异常有关[55]。因此，在应用 IMRT 技术时，必须对全心脏平均受照剂量、低受照剂量区体积及周围正常组织的受照剂量等因素进行全面考虑。

质子放疗：质子的剂量学特点是在 Bragg 峰后剂量迅速跌落，其可以减少靶区后方正常组织的照射剂量。Flejmer 等[56]的研究显示与 3D-CRT 比较，质子放疗在全乳照射和包括淋巴引流区照射时，可以分别将心脏平均照射剂量从 2.1Gy 降至 0.5Gy，和从 3.4Gy 降至 0.3Gy。另一项研究显示[57]，对于左侧乳腺癌患者，质子放疗的心脏平均照射剂量为 1Gy。但质子放疗设备价格昂贵，目前难以在临床普及。

部分乳腺照射（partial breast irradiation，PBI）技术包括术中照射、间质插植及外照射等方式。与全乳腺照射相比，PBI 只照射瘤床及周围组织，减少了乳腺照射体积，也降低了心脏受照剂量。目前尚缺乏大规模临床研究结果证实其安全性和有效性，因此只适用于一些经选择的早期乳腺癌患者[58]。

选择性减免保乳术后放疗：如前所述，不论放疗技术如何进步，只要进行照射，心脏不可避免会受到照射，心血管疾病风险就不可避免，因此是否对部分患者选择性减免放疗以避免 RHID 的发生？近年，有临床研究表明，对于高度选择的早期乳腺癌患者，在接受保乳术后仅接受内分泌治疗，局部复发风险很低[59,60]。PRIME Ⅱ研究也证实，保乳术后接受放疗与未接受放疗的患者相比，在局部复发风险方面存在较小但有统计学意义的降低，但 5 年生存率是相似的[60]。因此依据目前的研究及指南推荐，对于年龄＞65 岁或 70 岁，组织学分级Ⅰ～Ⅱ级，肿块大小≤2cm 且切缘阴性，无脉管和淋巴管癌栓，淋巴结阴性，激素受体阳性且接受内分泌治疗的患者，可以考虑减免术后放疗。

（二）减少心脏毒性药物的影响

如前所述，蒽环类药物心脏毒性作用的增加只在放化疗同时进行时观察到，而放化疗序贯治疗时则无明显增加[37,38]，因此目前指南均推荐，对于需要行放疗的乳腺癌患者，放疗均在化疗完成后进行。

（三）筛查和管理患者相关因素

冠状动脉心脏病风险因素，如吸烟、高血脂和高血压等，可能增加诱发心脏病的风险，在患者接受放疗前、放疗中及放疗后积极筛查并管理这些危险因素。在接受放疗前应对患者进行全面评估，筛查心血管疾病风险因素（高血压、糖尿病、血脂异常、肥胖、吸烟），对已知心脏危险因素的积极管理是最佳预防措施。其包括服用阿司匹林，控制血压和血糖水平，使用他汀类降脂药，部分患者考虑使用抗血小板药物。定期运动也是有效管理策略的主要组成部分。

关于影像学检查方面，根据 EACVI/ASE 专家共识和 ASCO 的相关指南推荐[61,62]，临床医生在有潜在心脏毒性治疗开始前及在治疗过程中对出现症状和体征的患者进行超声心动图检查；如果超声心动图不可用或技术上不可行，建议行心脏 MRI 或 MUGA 检查，血清心脏生物标志物（肌钙蛋白、利尿钠肽），或超声心动图应变成像，联合常规影像学诊断。在随访期间，每年必须进行病史询问和身体检查，密切注意年轻患者中容易被忽视的心脏病症状及体征。新出现的心肺症状或体征，均应行心脏超声检查。对于之前无心脏异常的患者，在放疗结束 10 年后每 5 年做一次超声心动图检查。对于高危的无症状患者（接受过前胸或者左侧胸部放疗并伴有 1 个放射性心脏损伤的危险因素），在放疗 5 年后就应该行超声心动图筛查。在这些患者中，由于放疗后 5～10 年冠脉事件的发生风险增加，可考虑行无创的负荷成像筛查阻塞性冠心病。如果首次负荷试验未显示任何诱导下缺血，可以考虑以后每 5 年重复一次负荷试验。

（四）治疗

目前 RIHD 尚无确切有效的治疗手段，主要根据临床表现参照普通人群心脏疾病的治疗指南进行治疗，具体参照本书"第三章心血管疾病诊治概述"。

（甘　露）

参 考 文 献

[1] Early Breast Cancer Trialists' Collaborative Group(EBCTCG), Darby S, McGale P, et al. Effect of radiotherapy after breast-conserving surgery on 10-year recurrence and 15-year breast cancer death: meta-analysis of individual patient data for 10 801 women in 17 randomised trials. Lancet, 2011, 378(9804): 1707-1716.

[2] Clarke M, Collins R, Darby S, et al. Effects of radiotherapy and of differences in the extent of surgery for early breast cancer on local recurrence and 15-year survival: an overview of the randomized trials. Lancet, 2005, 366(9503): 2087-2106.

[3] Jones JM, Ribeiro GG. Mortality patterns over 34 years of breast cancer patients in a clinical trial of post-operative radiotherapy. Clin Radiol, 1989, 40(2): 204-208.

[4] Early Breast Cancer Trialists' Collaborative Group. Favourable and unfavourable effects on long-term survival of radiotherapy for early breast cancer: an overview of the randomised trials. Lancet, 2000, 355(9217): 1757-1770.

[5] Taylor C, Correa C, Duane FK, et al. Estimating the risks of breast cancer radiotherapy: evidence from modern radiation doses to the lungs and heart and from previous randomized trials.J Clin Oncol, 2017, 35(15): 1641-1649.

[6] Corn BW, Trock BJ, Goodman RL. Irradiation-related ischemic heart disease. J Clin Oncol, 1990, 8(4): 741-750.

[7] Seddon B, Cook A, Gothard L, et al. Detection of defects in myocardial perfusion imaging in patients with early breast cancer treated with radiotherapy. Radiother Oncol, 2002, 64(1): 53-63.

[8] Lauk S. Endothelial alkaline phosphatase activity loss as an early stage in the development ofradiation- induced heart disease in rats. Radiat Res, 1987, 110(1): 118-128.

[9] McChesney SL, Gillette EL, Orton EC. Canine cardiomyopathy after whole heart and partiallung irradiation. Int J Radiat Oncol Biol Phys, 1988, 14(6): 1169-1174.

[10] Adams MJ, Hardenbergh PH, Constine LS, et al. Radiation-associated cardiovascular disease. Crit Rev Oncol Hematol, 2003, 45(1): 55-75.

[11] Gagliardi G, Lax I, Rutqvist LE. Partial irradiation of the heart. Semin Radiat Oncol, 2001, 11(3): 224-233.

[12] Fajardo LF. The unique physiology of endothelial cells and its implications in radiobiology. Front Radiat Ther Oncol, 1989, 23: 96-112.

[13] Rutqvist LE, Lax I, Fornander T, et al. Cardiovascular mortality in a randomized trial of adjuvant radiation therapy versus surgery alone in primary breast cancer. Int J Radiat Oncol Biol Phys, 1992, 22(5): 887, 896.

[14] Yarnold J, Brotons MCV. Pathogenetic mechanisms in radiation fibrosis. Radiother Oncol, 2010, 97(1): 149-161.

[15] Fajardo LF, Berthrong M, Anderson RE. Radiation Pathology. NewYork: Oxford University Press, 2001.

[16] Schultz-Hector S. Radiation-induced heart disease: review of experimental data on dose responseand pathogenesis. Int J Radiat Biol, 1992, 61(2): 149-160.

[17] Seemann I, Gabriels K, Visse NL, et al. Irradiation induced modest changes in murine cardiacfunction despite progressive structural damage to the myocardium and microvasculature. Radiother Oncol, 2012, 103(2): 143-150.

[18] Lauk S, Trott KR. Endothelial cell proliferation in the rat heart following local heart irradiation.Int J Radiat Biol, 1990, 57(5): 1017-1030.

[19] Cuzick J, Stewart H, Rutqvist L, et al. Cause-specific mortality in long-term survivors of breast cancer who participated in trials of radiotherapy.J Clin Oncol, 1994, 12(3): 447-453.

[20] Stewart JR, Fajardo LF, Gillette SM, et al. Radiation injury to the heart. Int J Radiat Oncol Biol Phys, 1995, 31(5): 1205-1211.

[21] Gyenes G, Fornander T, Carlens P, et al. Myocardial damage in breast cancer patients treated with adjuvant radiotherapy: a prospective study. Int J Radiat Oncol Biol Phys, 1996, 36(4): 899-905.

[22] Marks LB, Yu X, Prosnitz RG, et al. The incidence and functional consequences of RT-associated cardiac perfusion defects. Int J Radiat Oncol Biol Phys, 2005, 63(1): 214-223.

[23] Hardenberg PH, Munley MT, Hu C, et al. Cardiac perfusion changes in patients treated for breast cancer with radiation therapy and doxorubicin: preliminary results. Int J Radiat Oncol Biol Phys,

2001, 49: 1023-1028.

[24] Schultz-Hector S, Trott KR. Radiation-induced cardiovascular diseases: is the epidemiologic evidence compatible with the radiobiologic data? Int J Radiat Oncol Biol Phys, 2007, 67(1): 10-18.

[25] Little MP, Tawn EJ, Tzoulaki I, et al. A systematic review of epidemiological associations between low and moderate doses of ionizing radiation and late cardiovascular effects, and their possiblemechanisms. Radiat Res, 2008, 169(1): 99-109.

[26] Tribble DL, Barcellos-Hoff MH, Chu BM, et al. Ionizing radiation accelerates aortic lesionformation in fat-fed mice via SOD-inhibitable processes. Arterioscler. ThrombVasc Biol, 1999, 19(6): 1387-1392.

[27] Konings AW, Smit Sibinga CT, Aarnoudse MW. Initial events in radiation-induce datheromatosis II Damage to intimal cells. Strahlentherapie, 1978, 154(11): 795-800.

[28] Hoving S, Heeneman S, Gijbels MJ, et al. Single-dose and fractionated irradiation promoteinitiation and progression of atherosclerosis and induce an inflammatory plaque phenotype in ApoE(-/-)mice. Int J Radiat Oncol Biol Phys, 2008, 71(3): 848-857.

[29] Pakala R, Leborgne L, Cheneau E, et al. Radiation-induced atherosclerotic plaque progressionin a hypercholesterolemic rabbit: a prospective vulnerable plaque model? Cardiovasc Radiat Med, 2003, 4(3): 146-151.

[30] Stewart FA, Heeneman S, Te Poele J, et al. Ionizing radiation accelerates the development ofatherosclerotic lesions in ApoE$^{-/-}$ mice and predisposes to an inflammatory plaque phenotype prone tohemorrhage. Am J Pathol, 2006, 168(2): 649-658.

[31] Darby SC, McGale P, Taylor CW, et al. Long-term mortality from heart disease and lungcancer after radiotherapy for early breast cancer: prospective cohort study of about 300 000 women in US SEER cancer registries. Lancet Oncol, 2005, 6(8): 557-565.

[32] Paszat LF, Mackillop WJ, Groome PA, et al. Mortality from myocardial infarction after adjuvant radiotherapy for breast cancer in the Surveillance, Epidemiology, and End-Results cancer registries. J Clin Oncol, 1998, 16(8): 2625-2631.

[33] Darby SC, Cutter DJ, Boerma M, et al. Radiation-related heart disease: current knowledge and future prospects. Int J Radiat Oncol Biol Phys, 2010, 76(3): 656-665.

[34] Darby SC, Ewertz M, McGale P, et al. Risk of ischemic heart disease in women after radiotherapy for breast cancer.N Engl J Med, 2013, 368(11): 987-998.

[35] Yahalom J, Portlock CS. Adverse effects of treatment: section 4. cardiac toxicity. In: DeVita VT, Hellman S,Rosenberg SA.Cancer: principles and practice of oncology.7th ed. Philadelphia(PA)/ Baltimore(MD): Lippincott/Williams & Wilkins, 2005.

[36] Adams MJ, Lipshultz SE, Schwartz C, et al. Radiation-associated cardiovascular disease:

manifestations and management. Semin Radiat Oncol, 2003, 13(3): 346-356.

[37] Touboul E, Lefranc JP, Blondon J, et al. Multidisciplinary treatment approach to locally advanced non-inflammatory breast cancer using chemotherapy and radiotherapy with or without surgery. Radiother Oncol, 1992, 25(3): 167-175.

[38] Shapiro CL, Hardenbergh PH, Gelman R, et al. Cardiac effects of adjuvant doxorubicin and radiation therapy in breast cancer patients. J Clin Oncol, 1998, 16(11): 3493-3501.

[39] Hardenberg PH, Munley M, Hu C, et al. Doxorubicin-based chemotherapy and radiation increase cardiac perfusion changes in patients treated for left-sided breast cancer. Int J Radiat Oncol Biol Phys, 2001, 51(Suppl.1): 158.

[40] Rehammar JC, Jensen MB, McGale P, et al.Risk of heart disease in relation to radiotherapy and chemotherapy with anthracy-clines among 19 464 breast cancer patients in Denmark, 1977-2005. Radiother Oncol, 2017, 123(2): 299-305.

[41] Halyard MY, Pisansky TM, Dueck AC, et al. Radiotherapy and adjuvant trastuzumab in operable breast cancer: tolerability and adverse event data from the NCCTG Phase III Trial N9831. J Clin Oncol, 2009, 27(16): 2638-2644.

[42] Farolfi A, Melegari M, Aquilina M, et al. Trastuzumab-induced cardiotoxicity in early breast cancer patients: a retrospective study of possible risk and protective factors. Heart, 2013, 99(9): 634-639.

[43] Tjessem KH, Bosse G, Fosså K, et al. Coronary calcium score in 12-year breast cancer survivors after adjuvant radiotherapy with low to moderate heart exposure-Relationship to cardiac radiation dose and cardiovascular risk factors. Radiother Oncol, 2015, 114(3): 328-334.

[44] Giordano SH, Kuo YF, Freeman JL, et al. Risk of cardiac death after adjuvant radiotherapy for breast cancer. J Natl Cancer Inst, 2005, 97(6): 419-424.

[45] Pezner RD. Coronary artery disease and breast radiation therapy. Int J Radiat Oncol Biol Phys, 2013, 86(5): 816-818.

[46] Hooning MJ, Botma A, Aleman BM, et al. Long-term risk of cardiovascular disease in 10-year survivors of breast cancer. J Natl Cancer Inst, 2007, 99(5): 365-375.

[47] Canney PA, Sandersor R, Deehan C, et al. Variation in the probability of cardiac complications with radiation technique in early breast cancer. Br J Radio, 2001, 74(879): 262-265.

[48] Formenti SC, Dewyngaert JK, Jozsef G, et al. Prone vs supine positioning for breast cancer radiotherapy. JAMA, 2012, 308(9): 861-863.

[49] Gielda BT, Strauss JB, Marche JC, et al. A dosimetric comparison between the supine and prone positions for three-field intactbreast radiotherapy. Am J Clin Oncol, 2011, 34(3): 223-230.

[50] Lu HM, Cash E, Chen MH, et al.Reduction of cardiac volume in left-breast treatment fields by

respiratory maneuvers: a CT study. Int J Radiat Oncol Biol Phys, 2000, 47(4): 895-904.

[51] Korreman SS, Pedersen AN, Nottrup TJ, et al. Breathing adapted radiotherapy for breast cancer: comparison of free breathing gating with the breath-hold technique.Radiother Oncol, 2005, 76(3): 311-318.

[52] Yeung R, Conroy L, Long K, et al.Cardiac dose reduction with deep inspiration breath hold for left-sided breast cancer radiotherapy patients with and without regional nodal irradiation. Radiat Oncol, 2015, 10: 200.

[53] Mast ME, van Kempen-Harteveld L, Heijenbrok MW, et al. Left-sided breast cancer radiotherapy with and without breath-hold: does IMRT reduce the cardiac dose even further? Radiother Oncol, 2013, 108(2): 248-253.

[54] Taylor CW, McGale P, Darby SC. Cardiac risks of breast-cancer radiotherapy: a contemporary view. Clin Oncol(R Coll Radiol), 2006, 18(3): 236-246.

[55] Cao L, Cai G, Chang C, et al. Diastolic dysfunction occurs early in HER2-positive breast cancer patients treated concurrently with radiation therapy and trastuzumab. Oncologist, 2015, 20(6): 605-614.

[56] Flejmer AM, Edvardsson A, Dohlmar F, et al.Respiratory gating for proton beam scanning versus photon 3D-CRT for breast cancer radiotherapy. Acta Oncol, 2016, 55(5): 577-583.

[57] Cuaron JJ, Chon B, Tsai H, et al. Early toxicity in patients treated with postoperative proton therapy for locally advanced breast cancer. Int J Radiat Oncol Biol Phys, 2015, 92(2): 284-291.

[58] Shah C, Vicini F, Wazer DE, et al. The American Brachytherapy Society consensus statement for accelerated partial breast irradiation. Brachytherapy, 2013, 12(4): 267-277.

[59] Hughes KS, Schnaper LA, Bellon JR, et al. Lumpectomy plus tamoxifen with or without irradiation in women age 70 years or older with early breast cancer: long-term follow-up of CALGB 9343. J Clin Oncol, 2013, 31(19): 2382-2387.

[60] Kunkler IH, Williams LJ, Jack WJL, et al. Breast-conserving surgery with or without irradiation in women aged 65 years or older with early breast cancer(PRIME II): a randomised controlled trial. The Lancet Oncology, 2015, 16(3): 266-273.

[61] Lancellotti P, Nkomo VT, Badano LP, et al. Expert consensus for multi-modality imaging evaluation of cardiovascular complications of radiotherapy in adults: a report from the European Association of Cardiovascular Imaging and the American Society of Echocardiography.Eur Heart J Cardiovasc Imaging, 2013, 14(8): 721-740.

[62] Armenian SH, Lacchetti C, Barac A, et al.Prevention and monitoring of cardiac dysfunction in survivors of adult cancers: American society of clinical oncology clinical practice guideline. J Clin Oncol, 2017, 35(8): 893-911.

第十章 内分泌治疗期间乳腺癌患者心血管疾病的防治

他莫昔芬在激素受体阳性乳腺癌的成功应用，促进了其他内分泌治疗药物的研究。绝经后妇女雌激素主要源于肾上腺产生的雄激素，其只在周围组织芳香化酶介导的雄烯二酮和睾酮转化为雌酮，而芳香化酶抑制剂（aromatase inhibitor，AI）可阻断该过程，从而抑制雌激素合成，但对卵巢来源的雌激素并无影响。因而，AI被成功应用于绝经后女性激素受体阳性乳腺癌或绝经前女性结合卵巢功能抑制（ovarian function suppression，OFS）治疗。AI分为甾体和非甾体两大类，前者的主要代表是依西美坦，可结合芳香化酶使其灭活，后者主要是阿那曲唑和来曲唑，能可逆地结合芳香化酶。AI能够减少绝经后妇女大于95%的体内雌激素水平，对激素受体阳性绝经后乳腺癌患者疗效优于他莫昔芬[1]。

随着乳腺癌的内分泌治疗及其他全身性治疗的发展，乳腺癌患者的生存期明显延长，随之非肿瘤性死亡在这类患者中的概率有所增高。故应重视乳腺癌患者合并疾病及并发症的治疗。与内分泌治疗相关的并发症有妇科症状（阴道流血、分泌物增加及子宫内膜癌）、静脉血栓栓塞事件、更年期症状（潮热等）、骨量减少、关节痛、肌痛、血脂异常及心血管危险。本章将针对乳腺癌患者内分泌治疗伴发的心血管疾病的防治进行阐述。在欧美国家，心血管疾病（cardiovascular diseases，CVD）是首位致死因素。据统计，美国每30个女性有1个死于乳腺癌，而每2.5个女性中就有一个死于CVD[2]。而在欧洲，在小于75岁的女性中，44%的死亡是由CVD造成的。随着对乳腺癌患者的治疗疗效改善和其寿命的延长，CVD在乳腺癌患者的非肿瘤性死亡中占比增高。CVD的危险因素包括高脂血症和高胆固醇血症，二者都能导致动脉硬化。在20～39岁人群中，女性的CVD发病率低于男性，而此差距随着年龄的增长逐渐缩小，60岁后女性将超过男性。促成此现象的主因是女性从围绝经期直至绝经，对心血管系统具有保护作用的雌激素水平大幅度降低。

一、内分泌治疗对血脂的影响

内分泌治疗会影响体内性激素水平，进而影响血脂水平，包括总胆固醇（total cholesterol，TC）、三酰甘油（triglyceride，TG）、低密度脂蛋白（LDL）和高密度脂蛋白（HDL）。据报道，他莫昔芬对于血脂水平有"积极"的影响。在一个140 人的队列研究中，他莫昔芬组较对照组的 TC 下降 12%，LDL-C 下调 20%（$P<0.001$），而且 HDL-C 也有下调趋势[3]。还有其他类似研究，证实了他莫昔芬能够下调 TC 和 LDL-C，但是上调 Apo A[4-6]。其原理可能是他莫昔芬抑制了脂质代谢相关的酶，包括Δ8,7-甾醇异构酶和乙酰辅酶 A 乙酰转移酶。

多项临床研究提示，他莫昔芬对血脂的影响优于 AI，此差距是由于 AI 导致血脂代谢紊乱还是他莫昔芬对血脂的保护作用，或两者皆有，尚不明确。数个队列研究比较了 AI 和安慰剂对血脂的影响，结论是 AI 较安慰剂并未增加血脂代谢的紊乱（ATENA 和 MA.17L）[7-9]。同时，运用 AI 进行内分泌治疗也未改变患者治疗前后的血脂水平[10]。然而，在大多数这一类研究中，血清标本通常是随机获得的，而非空腹。另外，血脂异常的标准界定也不统一，部分研究中血脂异常指>1.5ULN，而另外一些研究，以超过参考值上限为异常。因此，由于采样和诊断标准的不一致，尚需设计更严密的临床队列以验证 AI 是否会影响血脂代谢。

二、内分泌治疗对心血管疾病的影响

年龄是 CVD 发病的独立危险因子，CVD 在绝经后发病率高于绝经前[11]。东亚地区女性的发病高峰为 45～54 岁，我国女性乳腺癌患者中年龄>45 岁者约占69.75%，因此大部分患者正处于围绝经期或绝经后[12]。乳腺癌相关治疗是否会增加 CVD 的发病风险受到人们关注。在 ATAC 研究中，经过 68 个月的随访显示，CVD 的发生率在接受阿那曲唑和他莫昔芬两组之间没有显著差异，唯心绞痛的发生率在阿那曲唑组中稍高[13]。而该队列随访至 100 个月时，仍发现无论在治疗期间或治疗结束后，两组的 CVD 发生率没有差异[14]。在另一个前瞻性 BIG 1-98 队列研究中，缺血性心脏病的发病率在接受来曲唑和他莫昔芬组间相仿，但在 3～5级心血管事件方面，他莫昔芬组的发病率相对较低（$P=0.06$）[15]。在 IES 研究中，接受依西美坦和他莫昔芬的患者经 55.7 个月随访，CVD 的发生率没有差异[16]。最近的一项 Meta 分析显示：绝经后激素受体阳性的乳腺癌患者接受 AI 相较于他莫昔芬将会增加 CVD 的风险。而他莫昔芬药物本身（与安慰剂或不接受任何药物比较）能够减少 33%的心血管事件。他莫昔芬对心脏的保护作用可以解释 AI

和他莫昔芬对于 CVD 的影响之间的差距[17,18]。

在各个随机临床试验（randomised clinical trial，RCT）中，脑血管疾病终点事件的定义不一，并且发生率相对较低。ATAC 队列在随访 68 个月后发现阿那曲唑组脑血管疾病的发生率较他莫昔芬组低[19]。而在 BIG1-98 却提示来曲唑对脑血管的影响较他莫昔芬大[15]。另一项 MA-17 研究，比较了来曲唑和安慰剂对脑血管疾病的影响，两组的发病率都很低，且并未见明显差异（来曲唑组 0.7%，安慰剂组 0.6%）。根据最近的一项 Meta 分析，AI 和他莫昔芬对脑血管疾病的影响并无差异[17]。

三、内分泌治疗对静脉血栓栓塞的影响

乳腺癌和其他恶性肿瘤患者在疾病进程中有并发血栓栓塞的可能。静脉血栓栓塞可以发生在疾病的任何时期，肿瘤的治疗，如化疗、内分泌治疗、靶向治疗等，可能会增加血栓栓塞的风险。乳腺癌化疗时，血栓栓塞的风险为 1.3%（Ⅰ～Ⅲ期）至 17.6%（Ⅳ期）。在绝经后服用他莫昔芬进行内分泌治疗的患者此风险更高。在绝大多数关于他莫昔芬的研究中与安慰剂比较，他莫昔芬均会增加静脉血栓栓塞的发生率，由高到低依次为肺动脉栓塞、深静脉血栓形成（deep vein thrombosis，DVT）、视网膜静脉血栓。此外，还观察到约 3 倍的血栓性静脉炎的发生率。第三代 AI 很好地克服了他莫昔芬这个缺点。所有的研究都得到了相同的结论，即 AI 相比于他莫昔芬能明显减少静脉血栓栓塞的发病风险[20]。

四、乳腺癌患者内分泌治疗期间心血管疾病的防治

根据患者的年龄、月经情况及肿瘤的病理情况，肿瘤科医生可相应选择一种或几种内分泌药物来治疗激素受体阳性患者。为了降低内分泌治疗期间心血管事件的发生率，可对潜在的发病风险进行一级预防和二级预防。内分泌治疗前患者已患有高脂血症、高血压、糖尿病时，应服用他汀类药物、β受体阻滞剂和（或）血管紧张素转化酶抑制剂、磺脲类或二甲双胍治疗这些疾病。患者还应重视生活方式的转变：戒烟、适当运动、合理饮食及营养。运动和体重是心血管疾病发病危险因素中可以改善的环节，可惜常被忽视[21]。女性健康饮食和生活研究小组通过调查发现，＞70% 的女性在辅助治疗期间有 2.5～6.2kg 的增重[22]。此研究还发现，绝经和增重呈正相关，而运动指数与其呈负相关。另有研究发现，在诊断乳腺癌后的一年中，患者运动量下降为 2 小时/周（11%）[23]。如此不仅增加了心血管疾病的风险，也会导致增重及影响乳腺癌的预后。一项纳入 51 个超重或肥胖的绝经后女性的研究提示，她们血清中有更高的性激素（雌二醇、雌酮、雌酮硫酸

盐），但是性激素结合蛋白却相对较低（$P<0.05$）[24]。Chlebowski 等的 Meta 分析显示，超重的乳腺癌患者或在诊断后增重的患者复发率和死亡率增高，可能与这类人群中的脂质代谢紊乱导致激素水平异常，进而影响疾病进程相关[25]。因此，对于辅助治疗期间的乳腺癌患者，减重、增加体力活动及药物治疗高脂血症、高血压、高血糖等对于降低心血管疾病发病风险和提升总体健康水平是十分必要的。由于临床研究的设计需要，一些病情过重或合并症较多的患者会被排除于研究队列之外，所以总体患者的心血管疾病的发病实际会高于队列报道。目前，乳腺癌患者的血脂干预目标尚缺乏循证医学证据，可参照《2014 年中国胆固醇教育计划血脂异常防治专家建议》[26]。

　　随着乳腺癌患者预期寿命的延长，心血管疾病的防治已成为临床关注的焦点之一。积极随访和控制心血管疾病发病危险因子是乳腺癌综合治疗中重要的一环。定期检验血脂、注意减重、增加体力活动及治疗并存的高血压、糖尿病和高血脂在心血管疾病防治中至关重要，尤其是对绝经后的女性。根据研究推论，他莫昔芬对于血脂代谢和心血管疾病是保护因素，然而在内分泌治疗选择药物时，必须考虑乳腺癌复发的风险。因为，在 ATAC、BIG 1-98 和 IES 这几个大型临床研究中，均发现服用 AI 的无病生存期优于他莫昔芬。这些研究已经证实 AI 较他莫昔芬能够降低乳腺癌复发风险，尤其是致死性远处转移的发生。而 AI 相比他莫昔芬，服用 AI 进行内分泌治疗期间，心血管事件的发生率稍高，所以有必要加强随访。根据目前的临床证据，AI 与他莫昔芬在心血管疾病的致病风险方面的差距是由于他莫昔芬有轻度的心血管保护作用，并非 AI 对于心血管健康的副作用，这一点可以从 MA-17 队列研究中得以确认，MA-17 的结论认为服用来曲唑与安慰剂相比并未显著影响血脂水平或心血管疾病的发病率。另外，AI 能够明显减少他莫昔芬治疗导致的静脉血栓栓塞的发生。

　　内分泌治疗期间应加强乳腺癌患者心血管疾病危险因子的监测和治疗，如果内分泌治疗之前患者就合并有心血管疾病或有其危险因子，早期干预能够减少心血管事件的发生甚至改善肿瘤复发转移的相关风险。其中减重、加强体力活动是最简单有效却容易被忽视的方法。已有资料提示，体力活动减少导致超重的发生易引起脂质代谢紊乱，最终影响患者预后。临床应注意患者潜在的心血管疾病危险因子的防治，不应仅聚焦于肿瘤本身，如此可望提高患者生活质量、改善其预后。

（罗清清　孔令泉）

参考文献

[1] Buzdar A, Chlebowski R, Cuzick J, et al. Defining the role of aromatase inhibitors in the adjuvant

endocrine treatment of early breast cancer. Curr Med Res Opin, 2006, 22(8): 1575-1585.

[2] Lloyd-Jones D, Adams R, Carnethon M, et al. Heart disease and stroke statistics--2009 update: a report from the American Heart Association Statistics Committee and Stroke Statistics Subcommittee. Circulation, 2009, 119(3): e21-181.

[3] Love RR, Wiebe DA, Newcomb PA, et al. Effects of tamoxifen on cardiovascular risk factors in postmenopausal women. Ann Intern Med, 1991, 115(11): 860-864.

[4] Sacco M, Valentini M, Belfiglio M, et al. Randomized trial of 2 versus 5 years of adjuvant tamoxifen for women aged 50 years or older with early breast cancer: Italian interdisciplinary group cancer evaluation study of adjuvant treatment in breast cancer 01. Journal of Clinical Oncology: Official Journal of The American Society of Clinical Oncology, 2003, 21(12): 2276-2281.

[5] Hackshaw A, Roughton M, Forsyth S, et al. Long-term benefits of 5 years of tamoxifen: 10-year follow-up of a large randomized trial in women at least 50 years of age with early breast cancer. Journal of Clinical Oncology: Official Journal of the American Society of Clinical Oncology, 2011, 29(13): 1657-1663.

[6] Mcdonald CC, Alexander FE, Whyte BW, et al. Cardiac and vascular morbidity in women receiving adjuvant tamoxifen for breast cancer in a randomised trial. BMJ, 1995, 311(7011): 977-980.

[7] Markopoulos C, Chrissochou M, Michailidou A, et al. Effect of exemestane on the lipidemic profile of post-menopausal operable breast cancer patients following 5-7 years of adjuvant tamoxifen: preliminary results of the ATENA substudy. Anticancer Drugs, 2005, 16(8): 879-883.

[8] Markopoulos C, Dafni U, Misitzis J, et al. Extended adjuvant hormonal therapy with exemestane has no detrimental effect on the lipid profile of postmenopausal breast cancer patients: final results of the ATENA lipid substudy. Breast Cancer Res, 2009, 11(3): R35.

[9] Wasan KM, Goss PE, Pritchard PH, et al. The influence of letrozole on serum lipid concentrations in postmenopausal women with primary breast cancer who have completed 5 years of adjuvant tamoxifen(NCIC CTG MA.17L). Ann Oncol, 2005, 16(5): 707-715.

[10] Younus M, Kissner M, Reich L, et al. Putting the cardiovascular safety of aromatase inhibitors in patients with early breast cancer into perspective: a systematic review of the literature. Drug Saf, 2011, 34(12): 1125-1149.

[11] Rosano GM, Vitale C, Marazzi G, et al. Menopause and cardiovascular disease: the evidence. Climacteric, 2007, 10(Suppl 1): 19-24.

[12] 郑莹, 吴春晓, 张敏璐. 乳腺癌在中国的流行状况和疾病特征. 中国癌症杂志, 2013, 8: 561-569.

[13] Guzick J, Buzdar A, Howell A, et al. Comprehensive side-effect profile of anastrozole and tamoxifen as adjuvant treatment for early-stage breast cancer: long-term safety analysis of the ATAC trial. The Lancet Oncology, 2006, 7(8): 633-643.

[14] Buzdar A, Forbes JF, Cuzick J, et al. Effect of anastrozole and tamoxifen as adjuvant treatment for early-stage breast cancer: 100-month analysis of the ATAC trial. The Lancet Oncology, 2008, 9(1): 45-53.

[15] Mouridsen H, Keshaviah A, Coates AS, et al. Cardiovascular adverse events during adjuvant endocrine therapy for early breast cancer using letrozole or tamoxifen: safety analysis of BIG 1-98 trial. Journal of Clinical Oncology: Official Journal of the American Society of Clinical Oncology, 2007, 25(36): 5715-5722.

[16] Coombes RC, Kilburn LS, Snowdon CF, et al. Survival and safety of exemestane versus tamoxifen after 2-3 years' tamoxifen treatment(Intergroup Exemestane Study): a randomised controlled trial. Lancet, 2007, 369(9561): 559-570.

[17] Khosrow-Khavar F, Filion KB, Al-Qurashi S, et al. Cardiotoxicity of aromatase inhibitors and tamoxifen in postmenopausal women with breast cancer: a systematic review and meta-analysis of randomized controlled trials. Ann Oncol, 2017, 28(3): 487-496.

[18] Cuzick J, Sestak I, Cawthorn S, et al. Tamoxifen for prevention of breast cancer: extended long-term follow-up of the IBIS-I breast cancer prevention trial. The Lancet Oncology, 2015, 16(1): 67-75.

[19] Howell A, Cuzick J, Baum M, et al. Results of the ATAC(Arimidex, Tamoxifen, Alone or in Combination)trial after completion of 5 years' adjuvant treatment for breast cancer. Lancet, 2005, 365(9453): 60-62.

[20] Early Breast Cancer Trialists' Collaborative Group. Effects of chemotherapy and hormonal therapy for early breast cancer on recurrence and 15-year survival: an overview of the randomised trials. Lancet, 2005, 365(9472): 1687-1717.

[21] Jones LW, Haykowsky MJ, Swartz JJ, et al. Early breast cancer therapy and cardiovascular injury. Journal of the American College of Cardiology, 2007, 50(15): 1435-1441.

[22] Rock CL, Flatt SW, Newman V, et al. Factors associated with weight gain in women after diagnosis of breast cancer. J Am Diet Assoc, 1999, 99(10): 1212-1221.

[23] Irwin ML, Crumley D, Mctiernan A, et al. Physical activity levels before and after a diagnosis of breast carcinoma: the Health, Eating, Activity, and Lifestyle(HEAL)study. Cancer, 2003, 97(7): 1746-1757.

[24] Mahabir S, Baer DJ, Johnson LL, et al. Usefulness of body mass index as a sufficient adiposity measurement for sex hormone concentration associations in postmenopausal women. Cancer

Epidemiol Biomarkers Prev, 2006, 15(12): 2502-2507.

[25] Chlebowski RT, Aiello E, Mctiernan A. Weight loss in breast cancer patient management. Journal of Clinical Oncology: Official Journal of the American Society of Clinical Oncology, 2002, 20(4): 1128-1143.

[26] 郭艺芳. 2014 年中国胆固醇教育计划血脂异常防治专家建议. 中华心脏与心律电子杂志, 2014, 3: 12-16.

第十一章 乳腺癌患者血脂异常的防治

一、乳腺癌患者中血脂异常的伴发情况

（一）血脂异常与乳腺癌的发生

血脂是血清中的胆固醇、三酰甘油（triglyceride，TG）和类脂（如磷脂）的总称，与临床密切相关的血脂主要是胆固醇和TG。人体内胆固醇主要以游离胆固醇与胆固醇酯形式存在，TG是甘油分子中的3个羟基被脂肪酸酯化而形成。血脂不溶于水，必须与特殊的蛋白质即载脂蛋白（apolipoprotein，Apo）结合形成脂蛋白，才能溶于血液，并被运输至组织进行代谢。载脂蛋白分为乳糜微粒（chylomicron，CM）、极低密度脂蛋白（very low density lipoprotein，VLDL）、低密度脂蛋白（low density lipoprotein，LDL）、中间密度脂蛋白（intermediate density lipoprotein，IDL）、高密度脂蛋白（high density lipoprotein，HDL）和脂蛋白（a）[lipoprotein（a），Lp（a）]。临床检测血脂主要包括血清总胆固醇（total cholesterol，TC）、TG、高密度脂蛋白胆固醇（high density Lipoprotein-cholesterol，HDL-C）和低密度脂蛋白胆固醇（low density lipoprotein-cholesterol，LDL-C）。其他血脂项目如Apo A I、Apo B、Lp（a）的应用价值也日益受到关注。血脂异常（dyslipidemia）通常指血清血脂总胆固醇（TC）和TG水平升高，俗称高脂血症（hyperlipemia）。血脂异常的主要危害是增加动脉粥样硬化性心血管疾病（atherosclerotic cardiovascular disease，ASCVD）的发病危险。中国ASCVD一级预防人群血脂合适水平：TC＜5.20mmol/L（200mg/dl），TG＜1.70mmol/L（150mg/dl），HDL-C＞1.0mmol/L（40mg/dl），LDL-C＜3.4mmol/L（130mg/dl）。血脂异常的临床分类：高胆固醇血症、高TG血症、混合型高脂血症和低HDL-C血症。年龄增长和（或）MBI增高与血脂异常的发病率增高有关，肥胖者比正常人更容易出现血脂异常。血液循环中的血脂，尤其是高密度脂蛋白胆固醇、低密度脂蛋白胆固醇、ApoA I和ApoB异常与心血管疾病的发生密切相关，低密度脂蛋白胆固醇还是降脂药的主要作用靶点。载脂蛋白是HDL和LDL的主要构成组分，而且ApoB与LDL-C相比更能提示心血管疾病的发生。

乳腺癌病因学中有许多研究探讨乳腺癌与血脂的关系。对胆固醇和高密度脂蛋白的研究相对较多，但不同研究的结论尚存争议。一项韩国的前瞻性研究发现，高的总胆固醇（≥240mg/dl）与低胆固醇（≤160mg/dl）相比，更容易增加患乳腺癌的风险[1]。也有文献报道，乳腺癌患者的血脂水平比正常对照组血脂水平高[2]。相反，有的文献对比了乳腺癌患者和正常人群，发现乳腺癌组胆固醇水平降低[3]。也有文献指出，高密度脂蛋白胆固醇和患乳腺癌风险之间的关系受绝经状态影响，绝经前高密度脂蛋白胆固醇是乳腺癌的保护因素。

（二）乳腺癌化疗所致血脂异常

化疗药物对血脂会有影响，多数乳腺癌患者要接受化疗。化疗方案较多，时间较长，不良反应明显。有研究表明，乳腺癌患者在辅助化疗和新辅助化疗期间体重增加，每月体重平均增加 0.5kg（1%±1.42%）[4]。有研究显示，使用 CMF 方案化疗后患者体重可增加 2～4kg，患者身体脂肪的构成比增加[5,6]。体重增加与乳腺癌复发风险和死亡率呈正相关[7]，体重增加会加大患者发生血脂异常的风险，还有研究发现转移性乳腺癌患者，使用卡培他滨治疗会使血浆中的三酰甘油水平明显升高[8]。有文献直接证实，使用 TAC 方案化疗 6 个疗程后血清总胆固醇、三酰甘油、低密度脂蛋白水平增加，同时高密度脂蛋白和载 ApoA I 的水平降低[9]。化疗期间为降低紫杉醇类化疗药物的副作用，在化疗前一天要求大剂量服用地塞米松，如此可能会造成代谢紊乱，如高脂血症、高血糖、胰岛素抵抗等[10]。

（三）乳腺癌内分泌治疗所致血脂异常

乳腺癌内分泌治疗经过了双侧卵巢切除去势术、雌激素受体的发现及指导治疗、他莫昔芬及芳香化酶抑制剂等四个重要的发展里程。辅助内分泌治疗对雌激素受体 ER 和（或）PR 阳性的乳腺癌患者至关重要，目前临床使用药物调节患者内分泌水平。对 ER 阳性率≥10%的患者，在完成辅助化疗后可考虑进行辅助内分泌治疗。但对于绝经前 ER 阳性率为 1%～9%的患者，不建议采用卵巢功能抑制联合口服内分泌治疗药物的方案。辅助内分泌治疗不宜与辅助化疗同时使用。由于月经状态的判断对辅助内分泌治疗方案的选择非常重要，因此在制订全部辅助治疗方案前需判断月经状态。绝经的定义：绝经一般是指月经永久性终止，提示卵巢合成的雌激素持续性减少。满足以下任意一条者，都可认为达到绝经状态：①双侧卵巢切除术后；②年龄≥60 岁；③年龄＜60 岁，自然绝经≥12 个月，在近 1 年未接受化疗、他莫昔芬、托瑞米芬或卵巢去势的情况下，FSH 和雌二醇水平在绝经后范围内。乳腺癌内分泌治疗药物根据其作用机制分为选择性雌激素受体调节剂、芳香化酶抑制剂（aromatase inhibitors，AI）、卵巢功能抑制剂和激素类药物等。选择性雌激素受体调节剂代表药物有他莫昔芬、托瑞米芬、雷洛昔芬及氟维司群。由于新研制的氟维司群的特殊作用，也有人把它单独称为纯化的抗雌激素药物或雌激素受体下调剂等。他莫昔芬是最常用的非甾体抗雌激素药物。早年有研究指出，他莫昔芬可持续降低血清胆固醇浓度，此效益在停药后停止[11]。一项试验研究了雌激素受体基因型和绝经状态与他莫昔芬对血脂的影响之间的关系，此前瞻性研究为了测试乳腺癌患者他莫昔芬治疗后血脂的改变是否与以下基因多态性 ER-α、ER-β 或 CYP2D6 相关的假说。经过 4 个月的他莫昔芬治疗，研究结果指出 ER 基因型与乳腺癌患者接受他莫昔芬治疗后血脂改变相关，这些改变还明显受绝经状态的影响[12]。芳香化酶抑制剂能特异性导致芳香化酶失活，阻断其构化反应，抑制雌激素生成，降低血液中雌激素水平，达到治疗乳腺癌的目的。芳香化酶抑制剂主要药物如下：①甾体类芳香化酶抑制剂，如依西美坦（exemestane）、福美司坦（formestane）；②非甾体芳香化酶抑制剂，如来曲唑（letrozole）、阿那曲唑（anastrozole）、氨鲁米特（aminoglutethimide，AG）。AI 主要用于对内分泌治疗有反应的乳腺癌患者的抗激素治疗。目前，AI 对血脂的影响仍存在争议。有研究指出，由于 AI 可降低雌激素水平从而增加了心血管疾病的患病风险。雌激素通过维持正常血脂水平而起到抗动脉粥样硬化的作用，同时雌激素也改变了凝血和纤溶系统，抗氧化系统和血管活性分子的生成[13]。由于 AI 的使用导致绝经后晚期乳腺癌患者血清雌激素水平下降 90%[14]，雌激素绝对缺乏可导致血脂异常[15]。有报道显示，比较了 46～68 岁的绝经后女性使用 AI 前后血脂水平发现，使用 AI 后总胆固醇和低密度脂蛋白胆固醇显著增高[16]。有更大样本量的研究比较 TAM 和 AI 治疗后血脂变化状况发现，在中位年龄 61 岁用 AI 治疗的绝经后乳腺癌患者中，出现更多的高胆固醇血症[17]。一项 Meta 分析结果发现，相比 TAM，服用 AI 时高级别心血管事件的发生率增加[18]。一项随机双盲空白对照试验结果提示，服用 AI 组与空白对照组 TC 无显著差异[19]。促黄体激素释放激素类似物（luteinizing hormone-releasing hormone analogues，LHRHa）是卵巢功能抑制剂，天然的 LHRH（luteinizing hormone releasing hormone，gondaotropin-releasing hormone，GnRH）是一种生物半衰期较短的十肽，以脉冲的形式每隔 90min 从下丘脑分泌至门静脉循环。LHRHa 是通过竞争性结合了垂体 LHRH 的大部分受体，而使 LH 和 FSH 的生成和释放呈一过性增强，但这种刺激的持续，会导致受体的吞噬、分解增多，受体数目减少，垂体细胞的反应下降，LH 和 FSH 的分泌能力降低，从而抑制卵巢雌激素的生成。已有很多合成的 LHRHa 广泛应用于临床，如戈舍瑞林、亮丙瑞林等。1991 年 Andre Lemay 等报道，戈舍瑞林诱导 HDL-C 明显增高，LDL-C、ApoAⅠ和 ApoB 等血脂指标没有明显改变[20]。

二、血脂异常与乳腺癌的预后

体重增加与乳腺癌患者不良预后有关。与体重较轻者比较，超重、肥胖的乳腺癌患者出现并发症、复发及死亡风险增加[21]。杜克大学的研究称，27-羟化胆固醇作为胆固醇的主要代谢产物，会加快乳腺癌细胞的生长并促进其向肺转移。乳腺癌患者的低密度脂蛋白胆固醇和极低密度脂蛋白胆固醇增高，血液中胆固醇增高会增加雌激素受体阳性乳腺癌的发病风险，并且会降低癌细胞对内分泌治疗的敏感性[22]。研究显示，患者 BMI 增加 5 kg/m^2 将会明显增加对侧乳腺患癌风险和第二原发肿瘤的风险[23]。

三、乳腺癌患者血脂异常的防治

（一）内分泌治疗药物的选择［参照《中国临床肿瘤学会（CSCO）乳腺癌诊治指南 2017》］

绝经后乳腺癌患者辅助内分泌治疗策略如下。

（1）基本策略：第三代 AI 治疗 5 年，包括阿那曲唑、来曲唑、依西美坦。

（2）可选策略：初始辅助 AI 治疗已满 5 年，耐受性良好，可考虑延长内分泌治疗，继续选择 5 年 AI 或 TAM 治疗。

（3）建议初始辅助内分泌治疗时为绝经后状态的患者使用 5 年 AI 治疗。确实存在 AI 使用禁忌证的患者，初始辅助内分泌治疗可考虑选择 TAM。

（4）初始选择 TAM 者（初始治疗时为绝经前，治疗过程中转为绝经后状态者；或绝经后初始选择 TAM 者），在治疗期换用 AI 治疗 2～5 年已确认其可行性和有效性。

绝经前患者辅助内分泌治疗策略如下。

（1）对于复发风险低的患者：①淋巴结阴性；②G2；③T＜2cm；④无辅助化疗指征，选择服用 TAM 5 年。

（2）对于年轻患者，综合考虑以下危险因素：①G2～3；②淋巴结阳性 1～3 个；③T≥2cm。有辅助化疗指征，但不愿意接受化疗者，推荐服用卵巢功能抑制（OFS）+TAM 5 年。完成 5 年治疗后，耐受性良好可考虑延长内分泌治疗：未绝经者使用 TAM 治疗 5 年，绝经者使用 AI。

（3）有以下危险因素者：①淋巴结阳性≥4 个；②G3，建议使用卵巢功能抑制（OFS）+AI 5 年，完成 5 年治疗后，耐受性良好可考虑延长内分泌治疗，未绝经者使用 OFS+AI 治疗 5 年或 TAM 5 年，绝经者使用 AI 治疗 5 年。

（二）采取健康的生活方式

肥胖、超重和久坐的生活方式是目前多数中老年女性共同的生活状态。在美国，大约 2/3 的 50 岁以上的女性超重，BMI＞25.0kg/m^2[24]。少于 20%的绝经后女性能超过 Surgeon General 的锻炼指南提供的最小运动量：每周至少 5 天中速运动 30min。而绝经后患乳腺癌者，运动量更少[25]。在一项以人群为基础的对 50～64 岁患乳腺癌妇女的研究发现，几乎 50%的患者未进行任何定期的休闲运动，只有 25%有充分的运动[26]。

血脂异常受饮食和生活方式的影响，饮食治疗和改善生活方式是血脂异常治疗的基础措施，无论是否选择药物治疗，都需要坚持控制饮食和改善生活方式。良好的生活方式包括坚持心脏健康饮食、规律运动、远离烟草和保持理想体重。

（1）饮食的管理：建议每天摄入胆固醇＜300mg，尤其是 ASCVD 等高危患者，摄入脂肪不应超过总能量的 20%～30%。一般人群摄入饱和脂肪酸应小于总能量的 10%；而高胆固醇血症者饱和脂肪酸摄入量应小于总能量的 7%，反式脂肪酸摄入量应小于总能量的1%。高 TG 血症者更应尽可能减少每天摄入脂肪总量，每天烹调油应少于 30g。脂肪摄入应优先选择富含 n-3 多不饱和脂肪酸的食物（如深海鱼、鱼油、植物油）。建议每天摄入碳水化合物占总能量的 50%～65%。选择使用富含膳食纤维和低升糖指数的碳水化合物替代饱和脂肪酸。

（2）身体活动：建议每周 5～7 天、每次 30min 中等强度的运动。乳腺癌患者可以跳乳房保健操，改善上肢血液循环，减少因腋窝淋巴结清扫导致的上肢水肿。

（3）戒烟和限制饮酒。

（三）血脂异常的治疗原则

血脂异常治疗的目的是防控 ASCVD，降低心肌梗死、缺血性卒中或冠心病死亡等心血管病不良事件发生的危险。由于遗传背景和生活环境不同，个体罹患 ASCVD 危险程度显著不同。对于乳腺癌患者，发生血脂异常的风险增加，显著影响患者预后和生活质量，其血脂更应该得到更完善的检测和控制。

治疗措施应是综合性的。生活方式改变是首要的基本治疗措施，药物治疗需严格掌握适应证，必要时考虑血液净化疗法或外科治疗，基因治疗尚在探索之中。

治疗血脂异常最主要的目的在于防治缺血性心血管疾病。《中国成人血脂异常防治指南（2016 年）》建议：依据 ASCVD 发病危险采取不同强度的干预措施是血脂异常防治的核心策略。

1. ASCVD 危险分层

低危者指 10 年内发生 ASCVD 危险性＜5%；中危者指 10 年内发生 ASCVD 危险性为 5%～9%；高危者指 10 年内发生 ASCVD 危险性≥10%。已诊断 ASCVD 者直接列为极高危人群；符合如下条件之一者直接列为高危人群：①LDL-C≥4.9mmol/L（190mg/dl）；②1.8mmol/L（70mg/dl）≤LDL-C≤4.9mmol/L（190mg/dl），且年龄在 40 岁以上的糖尿病患者。符合上述条件的极高危和高危人群不需要按危险因素个数进行 ASCVD 危险分层。所有不具有上述情况的个体，在考虑是否需要调脂治疗时，应按照表 11-1 的流程进行未来 10 年间 ASCVD 总体发病危险的评估。

表 11-1　未来 10 年间 ASCVD 总体发病危险的评估

符合下列任意条件者，可直接列为高危或极高危人群

极高危：ASCVD 患者

高危：（1）LDL-C≥4.9mmol/L 或 TC≥7.2mmol/L

（2）糖尿病患者［LDL-C 在 1.8～4.9mmol/L（或 TC 3.1～7.2mmol/L）且年龄≥40 岁］

危险因素（个）	血清胆固醇水平分层（mmol/L）		
	3.1≤TC＜4.1 或 1.8≤LDL-C＜2.6	4.1≤TC＜5.2 或 2.6≤LDL-C＜3.4	5.2≤TC＜7.2 或 3.4≤LDL-C＜4.9
无高血压			
0～1	低危（＜5%）	低危（＜5%）	低危（＜5%）
2	低危（＜5%）	低危（＜5%）	中危（5%～9%）
3	低危（＜5%）	中危（5%～9%）	中危（5%～9%）
有高血压			
0	低危（＜5%）	低危（＜5%）	低危（＜5%）
1	低危（＜5%）	中危（5%～9%）	中危（5%～9%）
2	中危（5%～9%）	高危（≥10%）	高危（≥10%）
3	高危（≥10%）	高危（≥10%）	高危（≥10%）

ASCVD 10 年发病危险为中危且年龄＜55 岁者，评估余生危险

具有以下任意 2 项及以上危险因素者，定义为 ASCVD 高危人群

（1）收缩压≥160mmHg 或舒张压≥100mmHg；非 HDL-C≥5.2mmol/L（200mg/dl）

（2）HDL-C＜1.0mmol/L（40mg/dl）；BMI≥28kg/m²；吸烟

2. 调脂达标值

不同 ASCVD 危险人群的 LDL-C 和非 HDL-C 治疗达标值不同，低/中危人群控制 LDL-C＜3.4mmol/L（130mg/dl），非 HDL-C＜4.1mmol/L（160mg/dl）；高危人群控制 LDL-C＜2.6mmol/L（100mg/dl），非 HDL-C＜3.4mmol/L（130mg/dl）；极高危人群控制 LDL-C＜1.8mmol/L（70mg/dl），非 HDL-C＜2.6mmol/L（100mg/dl）。如果 LDL-C 基线值较高，若现用调脂药物标准治疗 3 个月后，尚未使 LDL-C 降至基本目标值，则可考虑将 LDL-C 至少降低 50% 作为替代目标。临床上也有部分极高危患者 LDL-C 基线值已在基本目标值以内，这时可将其 LDL-C 从基线值再下降 30% 左右。

3. 治疗性的生活方式改变

（1）医学营养治疗是治疗血脂异常的基础，需长期坚持。根据患者血脂异常的程度、分型，以及性别、年龄和劳动强度等制订食谱。高胆固醇血症要求采用低饱和脂肪酸、低胆固醇饮食，增加不饱和脂肪酸；外源性高三酰甘油血症要求改为严格的低脂肪饮食，脂肪摄入量＜30% 总热量；内源性高三酰甘油血症要注意限制总热量及碳水化合物，减轻体重，并增加多不饱和脂肪酸。

（2）增加有规律的体力活动控制体重，保持合适的体重指数（BMI）。

（3）其他：戒烟，限盐，限制饮酒、禁烈性酒。

4. 药物治疗（常用调脂药物）

（1）他汀类：还原酶抑制剂（他汀类）竞争性抑制体内胆固醇合成过程中限速酶（HMG-CoA）活性，从而阻断胆固醇的生成，继而上调细胞表面的 LDL 受体，加速血浆 LDL 的分解代谢，此外还可抑制 VLDL 合成。主要降低血清 TC 和 LDL-C，也可略降低 TG 和 VLDL，轻度升高 HDL-C 水平。适应证为高胆固醇血症和以胆固醇升高为主的混合性高脂血症。主要制剂有洛伐他汀（lovastatin）、辛伐他汀（simvastatin）、普伐他汀（pravastatin）、氟伐他汀（fluvastatin）、阿伐他汀（atorvastatin）、瑞舒伐他汀（rosuvastatin）、血脂康等。

（2）胆固醇吸收抑制剂：依折麦布能有效抑制肠道内胆固醇的吸收。IMOROVE-IT 研究表明 ACS 患者在辛伐他汀基础上加用依折麦布能够进一步降低心血管事件风险[27]。

（3）普罗布考：通过掺入 LDL 颗粒中心，影响脂蛋白代谢，使 LDL 易通过非受体途径被清除。主要适用于高胆固醇血症，尤其是纯合子型家族性高胆固醇血症。

（4）苯氧芳酸类（贝特类）：激活过氧化物酶体增殖物激活受体（PPAR）α，刺激 LPL、ApoA I 和 ApoA II，抑制 apo-CIII 基因表达，增强 LPL 的脂解活性，促进 VLDL 和 TG 分解及胆固醇的逆向运转。主要降低血清 TG、VLDL-C，也可部分降低 TC 和 LDL-C，升高 HDL-C。适应证是高三酰甘油血症和以三酰甘油升高为主的混合性高脂血症。

（5）烟酸类：烟酸属 B 族维生素，也被称为维生素 B_3，属人体必需维生素。大剂量时具有降低 TC、LDL-C 和 TG 及升高 HDL-C 的作用。具体机制未明，可能与抑制脂肪组织脂解、抑制脂肪组织中激素敏感激酶活性、减少游离脂肪酸进入肝脏及降低 VLDL 分泌有关。适应证是高三酰甘油血症和以三酰甘油升高为主的混合性高脂血症。常用的贝特类药物有非诺贝特片、微粒化非诺贝特、吉非贝齐、苯扎贝特。

（6）胆酸螯合剂（树脂类）：属碱性阴离子交换树脂，在肠道内与胆酸不可逆结合，阻碍胆酸的肠肝循环，促使胆酸随粪便排出，阻断其胆固醇的重吸收。通过反馈机制，上调肝细胞膜表面的 LDL 受体，加速血中 LDL 清除，降低 TC 和 LDL-C。适应证为高胆固醇血症和以胆固醇升高为主的混合性高脂血症。

（7）高纯度鱼油制剂：鱼油主要成分为 n-3 脂肪酸即 ω-3 脂肪酸。主要用于治疗高三酰甘油血症。

（李　欣　刘自力）

参 考 文 献

[1] Kitahara CM, Freedman ND, Huxley R. Total cholesterol and cancer risk in a large prospective study in Korea. Journal of Clinical Oncology, 2011, 29: 1592-1598.

[2] Laisupasin P, Thompat W, Sukarayodhin S, et al.Comparison of serum lipid profiles between normal controls and breast cancer patients. Journal of Laboratory Physicians, 2013, 5(1): 38-41.

[3] Llanos AA, Makambi KH, Tucker CA. Cholesterol, lipoproteins, and breast cancer risk in African-American women. Ethn Dis, 2012, 22(3): 281-287.

[4] Costa LJ, Varella PC, del Giglio A. Weight changes during chemotherapy for breast cancer. São Paulo Medical Journal-Revista Paulista de Medicina, 2002, 120(4): 113-117.

[5] Carrie L, Cheney JM.Computerized tomography assessment of women with weight changes associated with adjuvant treatment for breast cancer. The American Journal of Clinical Nutrition, 1997, 66(1): 141-146.

[6] Aslani AS, Allen BJ, Pavlakis N, et al.Changes in body composition during breast cancer chemotherapy with the CMF-regimen. Breast Cancer Research and Treatment, 1999, 57(3): 285-290.

[7] Lapirot ET.Weight change during chemotherapy changes the prognosis in non metastatic breast

cancer for the worse. BMC Cancer, 2010, 10(1): 1-9.

[8] Geva S, Lazarev I, Geffen DB, et al.Hypertriglyceridemia in patients with metastatic breast cancer and treatment with capecitabine. Journal of Chemotherapy, 2013, 25(3): 176-180.

[9] Bicakli DH, Varol U, Degirmenci M, et al.Adjuvant chemotherapy may contribute to an increased risk for metabolic syndrome in patients with breast cancer. Journal of Oncology Pharmacy Practice: Official Publication of The International Society of Oncology Pharmacy Practitioners, 2016, 22(1): 46-53.

[10] Barbosa AM, Francisco Pde C, Motta K, et al.Fish oil supplementation attenuates changes in plasma lipids caused by dexamethasone treatment in rats. Applied physiology, nutrition, and metabolism. Physiologieappliquee, Nutrition Et Metabolisme, 2016, 41(4): 382-390.

[11] Dewar JA, Preece PE, Tavendale R, et al. Long term effects of tamoxifen on blood lipid values in breast cancer. BMJ, 1992, 305(6847): 225-226.

[12] Ntukidem NI, Nguyen AT, Stearns V, et al.Estrogen receptor genotypes, menopausal status, and the lipid effects of tamoxifen. Clinical pharmacology and therapeutics, 2008, 83(5): 702-710.

[13] Mendelsohn ME, Karas RH.The protective effects of estrogen on the cardiovascular system. The New England Journal of Medicine, 1999, 340: 1801-1811.

[14] Geisler J, Anker G, King N, et al.In vivo inhibition of aromatization by exemestane, a novel irreversible aromatase inhibitor, in postmenopausal breast cancer patients. Clin Cancer Res, 1998, 4(9): 2089-2093.

[15] Chlebowski RT, Anderson GL, Geller M, et al.Coronary heart disease and stroke with aromatase inhibitor, tamoxifen, and menopausal hormone therapy use. Clinical breast cancer, 2006, 6: S58-S64.

[16] Elisaf MS, Nicolaides C, Kakaidi B, et al. Effect of letrozole on the lipid profile in postmenopausal women with breast cancer. European Journal of Cancer, 2001: 1510-1513.

[17] Coates AS, Keshaviah A, Thurlimann B, et al.Five years of letrozole compared with tamoxifen as initial adjuvant therapy for postmenopausal women with endocrine-responsive early breast cancer: update of study BIG 1-98. Journal of Clinical Oncology: Official Journal of the American Society of Clinical Oncology, 2007, 25(5): 486-492.

[18] Cuppone F, Bria E, Verma S, et al.Do adjuvant aromatase inhibitors increase the cardiovascular risk in postmenopausal women with early breast cancer? Meta-analysis of randomized trials. Cancer, 2008, 112(2): 260-267.

[19] Wasan KM, Pritchard PH.The influence of letrozole on serum lipid concentrations in postmenopausal women with primary breast cancer who have completed 5 years of adjuvant tamoxife(NCIC CTG MA.17L). Annals of Oncology, 2005: 707-715.

[20] Lemay A, Forest JC, Maheux R.Cholesterol fractions and apolipoproteins during endometriosis treatment by a gonadotrophin releasing hormone(GnRH)agonist implant or by danazol. Clinical Endocrinology, 1991: 305-310.

[21] Chlebowski RT, Aiello E, Ucternal A. Weight loss in breast cancer patient management.Journal of Clinical Oncology, 2002, 20(4): 1128-1143.

[22] Nelson ER, Wardell SE, Jasper JS, et al.27-Hydroxycholesterol links hypercholesterolemia and breast cancer pathophysiology.Science, 2013, 342(6162): 1094-1098.

[23] Druesne-Pecollo N, Touvier M, Barrandon E, et al.Excess body weight and second primary cancer risk after breast cancer: a systematic review and meta-analysis of prospective studies. Breast Cancer Research and Treatment, 2012, 135(3): 647-654.

[24] Kuczmarski MF, Kuczmarski RJ, Najjar M.Descriptive anthropometric reference data for older Americans. Journal of the American Dietetic Association, 2000, 100(1): 59-66.

[25] International C. Prevalence of leisure-time and occupational physical activity among employed adults-united states 1990. MMWR Morb Mortal Wkly Rep, 2000, 49(19): 420-424.

[26] Mctiernan A, Stanford JL, Daling JR, et al. Prevalence and correlates of recreational physical activity in women aged 50-64 years. The Journal of The North American Menopause Society, 1998, 5(2): 95-101.

[27] Cannon CP, Blazing MA, Giugliano RP, et al. Ezetimibe added to statin therapy after acute coronary syndromes. The New England Journal of Medicine, 2015, 372(25): 2387-2397.

第十二章 乳腺癌患者高血压的防治

一、乳腺癌患者高血压的伴发情况

乳腺癌是全球女性发病率最高的恶性肿瘤，我国乳腺癌的发病率近年来呈显著上升趋势[1]。乳腺癌好发于 50 岁以上女性，多数伴发其他内科疾病，研究证实，超过 60% 的 75 岁以上乳腺癌患者合并其他疾病[2]。这些患者，其治疗方案及预后均不同于单纯的乳腺癌。Houterman 等[3]研究发现，患者是否伴发其他疾病影响乳腺癌治疗方案的选择。在乳腺癌多种伴发疾病中，高血压是最常见的病症之一。乳腺癌多发于中老年阶段，此年龄段恰好也是高血压的高发期，二者同时存在及相互影响使得病情复杂多变。高血压是以体循环动脉压升高为主要表现的临床综合征，定义为在未使用降压药物的情况下非同日 3 次测量血压收缩压≥140mmHg和（或）舒张压≥90mmHg。收缩压≥140mmHg 和舒张压＜90mmHg 为单纯收缩期高血压。患者既往有高血压史，目前正在使用降压药物，血压虽然低于140/90mmHg，也诊断为高血压。根据血压升高水平，又进一步将高血压分为 1 级、2 级和 3 级（见表 3-6）。美国心脏协会（AHA）2017 学术年会上，公布了新版美国高血压管理指南，对高血压诊断标准进行了调整（表 12-1[4]）。

表 12-1　2017 年美国高血压临床实践指南

血压分类	收缩压（mmHg）		舒张压（mmHg）
正常血压	＜120	且	＜80
血压升高	＜130	且	＜80
高血压 1 期	130～139	或	80～90
高血压 2 期	≥140	或	≥90

高血压是一种全身性疾病，可伴有心、脑、肾等重要器官损害，近年乳腺癌患者中伴高血压患者有增多趋势。一方面高血压本身及治疗使用的降压药物与乳腺癌的发生有相关性；另一方面，乳腺癌患者可因疾病本身、精神刺激等因素，导致过度紧张而使大脑皮质兴奋与抑制过程失衡，皮质下血管运动中枢功能紊乱，以致外周阻力增高和血压上升，而加重高血压症状；同时乳腺癌治疗过程中如手

术、化疗、内分泌治疗等也极易影响血压异常，因此乳腺癌与高血压之间有密切的关系。

（一）高血压及降压药物与乳腺癌的发生

高血压与乳腺癌发生风险的关系目前尚无定论，有学者于 1988 年进行队列研究报道，高血压与乳腺癌患病风险增加有关，此后有研究认为，高血压是乳腺癌的一个危险因素。Largent 等[5]一项病例对照研究显示，高血压增加乳腺癌的发病率，且高血压发病年龄越早（＜50 岁），乳腺癌发病率增加越明显。同时 Peeters 等[6]报道绝经后女性舒张压升高，可使乳腺癌患者的风险增加两倍，高血压是绝经后女性乳腺癌发生风险的独立预测指标。高血压与乳腺癌之间发生关系的机制目前认为是高血压和乳腺癌可能共同拥有脂肪组织介导的常见病理生理途径，它可能导致慢性炎症，进一步增加乳腺癌和高血压的风险[7]；高血压增加乳腺癌风险的另一种机制是通过阻断细胞凋亡，改变细胞的调节能力。动物模型的研究显示，高血压对致癌物反应敏感，且激发致癌作用。但有学者对 9112 例患高血压的绝经后妇女随访 27 年后得到的数据进行分析，认为高血压对绝经后乳腺癌发病率的影响与同等年龄条件下的普通人群没有差别。关于高血压与乳腺癌之间关系的研究相对较少，目前研究结果倾向于高血压可轻度增加乳腺癌的发病率，但尚需进一步论证。

近年来有研究提出治疗高血压的药物与乳腺癌的发病有关。《美国医学杂志内科学》2013 年 5 月在线发表了一项研究，它评价了绝经后女性应用不同级别的降压药与乳腺浸润性导管癌及小叶癌的相关性，结果表明，长期应用钙通道阻滞剂（CCB）与乳腺癌发病危险相关。CCB 是一类重要的临床降压药物，我国半数以上高血压患者应用 CCB 治疗，长期使用 CCB 的安全性、耐受性受到关注与质疑。早在 1996 年《柳叶刀》曾报道，应用 CCB 的老年人群中，各种癌症风险增加 72%，其中增加乳腺癌的风险为 65%；1977 年，另一项老年队列人群研究也报道，曾用过 CCB 的人群乳腺癌相对危险度（RR）为 2.6，有显著统计学意义。丁宗君[8]通过对 200 例服用 CCB 的 55～74 岁绝经女性进行调查研究，结果表明持续服用 CCB 降压药治疗 10 年以上患者的乳腺癌发生率显著增加（为 2.4%）。由 Saltzman 等[9]报道的一项降压药物与乳腺癌风险关联的前瞻性队列研究纳入 3021 例大于 65 岁的女性，均使用降压药物治疗 2 年以上。结果显示，相比于未使用降压药物的女性，服用 CCB 类药物 2 年的女性罹患乳腺癌风险增加 1.6 倍；而近期服用速释型 CCB 降压药的女性，患乳腺癌风险增加 2.4 倍。

CCB 的降压原理是通过阻断经过细胞膜的钙离子通道，使细胞内钙离子浓度降低而引起心血管组织、器官功能改变，起到降压作用。但同时钙离子通道阻断可以抑制细胞凋亡，而凋亡是限制肿瘤细胞生长的有效机制。因此，使用 CCB 降压治疗可能使恶性肿瘤细胞的存活期延长、肿瘤细胞数目增多、肿瘤体积增大，故存在癌症风险。长期随访还发现，速释型 CCB 使用率大幅降低，从 44%减至10%，而缓释型 CCB 制剂的临床使用率不断增加且逐渐被普遍认可。分析表明，缓释型 CCB 治疗与乳腺癌风险度的相关性较弱。与缓释型 CCB 相比，速释型 CCB 的血药浓度波动幅度更大，因此，速释型 CCB 治疗的血药浓度可能超越了肿瘤生长所需达到的阈值浓度，进而导致服用者临床乳腺癌风险增加。目前认为 CCB 可能通过细胞间钙离子水平升高而抑制细胞凋亡，但未获得相关文献支持。国内研究显示，抗高血压药物中的 CCB 可促使女性血清雌激素及泌乳素水平升高，其机制尚不明确，可能与细胞中的酶原作用相关，也可能是组织细胞的免疫功能下降，细胞交换功能出现异常，从而影响了激素水平，导致乳腺导管内皮细胞的病变，进而演变为乳腺癌[10]。

（二）乳腺癌化疗所致血压异常

目前乳腺癌的治疗以手术为主，同时辅以化疗、放疗及内分泌等治疗手段，其中化疗是大多数患者仅次于手术的最重要的治疗方法。术后辅助化疗可减少乳腺癌的复发，对具有高危因素者辅助化疗更为必要，而术前化疗为某些不宜直接手术的患者则争取了手术机会。手术与化疗相辅相成，是乳腺癌治疗中极其重要的治疗方法，有利于患者延长生存期，提高生活质量。但其也有新问题：化疗药物的毒性，尤其是对心血管的毒性既危害患者的安全，也阻碍了抗肿瘤治疗的顺利进行，延误了治疗时机，延长了治疗的周期。

乳腺癌患者进行化疗时，由于心理紧张，同时药物引起的腹泻、恶心、呕吐等会加重患者心理应激反应，并通过神经内分泌作用引起一系列儿茶酚胺、肾素、血管紧张素类激素升高，最终引起血压升高。此外多种化疗药物也可以直接引起心血管系统的毒性不良反应。有研究发现，蒽环类可导致血压升高甚至高血压[11]。蒽环类药物是一类对造血系统和实体肿瘤具有高效作用的抗癌药物，包括多柔比星、表柔比星、柔红霉素、阿克拉霉素等。其疗效已得到认可，但副作用尤其是心血管毒性限制了其应用。蒽环类药物可以产生氧自由基，对心肌细胞产生损害，在用药过程中，肿瘤细胞释放某些细胞因子（如 IL-2、TNF-α）使心肌受损，同时蒽环类药物可能选择性抑制与心肌纤维生长有关的基因表达。蒽环类药物导致的心脏毒性按出现时间可分为急性、慢性和迟发性三类。给予蒽环类药物后的前几年中超过 50%的患者发生左心室结构和功能亚临床心肺超声变化，说明大多数患者在蒽环类给药后很快发生心脏损害，而且随着时间的延长损害加重。蒽环类药物的慢性及迟发性心脏毒性与其累积量呈正相关。近年来研究显示，低剂量蒽环类药物也可引起心脏毒性，接受低剂量多柔比星治疗的患者在长期随访时发现心脏功能异常。更多的研究证实，蒽环类药物对心脏的器质性损害在第一次应用时就可能出现，呈进行性加重且不可逆。而这种心脏的不可逆损害，会对心脏功能造成明显影响，同时表现为血压的异常，甚至出现高血压。烷化类药物环磷酰胺也能引起心血管系统的损害，且损害程度与用药剂量密切相关，低剂量时耐受性良好，但大剂量时（一个疗程 $>1000mg/m^2$），可能导致急性心脏毒性的发生，轻者只表现为心电图的变化，重者可导致心力衰竭、心肌炎或心包炎。其他化疗药物如紫杉醇也是乳腺癌化疗中的常用药，紫杉醇是从红豆杉树皮中提取而成，针对紫杉醇的高度脂溶性，常在其中加入聚氧乙烯蓖麻油作为溶剂，后者在人体内降解时可释放组胺，导致机体产生不良反应。常见的有骨髓抑制、过敏反应、神经毒性及消化道反应等。体外研究发现，紫杉醇可以诱导心律失常并减慢心率，而静脉滴注紫杉醇的过程中也有出现血压上升的情况。Solimando 等[12]对在静脉滴注紫杉醇过程中出现血压升高的 58 例患者分析发现，患者均为女性，多为卵巢癌和乳腺癌，其中 21 例血压升高是唯一的临床症状。针对这 21 例患者分析发现，患者出现血压升高时所处的化疗周期并不固定，从开始输注到出现血压升高的时间从几分钟到几小时不定，部分患者升高的血压可自然降至正常，部分患者需药物干预（如硝苯地平）。同时在国内也有报道称，应用紫杉醇化疗以后能引起血压升高[13]。

（三）乳腺癌内分泌治疗所致血压异常

激素受体（HR）阳性者约占全部乳腺癌的 70%，内分泌治疗是这部分患者辅助治疗及晚期治疗的主要方法。对于雌激素受体（ER）和（或）孕激素受体（PR）阳性的乳腺癌患者，术后辅助内分泌治疗可有效降低肿瘤复发率，提高总生存率。

20 世纪 70 年代，他莫昔芬的问世成为乳腺癌内分泌治疗的里程碑；20 世纪 90 年代，第三代芳香化酶抑制剂的问世则使乳腺癌的内分泌治疗进入了一个新时代。绝经前乳腺癌首选他莫昔芬 5 年。他莫昔芬主要是雌激素受体阻滞剂，通过在细胞水平阻断雌激素与其受体结合而起到抗雌激素作用。他莫昔芬与雌二醇竞争胞内雌激素受体，与受体形成稳定的复合物并转运于核内，使胞内雌激素受体被消耗，阻断了雌二醇的吸收。第三代芳香化酶抑制剂问世以后，逐步应用于绝经后乳腺癌患者的辅助治疗。一项大型随机对照研究显示，随访 10 年后，5 年芳香化酶抑制剂治疗较 5 年他莫昔芬治疗可明显改善患者的无病生存，降低复发风险，确立了芳香化酶抑制剂作为绝经后早期乳腺癌辅助治疗标准方案的地位[14]。芳香化酶是一种由 503 个氨基酸组成的酶蛋白，又称雌激素合成酶，在体内催化雄激素向雌激素的转化，在卵巢、乳腺、皮肤、肌肉等组织中都有不同程度的表达。芳香化酶抑制剂通过抑制芳香化酶的作用而抑制雌激素的合成。

　　无论是他莫昔芬还是芳香化酶抑制剂均通过影响雌激素来治疗乳腺癌。流行病学调查发现，女性绝经前高血压发病率明显低于男性，但绝经后高血压发病率迅速增加，并超过同龄男性[14]，其主要原因在于雌激素对血压的影响。雌激素水平对血压的影响机制有几个方面：①直接作用，雌激素可以直接激活血管平滑肌细胞膜上的钾离子通道，使钙离子通道关闭，钙离子内流停止，血管平滑肌松弛，从而发挥快速调节血管平滑肌的作用。②影响内皮功能，雌激素可以通过雌激素受体介导的途径，与细胞核内的雌激素受体结合后上调内皮一氧化氮合酶（nitric oxide synthase，NOS）的表达，或者使 NOS 活性增强，从而增加 NO 的合成，使血管内皮依赖性舒张功能得到改善。雌激素还可以通过升高 HDL-C，降低 LDL-C、脂蛋白 a 和载脂蛋白 B 来改善血脂代谢及发挥其抗氧化活性，间接改善血管内皮功能。③影响肾素-血管紧张素系统（renin angiotension system，RAS），雌激素通过下调血管紧张素Ⅱ1 型受体的表达和 NO 合成酶的活性与释放来抑制 RAS 系统，而 RAS 与 NO 通路在调控血压和电解质平衡中有重要作用。④拮抗氧化应激的作用，雌激素的缺乏可以使血管内皮细胞环氧化酶通路激活，血管内皮细胞血管紧张素Ⅰ受体表达上调，使活性氧增多，氧化应激增强。此外，雌激素缺乏导致盐敏感性增加和高血压，盐敏感性高血压伴随着 RAS 的活化与内皮 NOS 的下调、NO 生物活性的减弱，均可以引起高血压的发生。因此，雌激素被认为对心血管系统有保护作用。而乳腺癌患者进行内分泌治疗时会降低雌激素不平，则导致血压异常。

二、高血压与乳腺癌的预后

　　高血压是绝经后女性乳腺癌发生的独立预测指标，控制血压有利于乳腺癌患者生存。当乳腺癌合并高血压时，不但使肿瘤原治疗计划暂停或中断延误了抗肿瘤的时机，延长了治疗周期，而且高血压也可能威胁患者的健康。高血压不仅使心脑血管病的发病率增加，而且还与乳腺癌患者的不良预后相关[16]。有研究分析显示，高血压使乳腺癌的死亡率增加 14%。意大利一项研究显示，高血压可使乳腺癌患者的复发风险增加46%[17]。Stocks等[18]对577 799例成年人研究发现，血压增高与癌症患者死亡风险增加有关。同时也有研究发现，在非裔美国乳腺癌患者中有高血压者（63.4%）远高于白种人患者（35.5%），而在诊断乳腺癌之前患高血压的非裔美国女性生存率更差，控制高血压可提高非裔美国女性乳腺癌患者的总生存率。高血压对乳腺癌生存不良影响的机制尚不清楚，高血压患者常常伴有中心性肥胖或糖尿病及低脂连蛋白水平，胰岛素抵抗或许可以解释部分联系，但尚有争议，需要更多研究解释两者的关系。

　　众多围术期患者由于手术创伤、精神紧张、疼痛刺激等使血压进一步升高，甚至发生高血压急症，增加术中出血概率，影响术后伤口愈合。作为乳腺癌术后皮下积液形成的重要危险因素，高血压患者可能存在创面旷日持久地分泌，致使产生皮下积液，最终影响伤口的愈合。此外，高血压患者手术选择全身麻醉相对安全，但全身麻醉时应激性血压升高可致术后出血而影响伤口愈合[19]。张萍等[16]在乳腺癌合并高血压患者（观察组）术后伤口愈合不良分析中证实，与对照组比较，并发高血压组患者术后置管时间较长，引流量较多，伤口愈合缓慢，两组患者术后伤口愈合情况差异有统计学意义（表12-2）。同时高血压可增加术后切口感染概率，增加了医疗护理工作量，延迟了伤口皮瓣与胸壁的贴附，给患者术后生活带来不利。因此，积极调控血压，保持血压平稳，缓解患者紧张情绪，告知其合理饮食对预防心脑血管意外、促进伤口愈合有重大意义。

表 12-2　乳腺癌合并高血压患者改良根治术后伤口愈合情况比较（d，$\bar{x}\pm s$）

组别	例数	平均引流天数
观察组*	39	29.3±18.3
对照组	37	19.1±7.0

*P<0.01。

三、乳腺癌患者中高血压的防治

　　乳腺癌患者中，高血压是较常见的合并疾病，也是手术的危险因素之一，高血压主要特点是动脉压或舒张压持续升高，控制不当会出现心血管、肾及大脑等器官的器质性或功能性损害，危及患者的生命。此类患者已有高血压，加之入院后紧张、焦虑等不良心理因素的影响，血压较之前更易升高。因此对合并高血压的乳腺癌患者应给予心理干预，加强健康教育，缓解其精神压力。此外，加强血压的检测及有效控制血压对预防术中、术后出血有重要作用。每天晨起前、午休后30min各测血压一次，以低盐、低脂、低胆固醇饮食为主，保证充足的睡眠，避免较强活动，改变体位、起床、如厕时动作要慢，坚持正规服用降压药。根据2016 年《欧洲心脏病学会癌症治疗与心血管毒性立场声明》，乳腺癌合并高血压应按照目前的临床指南合理治疗高血压，且在抗肿瘤治疗前和期间监测血压；高血压的治疗一般采用普通方案，有的应酌情采用积极的方案，以防治心血管并发症（如心必衰竭）；ACEI 或 ARB、β受体阻滞剂和二氢吡啶类钙离子阻断剂是优先的抗高血压药物，非二氢吡啶类钙离子阻断剂需慎重采用。若血压控制不好，应与心血管内科专家共同商议并调整药物及其剂量。

目前手术是治疗乳腺癌的主要手段之一，但手术治疗的前提是有效控制血压。合并高血压的乳腺癌患者围术期处理很重要。对情绪和病情稳定但血压仍高的乳腺癌患者，术前给予适当的降压处理，使舒张压控制在 100mmHg 以下，对 3 级高血压患者，应将血压控制到低于原血压的 20%左右，收缩压低于 180mmHg，舒张压低于 110mmHg，且平稳 1～2 周，待病情稳定后手术；对收缩期高血压患者要将收缩压降至 180mmHg 以下再手术。所有患者血压不能超过 180/110mmHg，超过此值危险性较大。降压的速度和方法应依据患者的基本情况和心、脑、肾等主要器官的功能情况及手术的急缓选择合理的降压措施，切忌造成血压剧烈下降。抗高血压药物一直使用到手术日早晨。术前常用的高血压药物包括钙通道阻滞剂、血管紧张素转化酶抑制剂（ACEI）、β受体阻滞剂等。在进行术前准备、控制血压水平的同时，应对有高血压的乳腺癌患者并存的其他疾病和生理紊乱进行治疗和纠正。针对不同的抗高血压药的药理作用特点予以相应的调整，以便于手术中调节麻醉用药，特别是麻醉诱导药的用量。在手术中，血压和心率改变较轻，因全麻时应用的麻醉性镇痛药、吸入性麻醉药、肌肉松弛药等的协同作用多能防止血压剧烈变化。在切皮等刺激较强的操作中可通过加深麻醉控制血压升高。维持适宜麻醉深度能维持患者术中血压等血流动力学的稳定。如已达到一定麻醉深度而血压仍然较高者可采用 0.1%硝酸甘油溶液静脉滴注。另外要防止低血压的发生，乳腺癌手术创面大，合并高血压的患者创面渗血较多，易出现相对血容量不足，有诱发心肌缺血的危险，所以术中创面的止血要彻底，并及时补充血容量提升血压，以保证心脑供血，防止围术期并发症的发生。乳腺癌患者术后高血压多见，是术后心肌梗死的促发因素。为减少术后高血压的发生，手术结束后一旦呼吸功能恢复正常，循环稳定，应尽早拔管。吸痰动作应轻柔，每次持续时间不要过长。术后应充分镇静、镇痛。同时应保持呼吸、循环稳定，避免不良刺激，并严密监测血压和心电图。如血压持续升高，且无呼吸、循环紊乱和低氧血症，可给予血管扩张药。对年老、体弱、心功能不佳者可用硝酸甘油降压。硝酸甘油对心脏无抑制作用，可扩张冠状血管，增加心搏出量，停药后血压恢复缓慢，较少发生反跳性血压升高；对顽固性高血压，因个体差异较大，用硝酸甘油无效时，可采用硝普钠。待血压稳定后逐渐改为口服降压药。

术前或术后辅助化疗或内分泌治疗，能明显提高治疗效果，减少乳腺癌术后的复发，但化疗及内分泌治疗药物可有多种不良反应，在对患者进行化疗前除进行正确的心理引导外，还应充分评估治疗的获益及潜在风险，全面了解患者的器官功能、肿瘤情况，了解药物的作用机制、代谢特点、相互作用及不良反应，并与患者充分沟通，权衡利弊，尽量降低风险。

乳腺癌合并高血压患者行手术治疗其危险性比单纯乳腺癌高，在放化疗及内分泌治疗时，也更易引起血压波动甚至高血压急症。因此对于此类患者，在积极治疗乳腺癌的同时，也应对高血压进行有效防治，如此不仅可改善乳腺癌患者的预后，也有望提高其术后生存质量。

（王安银）

参 考 文 献

[1] 杨玲, 李连弟, 陈育德, 等. 中国乳腺癌发病死亡趋势的估计与预测. 中华肿瘤杂志, 2006, 6: 438-440.

[2] Dialla PO, Dabakuyo TS, Marilier S, et al. Population-based study of breast cancer in older women: prognostic factors of relative survival and predictors of treatment. BMC Cancer, 2012, 12: 472.

[3] Houterman S, Janssen-Heijnen ML, Verheij CD, et al. Comorbidity has negligible impact on treatment and complications but influences survival in breast cancer patients. Br J Cancer, 2004, 90(12): 2332-2337.

[4] Whelton PK, Carey RM, Aronow WS, et al.2017 ACC/AHA/AAPA/ABC/ACPM/AGS/APhA/ASH/ASPC/NMA/PCNA guideline for the prevention, detection, evaluation, and management of high blood pressure in adults: a report of the American College of Cardiology/American heart association task force on clinical practice guidelines. J Am Coll Cardiol, 2017.

[5] Largent JA, McEligot AJ, Ziogas A, et al. Hypertension, diuretics and breast cancer risk. J Hum Hypertens, 2006, 20(10): 727-732.

[6] Peeters PH, van Noord P, Hoes AW, et al. Hypertension and breast cancer risk in a 19-year follow-up study(the DOM cohort). Diagnostic investigation into mammarian cancer. J Hypertens, 2000, 18(3): 249-254.

[7] Siiteri PK. Adipose tissue as a source of hormones. Am J Clin Nutr, 1987, 45(1 Suppl): 277-282.

[8] 丁宗君. 临床常用降压药物癌症风险解析. 中国城乡企业卫生, 2014, 1: 72-73.

[9] Saltzman BS, Weiss NS, Sieh W, et al. Use of antihypertensive medications and breast cancer risk.

Cancer Causes Control, 2013, 24(2): 365-371.

[10] 喀迪尔江·吾布喀斯木. 高血压患者使用钙拮抗剂与乳腺癌危险因素的研究. 乌鲁木齐: 新疆医科大学, 2011.

[11] Elli M, Sungur M, Genc G, et al. The late effects of anticancer therapy after childhood Wilm's tumor: the role of diastolic function and ambulatory blood pressure monitoring. JPN J Clin Oncol, 2013, 43(10): 1004-1011.

[12] Solimando DA, Phillips ET, Weiss RB, et al. Hypertensive reactions associated with paclitaxel. Cancer Invest, 1996, 14(4): 340-342.

[13] 杨健筌, 胡兴胜, 付曦, 等. 紫杉醇化疗致血压升高 1 例. 四川生理科学杂志, 2015, 37(3): 128-129.

[14] Cuzick J, Sestak I, Baum M, et al. Effect of anastrozole and tamoxifen as adjuvant treatment for early-stage breast cancer: 10-year analysis of the ATAC trial. Lancet Oncol, 2010, 11(12): 1135-1141.

[15] Reckelhoff JF, Maric C. Sex and gender differences in cardiovascular-renal physiology and pathophysiology. Steroids, 2010, 75(11): 745-746.

[16] 张萍, 马涛, 宋卫, 等. 乳腺癌合并高血压患者术后伤口愈合不良分析. 现代肿瘤医学, 2015，(13): 1821-1823.

[17] Berrino F, Villarini A, Traina A, et al. Metabolic syndrome and breast cancer prognosis. Breast Cancer Res Treat, 2014, 147(1): 159-165.

[18] Stocks T, Van Hemelrijck M, Manjer J, et al. Blood pressure and risk of cancer incidence and mortality in the Metabolic Syndrome and Cancer Project. Hypertension, 2012, 59(4): 802-810.

[19] Sanders RD. How important is peri-operative hypertension?Anaesthesia, 2014, 69(9): 948-953.

第十三章　乳腺癌患者冠状动脉粥样硬化性心脏病的防治

一、乳腺癌患者冠状动脉粥样硬化性心脏病的伴发情况

（一）乳腺癌与冠状动脉粥样硬化性心脏病的发生

冠状动脉粥样硬化性心脏病（coronary atherosclerotic heart disease，CAD），简称冠心病或缺血性心脏病，是指冠状动脉粥样硬化使血管腔狭窄或阻塞，导致心肌缺血、缺氧而引起的心脏病。可导致心肌缺血和缺氧的病因主要有冠状动脉粥样硬化、炎症、栓塞、痉挛、结缔组织疾病、创伤和先天畸形等。其中冠状动脉粥样硬化是其最主要的病因（占 95%～99%）。冠心病是严重威胁人类健康的疾病，在西方发达国家，其年死亡数占总死亡数的 1/3 左右，占心血管疾病死亡数的 50%～75%。近年，得益于对危险因素的强力干预措施和有效的二级预防，冠心病的死亡率开始下降，但据 WHO 资料显示，冠心病目前仍是世界上最常见的死亡原因，超过所有肿瘤的总和，居致死病因的首位[1]。在我国，随着人民生活水平的提高和饮食习惯的改变，冠状动脉粥样硬化（atherosclerosis）发生率明显增加，已成为我国的主要死亡原因。据统计，目前我国现有心血管疾病患者至少2.9 亿，其中心肌梗死患者 250 万，每年约 350 万人死于心血管疾病，死亡例数居各疾病之首[2]。大量的研究表明，冠状动脉粥样硬化是由多因素作用所致，血脂异常、高血压、糖尿病、吸烟、饮酒、遗传因素、缺乏体力活动、肥胖、年龄、性别等是冠心病的主要危险因素，而多个危险因素并存的个体发病危险会成倍增加[3]。

乳腺癌（breast cancer，BC）是女性最常见的恶性肿瘤，同时也是导致女性癌症死亡的主要原因，据统计，乳腺癌是全球发生率排名第二的恶性肿瘤[4]。研究发现，乳腺癌患者在治疗期间，发生体重增加、血脂异常、高血压及糖尿病的概率高于非乳腺癌患者，而这几种疾病正是导致冠状动脉粥样硬化的主要危险因素，加大了冠心病的发病风险。同时，也有研究表明，患心血管疾病尤其是冠心病的患者发生肿瘤的概率高于正常人群[5]。冠心病和乳腺癌都是危害人类健康的重大

疾病，并有相似的生活方式和环境危险因素。当二者并存时，相互作用，使病情更复杂，治疗难度更大。

（二）乳腺癌与冠心病共同的危险因素

1. 年龄

研究表明，乳腺癌的发病率随年龄增长而上升，欧美等发达国家绝经后女性约占乳腺癌患者的 75%。据全球肿瘤流行病统计数据（GLOBOCAN）统计，世界范围内女性 49 岁乳腺癌患病风险为 1/53，而 70 岁以上女性乳腺癌患病风险为 1/15[6]。冠心病出现临床症状者多为 40 岁以上的中老年人，疾病进展较快的为 > 49 岁人群[1]。

2. 肥胖与饮食

超重或肥胖是乳腺癌，尤其是绝经后乳腺癌的公认危险因素[7]。研究显示，乳腺癌的发病率与平均每天脂肪的摄入量之间呈强线性相关[8]。有动物实验发现，采用高脂肪食物喂养的小鼠乳腺癌发病率增加。移居美国的日本人改用美国的饮食后乳腺癌发病率明显升高，接近当地美国人水平，说明高脂肪、高热量饮食是乳腺癌的危险因素。也有研究表明，高脂饮食与乳腺癌的 OR 值为 2.50（95% CI 1.19～5.28），说明在乳腺癌的危险因素中，饮食因素的作用不可忽视[9]。同样，肥胖尤其是腹型肥胖也是冠心病的重要危险因素。不良饮食方式，含高热量、较多动物性脂肪、胆固醇和碳水化合物等食物摄入，的确能增加冠心病的发病风险。

3. 体育活动

经常进行体力活动，绝经后乳腺癌等多种恶性肿瘤的患病风险降低，同时经常进行体育活动和适当的锻炼能改善乳腺癌等多种恶性肿瘤的预后。同样，体育锻炼对冠心病的保护、预防作用已被证实，研究表明，与积极运动的职业相比，久坐的职业人员发生冠心病的相对危险增加 1.9，从事中度体育活动者，其冠心病死亡率比活动少者降低 1/3[1]。

4. 吸烟

研究表明，吸烟与乳腺癌的发病风险呈正相关，而且平均每天吸烟 10 支，能使男性心血管死亡率增加 18%，女性增加 31%[1]。

5. 饮酒

长期摄入过量的乙醇会增加乳腺癌等恶性肿瘤的患病风险。适量饮酒可降低冠心病死亡率，但过度饮酒则是冠心病的危险因素。

（三）乳腺癌对冠心病影响的相关机制

1. 乳腺癌患者治疗期间出现体重增加及血脂异常

乳腺癌和冠心病都是影响女性健康的重要疾病，二者的发病率还在逐年上升。大多数乳腺癌患者在手术之后，会接受 6～8 个疗程的化疗，多项研究表明，使用化疗药物对体重及血脂有相应的影响。研究显示，乳腺癌患者在化疗期间体重增加，脂肪构成比增加[10-12]。体重增加会加大乳腺癌患者血脂异常的风险。TAC 方案是目前乳腺癌常用的方案，已有文献表明，此方案化疗 6 个疗程后，血清总胆固醇（TC）、三酰甘油（TG）、低密度脂蛋白（LDL）水平增加，而高密度脂蛋白（HDL）水平降低[13]。目前已明确极低密度脂蛋白（VLDL）代谢终末产物 LDL 及脂蛋白（a）[Lp（a）]能导致动脉粥样硬化，而 HDL 则有心脏保护作用。化疗期间为降低紫杉醇类药物的副作用，临床要求患者大剂量服用地塞米松，后者的使用可能会造成代谢紊乱，如高脂血症、高血糖、胰岛素抵抗等[14]。

有研究表明，雌激素可通过维持正常血脂水平而起到抗动脉粥样硬化作用，同时雌激素也改变凝血和纤溶系统、抗氧化系统和血管活性分子的生成[15]。乳腺癌内分泌治疗是激素（ER/PR）受体阳性者的有效治疗方案，TAM 是最常用的非甾体类抗雌激素类药物。有研究指出，TAM 能够持续降低血清胆固醇浓度，这种效果在停药后停止[16]。但也有研究表明，乳腺癌患者接受 TAM 治疗后血脂改变还显著的受到绝经状态的影响[17]。芳香化酶抑制剂（AI）能特异性导致芳香化酶失活，阻断芳构化反应，抑制雌激素生成，降低血液中雌激素水平，从而达到治疗乳腺癌的目的。有研究表明，由于 AI 降低雌激素水平而增加心血管疾病的患病风险。AI 的使用导致绝经后晚期乳腺癌患者血清雌激素水平下降 90%，而雌激素的绝对缺乏导致血脂异常[18,19]。有大样本量的研究表明，在年龄中位数为 61 岁的绝经后女性中，用 AI 治疗的乳腺癌患者较 TAM 治疗者出现更多的高胆固醇血症[20]。相比 TAM，服用 AI 时高级别心血管事件的发生率增加[21]。TAM 和 AI 均为乳腺癌内分泌治疗常用药物，且都能导致血脂异常发生率增加，从而加重心血管事件的发生。

2. 乳腺癌治疗期间出现糖尿病

研究表明，乳腺癌患者存在明显的胰岛素抵抗、较高的胰岛素水平及糖耐量异常[22,23]，作者既往在一组重庆地区 3381 例乳腺癌患者回顾性分析中发现，乳腺癌患者中具有更高比例的糖尿病和糖尿病前期[24]。糖尿病是冠心病的重要危险因素已被研究证实，在 Ranchor Bernardo 研究中表明，与无糖尿病患者相比，非胰岛素依赖型糖尿病患者的冠心病死亡相对风险比男性为 1.9，在女性是 3.3，而且糖尿病患者中动脉粥样硬化发生较早并更为常见[1]。

3. 乳腺癌患者治疗期间出现高血压

血管新生是许多实体肿瘤生长的前提条件，而血管内皮生长因子是血管新生的关键因素，血管内皮生长因子抑制剂（包括贝伐单抗、舒尼替尼等）在临床上常用于治疗晚期癌症患者，而研究表明，高血压是血管内皮生长因子抑制剂最常见的不良反应。各项临床试验中观察到贝伐珠单抗致高血压的发生率为 24%，3、4 级高血压的发生率为 0.4%～17.9%。贝伐珠单抗致高血压一般发生在首剂给药后 4～6 周，并有明显的剂量依赖性[25]。血压和心血管疾病的危险性之间具有密切的关系，年龄在 40～70 岁，血压在 115/75～118/115mmHg 的个体，收缩压每增加 20mmHg，舒张压每增加 10mmHg，其心血管事件的危险性增加一倍，同时也有研究发现，降压治疗能减少 20%～25%的心肌梗死发生率。还有研究表明，血压增高常伴有胰岛素抵抗综合征，表现为肥胖、糖耐量减退、高胰岛素血症、高血压、高胆固醇，高密度脂蛋白降低等[1]。

二、冠心病与乳腺癌的预后

乳腺癌患者在治疗期间出现体重增加、血脂异常、糖尿病或高血压等疾病的风险增加，也加大了冠心病的发病风险，冠心病的发生在影响患者身体健康的同时，也与乳腺癌的不良预后相关。一项新的研究表明，治疗心脏疾病的药物联合化疗降低早期乳腺癌患者严重心血管损害的风险时，化疗可以提高早期乳腺癌患者的生存率，但化疗也会显著提高心力衰竭的风险。在这项对加拿大 100 例早期乳腺癌患者进行 5 年的研究中，结果发现两类心脏药物，即β_1受体阻滞剂和血管紧张素转化酶抑制剂在化疗期间可能有保护心脏作用。来自阿尔伯塔大学医学院的 Ian Paterson 认为，这两种心脏病治疗药物不仅能保护心脏，而且可提高乳腺癌患者的生存率。防止并控制冠心病发生及发展，早期准确高效地进行治疗，能有效缓解症状并改善乳腺癌患者的预后。

三、乳腺癌患者冠心病的防治

（一）冠心病的预防

大量研究表明，冠心病是由多因素作用所致，因此，其防治应综合控制心血管疾病的多重危险。改善生活方式、降压、调脂、控制血糖是预防冠心病的重要措施。已有研究表明，乳腺癌患者在化疗及内分泌治疗期间，血脂异常、糖尿病等发生率高于正常人群，故防治血脂异常、糖尿病等疾病在乳腺癌的治疗过程中十分重要，同时也能减少发生冠心病的风险。

（1）合理膳食：乳腺癌患者膳食热量不能过高，应以维持正常体重为度，体重超标，应限制每天饮食总热量摄入，采用低脂、低胆固醇、低糖饮食，提倡饮食清淡，多食用富含维生素 C 及蛋白质类食物。已确诊的乳腺癌并发冠心病者，不可暴饮暴食，避免诱发心绞痛或心肌梗死。

（2）合理运动：在乳腺癌治疗期间，提倡患者进行适当的体力活动及体育运动，不仅能增强患者抵抗力，还能预防肥胖和调整脂质代谢。

（3）提倡良好的生活方式：如不吸烟、不喝酒，作息规律，保持乐观、愉悦的心情，避免劳累及情绪波动等。

（4）合理使用抗血小板药物、血管紧张素转换酶抑制剂、β受体阻滞剂等，控制血压，降低胆固醇，治疗及预防糖尿病等。

（二）冠心病的治疗

乳腺癌患者若已明确合并冠心病，则需积极治疗处理。目前其治疗方法主要有内科药物治疗、心脏介入治疗和外科手术治疗等，其目的主要是改善缺血缺氧症状，控制动脉粥样硬化的危险因素，对症处理缺血缺氧引起的心脏机械功能障碍及心律失常，维持良好的心脏灌注[26]。

1. 药物治疗

目前治疗冠心病的常用药物主要有调脂类药物、抗血小板聚集药、抗凝药物及抗心绞痛和缺血类药物等。

（1）调脂类药物：对血脂异常者，经饮食调节和运动调节后血脂仍异常者，可根据具体情况选择调脂药物，临床常用的有他汀类，如洛伐他汀、普伐他汀、辛伐他汀、氟伐他汀、阿托伐他汀等。在冠心病的防治中，调脂治疗是一种有效的预防与治疗方法，它主要针对高密度脂蛋白、胆固醇、三酰甘油进行控制，调整到适宜值。稳定型心绞痛患者动脉粥样硬化斑块容易发生脱落或破裂，给予调脂治疗能积极进行预防，避免血栓形成引起的恶性心血管事件[27]。对于冠心病伴血脂异常者，调脂类药物的使用十分重要。

（2）抗血小板聚集药物：可防止血栓形成，有助于防治血管阻塞，避免加重病情。临床常用的抗血小板药物有阿司匹林、氯吡格雷及血小板糖蛋白受体阻滞剂等，抗血小板药物对于冠心病的治疗和预防尤为关键，排除抗血小板聚集禁忌证的患者，若存在急慢性缺血性心脏病，无论是否有临床症状，均可应用抗血小板药物进行预防。目前最常用的是阿司匹林（小剂量 75～150 mg/d），在使用时要注意观察患者是否出现应激性溃疡等相关不良反应并给予对症处理。

（3）抗凝药物：肝素是典型的抗凝类药物，包括普通肝素和低分子量肝素。研究证实，普通肝素初始应用时应根据体重情况调整剂量，有利于减少缺血事件的发生及反跳性血栓形成[4]。低分子量肝素与普通肝素比较，具有更多药效学及代谢动力学优势，疗效更加显著，不良反应减少，安全性高，目前已成为防治冠心病的一线药物。

（4）抗心绞痛和缺血类药物：当患者出现心肌缺血等冠心病症状时，需加用硝酸酯类药物、β受体阻滞剂及钙拮抗剂。临床常用的硝酸酯类药物有硝酸异山梨酯，主要作用是扩张全身动静脉、降低心肌耗氧量，建立侧支循环。β受体阻滞剂临床上常用的有普萘洛尔、美托洛尔、阿替洛尔、比索洛尔，抑制心脏β受体，减慢心率，降低血压，降低心肌收缩力，减少氧耗，从而缓解心绞痛的发作。钙拮抗剂如硝苯地平、氨氯地平、地尔硫䓬、维拉帕米等，主要能减少心肌氧耗，改善冠状动脉血流灌注，从而减轻症状。

2. 介入治疗

冠心病介入治疗，指通过外周动脉股动脉或桡动脉进行穿刺，向心脏方向置入球囊导管，明确冠状动脉狭窄情况，并对血管病变部位进行扩张、疏通，增加心肌血流灌注，改善心肌缺血缺氧。它主要通过解除血管障碍来缓解患者症状，但不能阻止动脉粥样硬化病程的发生和进展。

3. 手术治疗

目前治疗冠心病较为成熟有效的手术方法主要有冠状动脉搭桥术、冠状动脉旁路移植术及微创冠状动脉搭桥术，而且随着技术的改进，其创伤较小，术后康复快，住院时间较短等优点逐渐显现。在冠心病晚期，心肌坏死严重，介入及搭桥术均难以奏效的情况下，心脏移植术已成为最后可以选择的积极治疗手段。

4. 其他治疗

近年来，中医针灸治疗、基因治疗也成为冠心病治疗的新型治疗手段。

（史艳玲　黄剑波　孔令泉）

参 考 文 献

[1] 王吉耀. 内科学. 2 版. 北京: 人民卫生出版社, 2011: 273, 275-276.

[2] 卫生部心血管病防治研究中心. 中国心血管病报告 2012. 北京: 中国大百科全书出版社,

2013: 13- 16.

[3] 倪承松. 硝酸酯类药物在冠心病中的应用及注意事项. 实用心脑肺血管病杂志, 2008, 16(10): 77-78.

[4] Ferlay J. Cancer incidence and mortality worldwide: sources, methods and major patterns in GLOBOCAN 2012. Int J Cancer, 2015, 136(5): E359-386.

[5] Suzuki M. Incidence of cancers in patients with atherosclerotic cardiovascular diseases. Int J Cardiol Heart Vasc, 2017, 17: 11-16.

[6] 吴凯南. 实用乳腺肿瘤学. 北京: 科学出版社, 2016: 27-28.

[7] Gérard C, Brown KA. Obesity and breast cancer-role of estrogens and the molecular underpinnings of aromatase regulation in breast adipose tissue. Mol Cell Endocrinol, 2017, 5: S0303-7207.

[8] 吴亚群, 薛金波. 乳腺肿瘤. 武汉: 湖北科学技术出版社, 2002: 89.

[9] 方亚, 胡海兰. 女性乳腺癌危险因素及其变化. 中国卫生统计, 2009, 26(3): 242-246.

[10] José L, Costa M. Weight changes during chemotherapy for breast cancer. Sao Paulo Med J/Rev Paul Med, 2002, 120(4): 113-117.

[11] Cheney CL. Computerized tomography assessment of women with weight changes associated with adjuvant treatment for breast cancer1. Am J Clin Nutr, 66(1): 141-146.

[12] Aslani A. Changes in body composition during breast cancer chemotherapy with the MF-regimen. Breast Cancer Res Treat, 1999, 57(3): 285-290.

[13] Bicakli DH, Varol U, Degirmenci M, et al. Adjuvant chemotherapy may contribute to an increased risk for metabolic syndrome in patients with breast cancer. Journal of Oncology Pharmacy Practice: Official Publication of the International Society of Oncology Pharmacy Practitioners, 2016, 22(1): 46-53.

[14] Barbosa AM, Francisco Pde C, Motta K, et al. Fish oil supplementation attenuates changes in plasma lipids caused by dexamethasone treatment in rats. Applied Physiology, Nutrition, and Metabolism Physiologieappliquee, Nutrition Et Metabolism, 2016, 41(4): 382-390.

[15] Mendelsohn ME. The protective effects of estrogen on the cardiovascular system. Am J Cardiol, 2002, 89(12A): 12E-17E.

[16] Dewar JA. Long term effects of tamoxifen on blood lipid values in breast cancer. BMJ, 1992, 305(6847): 225-226.

[17] Ntukidem NI, Nguyen AT, Stearns V, et al. Estrogen receptor genotypes, menopausal status, and the lipid effects of tamoxifen. Clinical Pharmacology and Therapeutics, 2008, 83(5): 702-710.

[18] Geisler J. In vivo inhibition of aromatization by exemestane, a novel irreversible aromatase inhibitor, in postmenopausal breast cancer patients. Clin Cancer Res, 1998, 4(9): 2089-2093.

[19] Chlebowski RT, Anderson GL, Geller M. Coronary heart disease and stroke with aromatase

inhibitor, tamoxifen, and menopausal hormone therapy use. Clinical Breast Cancer, 2006, 6: S58-S64.

[20] Coates AS, Keshaviah A, Thurlimann B, et al. Five years of letrozole compared with tamoxifen as initial adjuvant therapy for postmenopausal women with endocrine-responsive early breast cancer: update of study BIG 1-98. Journal of Clinical Oncology: Official Journal of the American Society of Clinical Oncology, 2007, 25(5): 486-492.

[21] Cuppone F, Bria E, Verma S, et al. Do adjuvant aromatase inhibitors increase the cardiovascular risk in postmenopausal women with early breast cancer? Meta-analysis of randomized trials. Cancer, 2008, 112(2): 260-267.

[22] Gunte rM J, Hoover DR, Yu H, et al. Insuiin, insuiin-like growth factor-I, and risk of breast cancer in postmenopausal women. J Natl Cancer Inst, 2009, 101(1): 48-60.

[23] Ulybina YM, Imyanitov EN, Vasilyev DA, et al. Polymorphic markers associated with genes responsible for lipid and carbohydrate metabolism disorders and insulin resistance in cancer patients. Mol Biol(Mosk), 2008, 42(6): 945-953.

[24] 孔令泉, 吴凯南. 乳腺肿瘤糖尿病学. 重庆: 重庆出版社, 2014: 136.

[25] Kostas N, Eleni K, Paraskevi B, et al. Bevacizumab-induced hypertension pathogenesis and management. Bio Drugs, 2011, 25(3): 159-169.

[26] 王英杰, 王肖龙. 抗心肌缺血药物治疗进展. 世界临床药物, 2009, 30(12): 761-767.

[27] 杨海慧, 邹景阳, 张宏. 经桡动脉进行冠状动脉性心脏病介入诊疗在基层医院的临床研究. 吉林医学, 2010, 31(7): 984-989.

第十四章　乳腺癌患者合并心律失常的防治

一、乳腺癌患者心律失常的伴发情况

乳腺癌是现代女性发病率第二位、死亡率第一位的恶性肿瘤，在中国乃至全世界发病率逐渐升高，对女性的身心健康可造成严重威胁。乳腺癌好发于中老年女性，多数乳腺癌患者因年龄偏大，常伴发各种疾病，研究证实超过 60%的 75 岁以上乳腺癌患者常合并其他疾病[1]。乳腺癌常伴发各种心血管疾病，心律失常即为其最常见之一。心律失常是指心脏兴奋冲动形成和（或）传导异常，绝大多数表现为心脏跳动节律和（或）频率的异常，临床十分常见，包括快速和缓慢心律失常两大类。快速心律失常包括各种期前收缩、心动过速、扑动和颤动；缓慢心律失常包括窦房结功能低下和房室传导阻滞。心律失常种类繁多，轻重不一，轻者可能对健康影响不大，重者可能危及生命。乳腺癌与心律失常之间互相影响，乳腺癌除在围术期极易引起心律失常以外，辅助抗肿瘤治疗前、抗肿瘤治疗期间及抗肿瘤治疗之后均可出现心律失常。抗肿瘤治疗可诱发多种类型的心律失常，且发生率高，可引起严重症状或危及生命。同时心律失常又常影响乳腺癌患者的治疗方案及预后，因此在对乳腺癌患者治疗的同时应注重心律失常的防治。

（一）乳腺癌手术治疗所致心律失常

乳腺癌的治疗方式包括手术、化疗、放疗、内分泌治疗及靶向治疗等，其中手术是乳腺癌的基本治疗手段。手术创伤可引起机体一系列的内分泌与代谢变化，这与器官低血液灌流、麻醉等因素有关。心血管系统是手术创伤最易累及的部位之一，尤其心脏功能出现异常后更加重了手术对机体的打击。各种类型的心律失常是手术致心功能异常的重要表现，尤其严重的室性心律失常导致血流动力学障碍时，会造成低心排血量综合征，加重组织器官缺血缺氧。围术期心律失常既可发生于术中和术后，也可发生于术前，只是各阶段病因有所不同。一般术前心律失常多与患者原有疾病及心理性应激有关；术中出现心律失常与麻醉操作、麻醉药物、手术创伤、低氧血症、高碳酸血症、低体温、酸中毒、电解质紊乱等相关；

术后发生心律失常与术后管理、伤口疼痛、感染、发热等相关。

强烈而持久的应激反应会对机体造成一定的损害。心脏作为应激反应的重要靶器官，当应激过强时会诱发心律失常。手术操作是常见的一种应激原，它所引起的应激反应多由于手术时疼痛、失血和缺氧等原因，同时手术也会引起炎性反应和免疫反应，从而加强应激反应。手术引发的应激反应会增加交感神经活性和儿茶酚胺的释放，后者作用于心脏影响心脏传导系统，并诱发心律失常。除手术操作以外，在麻醉过程中也易引起患者心律失常。麻醉期间发生心律失常多与患者术前是否合并有心血管疾病和电解质紊乱、麻醉用药与管理及麻醉操作等因素有关，严重者可危及生命。因心肌电活动极易受细胞外钾、钙、钠、镁离子的影响，轻度低钾多表现为窦性心动过速、房性及室性期前收缩；重度低钾可致室上性或室性心动过速甚至心室颤动；另外低钾还可增强心肌对洋地黄和缺氧的敏感性，加重洋地黄中毒，更易诱发心律失常。而高钾可增加布比卡因和利多卡因的心脏毒性，出现心率减慢甚至心脏停搏。同时手术中酸碱失衡可通过改变对儿茶酚胺的反应，影响氧解离曲线和改变细胞内外离子的分布而引起心律失常，尤其是碱中毒合并低钾时更易发生。很多麻醉药物也可导致心律失常，如吸入麻醉剂，多呈剂量相关性增加心肌对儿茶酚胺敏感性，其促敏作用强弱依次为氟烷＞甲氧氟烷＞安氟醚＞异氟醚、地氟醚＞七氟醚。如吸入浓度过高、时间较长，或不适当用肾上腺素均可致严重心律失常。利多卡因和普鲁卡因虽有抗心律失常作用，但过量可抑制心血管导致心动过缓和房室传导阻滞。布比卡因对心脏毒性较强。麻醉常用的肌松剂中主要是琥珀胆碱，重复使用时易出现心动过缓。

（二）乳腺癌化疗所致心律失常

乳腺癌的治疗以手术为主，同时辅以化疗、放疗或内分泌治疗等手段。手术和放疗杀伤特定部位的癌细胞，而化疗对人体全身起作用，可以消灭已扩散到全身各处的癌细胞，提高疗效，减少复发。目前在乳腺癌的治疗中，除了 0 期和部分 I 期患者外，几乎各期患者均需要进行化疗。乳腺癌常用的化疗药物包括蒽环类、烷化剂类、抗代谢药物及抗微管类药物等。从肿瘤心脏病学角度出发，国外学者依据药物所致心血管损伤是否可逆，将抗肿瘤药物划分为 I 型及 II 型[2]。一般蒽环类及其衍生物、抗代谢药、抗微管药、烷化剂、铂类、细胞因子、单克隆抗体及生物碱等传统细胞毒药物，可随累积剂量增加出现不可逆的心血管损伤，属 I 型抗肿瘤药物[2]。与细胞毒药物不同，生物制剂所致心血管损伤多可在及时干预（如加用心脏保护药物、调整抗肿瘤方案等）后部分或完全缓解[3]，故多属 II 型抗肿瘤药物，包括单克隆抗体、酪氨酸激酶抑制剂、内分泌制剂、血管内皮生长因子抑制剂等。各类抗肿瘤药物引起心律失常见表 14-1[4]。

表 14-1 与心律失常相关的抗癌药物

心律失常的类型	致病药物
心动过缓	三氧化二砷，硼替佐米，卡培他滨，顺铂，环磷酰胺，多柔比星，表柔比星，5-FU，异环磷酰胺，IL-2，甲氨蝶呤，米托蒽醌，紫杉醇，利妥昔单抗，沙利度胺
窦性心动过速	蒽环类，卡莫司汀
房室传导阻滞	蒽环类，三氧化二砷，硼替佐米，环磷酰胺，5-FU，米托蒽醌，利妥昔单抗，紫杉类，沙利度胺
心电传导障碍	蒽环类，顺铂，5-FU，伊马替尼，紫杉类
心房颤动	顺铂，环磷酰胺，异环磷酰胺，美法仑，蒽环类，卡培他滨，5-FU，吉西他滨，IL-2，干扰素，利妥昔单抗，罗咪酯肽，帕纳替尼，索非拉尼，舒尼替尼，依鲁替尼，拓扑异构酶Ⅱ抑制剂，安吖啶，依托泊苷，紫杉类，长春碱类
室上性心动过速	顺铂，环磷酰胺，异环磷酰胺，美法仑，安吖啶，蒽环类，卡培他滨，5-FU，甲氨蝶呤，硼替佐米，多柔比星，IL-2，干扰素，紫杉醇，帕纳替尼，罗咪酯肽
室性心动过速/颤动	顺铂，环磷酰胺，异环磷酰胺，安吖啶，卡培他滨，5-FU，吉西他滨，三氧化二砷，多柔比星，干扰素，IL-2，甲氨蝶呤，紫杉醇，硼替佐米，卡非佐米，利妥昔单抗，罗咪酯肽
心源性猝死	蒽环类（鲜见报道），三氧化二砷（继发于尖端扭转室性心动过速），5-FU（可能与冠状动脉缺血有关），干扰素，尼罗替尼，罗咪酯肽

注：5-FU 为 5-氟尿嘧啶（5-fluorouracil）；IL-2 为白介素-2（interleukin2）。

蒽环类药物作为乳腺癌化疗药物的基石，疗效确切，临床已广泛应用。但它导致的心脏毒性呈进展与不可逆性，有时第一次或低剂量使用也可能导致心脏损害，而且随着时间的延长损害越来越明显。蒽环类药物多疗程化疗，心脏毒性发生率可高达 80%以上，其毒素作用机制一般认为与其产生的氧自由基有关。在组织内，蒽环类药物经酶的引导，还原为半醌自由基，生成物可以活化氧，使其变为氧自由基，这些氧自由基可引起线粒体膜及内质网的脂质过氧化、线粒体 DNA 的损伤，从而引起心肌细胞损伤、凋亡。多柔比星是该类药物的代表，通过自由基损伤、线粒体损伤及能量代谢异常、钙超载、细胞凋亡、细胞萎缩产生心肌毒性[5]。无论同期放化疗还是化疗前的放疗都会增加蒽环类药物引起的心脏损伤。这种心脏毒性可分为急性、慢性和迟发性。其中慢性和迟发性心脏毒性与其累积剂量呈正相关。蒽环类药物的急性心脏毒性，于给药后几小时或几天内发生，常表现为心内传导紊乱和心律失常，心电图主要表现为 T 波改变，QRS 波群低电压，ST 段下降，Q-T 间期延长，极少数病例表现为心包炎和急性左心衰竭。慢性心脏毒性，在化疗后一年内发生，表现为左心室功能障碍，最终可导致心力衰竭。迟发性心脏毒性，在化疗后数年发生，表现为心力衰竭、心肌病和心律失常[6]。

紫杉醇也是乳腺癌常用的化疗药物，它是一种新型的抗微管药物。紫杉醇引起的心脏毒性具有可逆性，停药后可自行恢复，但紫杉醇是否有累积剂量的心脏毒性还不明确。紫杉醇引起心脏毒性的机制尚未阐明，可能与其制剂中的赋形剂聚氧乙基蓖麻油释放组胺有关，释放的组胺刺激心脏 H1 及 H2 受体，使心肌耗氧量增加、冠状动脉收缩及心率减慢，从而引起心脏毒性。体外研究发现紫杉醇可以导致心律失常并减慢心率。II 期临床试验也证实紫杉醇最常见的心脏毒性是无症状的心动过缓，发生率为 29%[7]。紫杉醇的心脏毒性还可表现为室性心动过速、房室束传导阻滞。顺铂与紫杉醇联合应用可加重后者的心脏毒性，如可引起左束支传导阻滞及短时的室性心动过速。除紫杉醇外，抗代谢药物在乳腺癌的化疗中也经常应用，并具有一定的心脏毒性。以 5-FU 为例，它是广谱抗代谢类抗肿瘤药物。其心脏毒性的发生率只有 1.1%[8]，可损伤内皮细胞功能、干扰平滑肌细胞信号转导，触发异常的血管活性反应，具有致冠状动脉痉挛特性，最终导致心肌缺血。在有关 5-FU 相关心脏毒性的报道中最常见的症状是胸痛，并有心电图的改变。心力衰竭和心源性休克很少发生，停药后通常症状可逆转。死亡率为 2.2%～13.3%[9]。此外卡培他滨（氟嘧啶核苷类似物）引起的心脏毒性报道较少，症状与5-FU 相似，包括心绞痛或心肌梗死、心律失常、心电图改变或心肌病变，罕见有冠脉综合征的发生。甲氨蝶呤高剂量静脉注射易引起患者心律失常。

（三）乳腺癌放疗所致心律失常

放疗作为乳腺癌治疗手段之一，可有效改善局部控制率，并减少局部未控制而导致的远处转移。随着保乳手术的广泛开展，放疗在乳腺癌的治疗中地位日益升高，但放疗引起的不良反应也受到关注。早在 1897 年就有文献报道，放射线有可能引起心脏损伤。乳腺癌由于其特殊的解剖位置，在接受放疗过程中，心脏会受到射线的影响。心脏位于第 3～6 肋间，恰与乳腺胸壁切线照射野上下界相吻合，心脏与胸壁之间只有一层薄的脂肪层相隔，且乳腺癌术后患侧胸壁更薄，据测乳腺癌根治或改良根治术后第 1～5 各肋间胸壁总平均厚度仅 1.26cm，第 3、4 肋间更薄。因此，胸壁（包括内乳区）切线照射时，整个心脏的前 1/3 均在照射范围内（根据胸部 CT 测定），左侧切线照射时，心脏受照射面积相对大一些，而右侧切线照射，心脏的中部及右侧也在主要的光源之下，从左侧或右侧乳腺癌放疗对患者心脏均有损伤。国外研究表明，心电图在放疗后的异常发生率高达 28.7%～61.5%，而原有异常的心电图在放疗后也会加重[10,11]。放疗后冠状动脉逐渐出现动脉内膜增生、粥样硬化、血管壁增厚、管腔狭窄，在心电图上表现为 ST-T 段改变，如患者放疗前已有心肌局部供血不足，在放疗中可因动脉壁的水肿使原有的狭窄明显加重，使 ST-T 改变较前更为显著，所以放疗程度不同，分别表现出轻、中、重度 ST-T 改变。陶涛等[12]对比 109 例胸部肿瘤患者的动态心电图异常情况。据统计发现，患者在治疗后出现动态心电图异常，治疗前和治疗结束半年后患者出现窦性心律失常、偶发房室性心律失常及频发房室性心律失常的发生率比较，治疗结束后的发生率明显要高于治疗前，两组数据对比有统计学差异（$P < 0.05$）（表 14-2）。

表 14-2　胸部肿瘤正常放疗与调强放疗治疗前后动态心电图异常发生率（%）

时间	窦性心律失常	偶发房室性心律失常	频发房室性心律失常	传导阻滞	ST-T 段改变
治疗前	19（17.4）	30（27.5）	23（21.1）	11（10.1）	12（11.0）
治疗后	28（25.7）	51（46.8）	30（27.5）	17（15.6）	37（33.9）
治疗后 6 个月	21（19.3）	44（40.4）	27（24.8）	13（11.9）	13（11.9）

　　放射线损伤心脏的机制：心肌细胞在受到放射性照射后，心脏毛细血管及冠状动脉的内皮细胞均会受到损伤甚至坏死，导致毛细血管破裂或阻塞，引起微循环障碍，从而诱发心肌缺血等改变，最终心肌纤维化、心功能损伤[13,14]。放射线还导致心脏局部纤溶活性降低，纤维蛋白不能有效及时降解，导致细胞膜通透性增加，改变了心脏细胞的内环境，使细胞水肿，离子泵异常，钙离子含量增加，导致心肌损伤。放疗相关心血管损伤具有迟发性，其出现时间、严重程度及受累范围可因射线种类、放射野、放射剂量不同而异[15-17]。年龄是心脏放射损伤的危险因素，接受放射治疗的年龄越小，发生心脏放射损伤的危险性越大。内乳区尤其是左侧的放射治疗增加了心脏被照射的体积，也是危险因素之一。据报道，左侧乳腺癌患者内乳区接受 50Gy 的放射剂量会造成 3%～4%患者出现显著心脏损伤。心脏损伤的概率会随着心脏照射体积的总剂量增加而增加。患者的基础疾病也会影响心脏毒性的大小，有文献报道，患者若有糖尿病或高脂血症，其心电图发生异常的概率明显要高于其他患者。

二、心律失常与乳腺癌的预后

　　心律失常是抗肿瘤治疗最常见和较严重的心脏毒性表现，增加了患病率和死亡率。乳腺癌往往并非该患者的直接死因，主要器官功能衰竭是最常见的死亡原因，尤其心力衰竭。癌症患者心脏受累时，临床症状往往不明显，但在心电图上常会出现明显变化，陈德芳等[18]研究发现心电图改变的轻重程度与预后的好坏呈正相关，并且提出心率持续增快、出现 ST-T 改变并不断加重和 QTc 值增加三项可以作为预测癌症患者心功能障碍及预后不佳的参考指标，说明癌症患者心律失常对其预后有重要的不良影响。

近年有研究表明，心律失常、心肌缺血等诸多心脏病理变化常伴有心率的变异。心率变异性与心律失常有共同的理论基础。窦房结细胞的活动受交感神经和迷走神经双重支配，交感神经兴奋加快窦房结细胞的自动舒张极性，使心率增快；而迷走神经兴奋时作用相反。心率的变化取决于交感神经与迷走神经的动态平衡，这种平衡一旦失去，即可导致心律失常甚至发生心源性猝死。心率变异性反映的自主神经系统，包括交感神经和副交感神经（迷走神经），可以抑制肿瘤的增长，因为迷走神经兴奋有抑制肿瘤增长的机制。此机制可分为三种：①迷走神经通过"胆碱能抗炎通路"对炎症反应有明确的抑制作用。局部炎症产生的自由基会促进氧化应激，促使肿瘤生长；②氧化应激会造成正常细胞 DNA 的破坏，DNA 在修复过程中的失衡，会导致癌症相关基因在错误突变中的累积；③交感神经递质，如去甲肾上腺素，可促进肿瘤的迁移和发展。基于这些理论，Gidron 等[19]提出迷走神经可以控制肿瘤的成长并减慢肿瘤的生长速度。在对乳腺癌的研究中，Erin 等[20,21]应用塞马莫德腹腔注射和迷走神经切除术，分别兴奋和抑制迷走神经，验证了塞马莫德通过增加迷走神经传入纤维兴奋性，改变肿瘤及其周围的 P 物质和脑啡肽酶活性水平，抑制了肿瘤的转移。因此可以将心率变异性作为一项预测癌症严重程度的指标。在临床已有报道，心率变异性能预测癌症的严重程度及预后，包括乳腺癌[22]。乳腺癌患者中，因手术或放化疗等原因导致心律失常，其迷走神经活动降低，对肿瘤抑制作用减弱，导致预后不良甚至肿瘤复发。因此心律失常在一定程度上可反映乳腺癌的预后。

三、乳腺癌患者心律失常的防治

（一）乳腺癌心律失常的预防

乳腺癌患者均应积极做好术前准备，使其处于手术最佳时期，而不宜匆忙手术。术前除治疗合并症外，还可给予心肌极化液、活血化瘀药物、营养心肌药物治疗。对高龄或存在严重心血管疾病患者要慎重选择术式及手术范围，手术中仔细操作，尤其处理大血管时应避免过度牵拉或损伤，防止术中心血管意外情况发生。术后充分吸氧，及时发现并正确处理术后并发症，及时输血、补液纠正低血容量及电解质紊乱。积极协助患者咳嗽排痰，保持呼吸道通畅，可雾化吸入 4 次/天，对咳痰效果差的患者，可用气管镜吸痰。术后无禁忌证者，常规用抗凝剂低分子量肝素及β受体阻滞剂阿替洛尔，以减少心肌耗氧量，改善冠状动脉血供，对抗血浆中肾上腺素及去甲肾上腺素的作用，可明显减少心律失常的发生[23]。根据文献报道，放射导致的心电图异常多发生在接受放疗的两个月内，因此对于需要接受放化疗的肿瘤患者，需要注意定期进行心电图检查，心电学指标是早期发现心脏放射性损伤的敏感方法之一，尤其通过无创便捷的动态心电图检查更有利于早期发现胸部肿瘤患者的心脏放射性损伤。同时应及时调整治疗方案降低放化疗后心血管并发症，及时进行相关治疗，避免心脏毒性对患者造成较严重的影响，导致患者对于放疗出现不耐受情况，影响肿瘤疗效，对提高患者生存率具有重要意义。

（二）乳腺癌心律失常的治疗

有时心律失常并不严重，但伴有明显血流动力学改变者须立即处理，血流动力学稳定者可加强监测，查其诱因。2016 年欧洲心脏病学会癌症治疗与心血管毒性立场声明提出的诊疗要点建议所有患者皆应该检测 12 导联心电图和 Q-T 间期，以及经公式校正的心率；既往有 Q-T 间期延长、相关心脏疾病、服用导致 Q-T 间期延长的药物、心动过缓、甲状腺功能不全或电解质紊乱等病史的患者都应多次检测 12 导联心电图；若发现 Q-T 间期＞500ms，Q-T 间期延长超过 60ms 或者心律失常，应考虑停止用药或者改变给药方式；对于用药引起 Q-T 间期延长的患者，避免各种引发尖端扭转室速的因素（如低血钾和极度心动过缓）；对于接受有可能引发 Q-T 间期延长的化疗患者，应尽可能选择减少导致 Q-T 间期延长的药物；房颤和房扑的治疗与普通患者无异，需权衡好出血和血栓形成之间的关系。

药物治疗的目的在于控制心律失常的恶化，并最终消除心律失常维持血流动力学稳定，对于不同心律失常有不同的处理方式。①窦性心动过速：只要采取镇痛、镇静，改善供氧，补充血容量，纠正贫血、纠正水电解质酸碱平衡紊乱，大部分患者心律可以恢复正常，小部分患者给予小剂量阿替洛尔鼻饲或口服后，亦可获得良好的效果，个别患者由于术后并发症导致窦性心动过速，经积极治疗并发症后，心律可恢复正常。②房性心动过速：其药物治疗取决于心动过速的发作类型、持续时间和对血流动力学的影响。短阵房性心动过速发作频繁可选择副作用相对较小的抗心律失常药物，如β受体阻滞剂或钙通道阻滞剂，临床症状较重且上述药物疗效欠佳者，可酌情选用Ⅰ类和Ⅲ类抗心律失常药物治疗、阵发持续性房性心动过速的治疗原则类同阵发性室上性心动过速，宜选用静脉制剂以有效控制心室率和转复窦性心律，常用维拉帕米、普罗帕酮、腺苷或 ATP 快速静脉注射，对部分房性心动过速患者有效，短时间内转复为窦性心律。少数患者需静脉注射胺碘酮以转复窦性心律。无休止性房性心动过速常难以通过药物转复窦性心律，Ⅰ类和Ⅲ类抗心律失常药物仅对部分患者有效，多数患者需选择房室阻滞剂以有效控制心室率，对发生心动过速心肌病者应积极采用非药物治疗。③房室传导阻滞：房室束分支以上的阻滞形成的一度或二度房室传导阻滞，并不影响血流动力学，主要采用针对病因的治疗。二度Ⅱ型和三度房室传导阻滞心室率过慢（<40次/分），或有血流动力学障碍，应积极治疗；QRS波群呈室上性，可立即给予阿托品；宽大畸形的QRS波群应用阿托品无效，可立即给予异丙肾上腺素静脉滴注治疗，以防心室率进一步减慢，导致严重不良后果。④房扑、房颤心室率增快静脉注射洋地黄制剂，补充血钾，维持血压可恢复窦性心律，很难转复窦性心律者，应降低心室率，保证心肌供血，维持血流动力学稳定。⑤室性期前收缩及室性心动过速：偶发室性期前收缩可不予处理，频发室性期前收缩、多源性室性期前收缩或出现二、三联律者，静脉注射利多卡因50～100mg，若无效5～15min后可重复使用，或用1～4mg/min静脉滴注维持，24h总量不超过3g。

乳腺癌围术期对高龄者、术前心电图异常者、并发心肺疾病或糖尿病者、手术时间长的患者，均应高度警惕发生心律失常的可能。乳腺癌治疗后长期生存者，其治疗过程中发生心脏损伤事件是正常人的8倍，而急性期发现是避免致死性心肌损害的关键，所以临床及早预防、及早发现、及早治疗心脏损害尤为关键。术前要准备充分，积极治疗合并症，术中麻醉平稳，操作轻柔细致，选择适当术式，术后严密监护、观察，适当镇痛、镇静，维持水、电解质和酸碱平衡，合理选择抗生素，及时发现并处理术后并发症，选用适当抗心律失常药物，尽量单一用药，可有效防治心律失常，维持血流动力学稳定，对提高乳腺癌患者术后生活质量、延长生存时间有重要临床意义。

（付婷婷）

参 考 文 献

[1] Dialla PO, Dabakuyo TS, Marilier S, et al. Population-based study of breast cancer in older women: prognostic factors of relative survival and predictors of treatment. BMC Cancer, 2012, 12: 472.

[2] Curigliano G, Cardinale D, Suter T, et al. Cardiovascular toxicity induced by chemotherapy, targeted agents and radiotherapy: ESMO clinical practice guidelines. Ann Oncol, 2012, 23(Suppl 7): i155-i166.

[3] Suter TM, Ewer MS. Cancer drugs and the heart: importance and management. Eur Heart J, 2013, 34(15): 1102-1111.

[4] Zamorano JL, Lancellotti P, Rodriguez MD, et al. 2016 ESC position paper on cancer treatments

and cardiovascular toxicity developed under the auspices of the ESC committee for practice guidelines: the task force for cancer treatments and cardiovascular toxicity of the European Society of Cardiology(ESC). Eur J Heart Fail, 2017, 19(1): 9-42.

[5] 张健, 金哲. 多柔比星心肌病的研究进展. 中外医学研究, 2013, (13): 152-153.

[6] 马军, 沈志祥, 秦叔逵. 防治蒽环类抗肿瘤药物心脏毒性的中国专家共识(2011 版). 临床肿瘤学杂志, 2011, 12: 1122-1129.

[7] Arbuck SG, Strauss H, Rowinsky E, et al. A reassessment of cardiac toxicity associated with taxol. J Natl Cancer Inst Monogr, 1993, 15: 117-130.

[8] 王天有, 高颖. 蒽环类药物致心脏毒性的研究进展. 小儿急救医学, 2005, 1: 12-14.

[9] Freeman NJ, Costanza ME. 5-Fluorouracil-associated cardiotoxicity.Cancer, 1988, 61(1): 36-45.

[10] Gustavsson A, Osterman B, Cavallin-Stahl E. A systematic overview of radiation therapy effects in non-Hodgkin's lymphoma. Acta Oncol, 2003, 42(5-6): 605-619.

[11] Giraud P, Cosset JM. Radiation toxicity to the heart: physiopathology and clinical data. Bull Cancer, 2004, 91(Suppl 3): 147-153.

[12] 陶涛, 祁俊峰. 胸部肿瘤调强放疗后动态心电图异常的临床分析. 现代肿瘤医学, 2015, (16): 2300-2302.

[13] Sahgal A, Chan MW, Atenafu EG, et al. Image-guided, intensity-modulated radiation therapy (IG-IMRT)for skull base chordoma and chondrosarcoma: preliminary outcomes. Neuro Oncol, 2015, 17(6): 889-894.

[14] Greenfield BJ, Okcu MF, Baxter PA, et al. Long-term disease control and toxicity outcomes following surgery and intensity modulated radiation therapy(IMRT)in pediatric craniopharyngioma. Radiother Oncol, 2015, 114(2): 224-229.

[15] Carver JR, Shapiro CL, Ng A, et al. American society of clinical oncology clinical evidence review on the ongoing care of adult cancer survivors: cardiac and pulmonary late effects. J Clin Oncol, 2007, 25(25): 3991-4008.

[16] Malanca M, Cimadevilla C, Brochet E, et al. Radiotherapy-induced mitral stenosis: a three-dimensional perspective. J Am Soc Echocardiogr, 2010, 23(1): 101-108.

[17] Darby SC, Cutter DJ, Boerma M, et al. Radiation-related heart disease: current knowledge and future prospects.Int J Radiat Oncol Biol Phys, 2010, 76(3): 656-665.

[18] 陈德芳, 曹明芳, 官文芳, 等. 癌症患者心电图变化与预后的关系. 实用心电学杂志, 2000, 4: 250-251.

[19] Mravec B, Gidron Y, Kukanova B, et al. Neural-endocrine-immune complex in the central modulation of tumorigenesis: facts, assumptions, and hypotheses. J Neuroimmunol, 2006, 180(1-2): 104-116.

[20] Bauman J, McVary K. Autonomic nerve development contributes to prostate cancer progression. Asian J Androl, 2013, 15(6): 713-714.

[21] Erin N, Duymus O, Ozturk S, et al. Activation of vagus nerve by semapimod alters substance P levels and decreases breast cancer metastasis. Regul Pept, 2012, 179(1-3): 101-108.

[22] Hansen MV, Rosenberg J, Gogenur I. Lack of circadian variation and reduction of heart rate variability in women with breast cancer undergoing lumpectomy: a descriptive study. Breast Cancer Res Treat, 2013, 140(2): 317-322.

[23] 于淑玲, 武桂霞. 开胸术后心律失常的监护处理.实用医技杂志, 2005, 21: 3154-3155.

第十五章　乳腺癌患者并发心功能不全的防治

近年，恶性肿瘤治疗手段飞速进步，部分患者生存期明显延长[1]，但随着生存期延长，人们发现，心血管疾病已成为恶性肿瘤幸存患者远期死亡的主要原因[2]。乳腺癌作为女性最常见的恶性肿瘤，随着乳腺癌筛查和综合治疗的普及，其5年生存率已高达73%～89%[3,4]。乳腺癌综合治疗中，各种抗癌手段及药物导致的不良反应（如心脏毒性等）也已成为影响患者远期预后的重要不良因素。心肌功能不全与心力衰竭是肿瘤治疗相关心血管疾病之一[5]。心衰是以心脏结构和（或）功能异常，引起静息或负荷时心排血量减少和（或）心内压增高，导致呼吸困难、踝部水肿、疲乏等典型症状，可伴有颈静脉压升高，肺部啰音等体征的一组临床综合征[6]。心功能不全是更广泛的概念，伴有临床症状的心功能不全称为心衰。目前普遍认为，心衰是几乎所有心血管疾病的终末阶段，而恶性肿瘤并发心功能不全，由于其治疗的特殊性，已日益受到肿瘤科和心内科医生的关注。乳腺癌治疗是以手术治疗为主，包括放疗、化疗、内分泌治疗、靶向治疗等手段的综合治疗。其中放疗、化疗及靶向治疗均有潜在的心肌毒性，可造成以左心室射血分数下降为主的心肌功能受损[7]。目前认为，乳腺癌患者并发心功能不全主要与抗癌治疗中的心脏毒副作用有关。一项涵盖10个RCTs，11 882名患者的Meta分析[8]结果显示，最常用的靶向药物曲妥珠单抗的使用，使乳腺癌患者并发心功能不全发生率增加4倍。曲妥珠单抗与蒽环类药物联用治疗转移性乳腺癌时无症状性心功能不全发生率可达27%，与紫杉烷类药物联用时发生率也高达13%[9]。目前作为乳腺癌治疗最常用的药物，蒽环类相关的心功能不全等心脏毒性发生率与终身累积剂量有密切关系[6,10]。因此，在对乳腺癌患者治疗的同时应注重并发心功能不全的防治

一、乳腺癌患者并发心功能不全的病因与预后

（一）放疗

作为根治性或姑息性治疗，放疗几乎可用于治疗乳腺癌的每个阶段，也是有效的治疗手段之一[11]，但心脏的解剖位置位于胸腔纵隔内，邻近左侧乳腺组织深

部，这一特殊的解剖位置，增加了乳腺癌放疗时心脏被直接辐射的可能，尤其是左侧乳腺癌和有胸骨旁淋巴结转移的乳腺癌。临床研究表明，纵隔的直接放疗远期将可能损伤心肌的微脉管系统，诱发心肌纤维化，影响心脏的收缩和舒张功能[12]，从而导致心功能不全等。动物模型证实了心脏的辐射可以直接损伤心肌的微脉管系统[13]。非心脏投射区的胸部放疗也可以通过间接方式影响心功能，如放疗所致的肺纤维化及骨骼肌（呼吸肌）功能降低，通过慢性、进展性的呼吸功能降低而间接影响心功能。因此放疗后心脏毒性是造成非乳腺癌死亡的重要因素，尤其是在与蒽环类药物化疗联合应用时。

（二）化学药物治疗

1. 蒽环类药物

蒽环类药物是一类细胞周期非特异性化疗药，常用于临床抗乳腺癌综合治疗中，主要包括多柔比星、表柔比星、吡柔比星、米托蒽醌等。蒽环类药物具有抗癌谱广、抗癌作用强、疗效确切等优点，但也有脱发、骨髓抑制和心脏毒性等不良反应，其中心脏毒性是最严重的毒副作用[10]。持续性的 LVEF 降低是蒽环类药物相关心脏毒性的典型特征，多数患者最初可无明显临床表现，数年后因某些因素刺激才表现出心功能不全等[14]。这种心脏毒性多为不可逆性，并与药物累积剂量有关。蒽环类药物心脏毒性的机制是复杂的，不同高危人群其机制可能不尽相同。铁介导的活性氧簇，促进心肌细胞发生脂质过氧化反应和 DNA 断裂，是其中较为明确的机制[15]。此外，蒽环类药物与 Fe^{3+} 螯合形成对线粒体内膜具有强亲和力的复合物，触发氧化应激损伤造成线粒体形态变化、功能异常，进而发生心肌收缩和舒张功能障碍，导致心功能异常，也被认为是重要的致心脏毒性机制之一[16]。

蒽环类药物导致的心脏毒性按时间顺序可分为急性、慢性和迟发性三类[10]。研究表明，多数患者在蒽环类药物给药后可较快地发生心肌损伤，并随时间延长而更加明显，但其急性心脏毒性多数是可逆的、自限性的[17]，而慢性和迟发性心脏毒性则与其累积剂量呈正相关[6,10]（表 15-1）。虽然多数基础情况好的乳腺癌患者，治疗用量小于终身累积剂量时可较好耐受心脏毒性，但不同患者对于蒽环类药物的敏感性差异很大，尤其对于有高危因素的乳腺癌患者，宜应使用较低的累积剂量，以使心脏毒性（如充血性心衰）的发生率低于5%。这些高危因素主要包括药物终身累积剂量、未成年人（<18 岁）、高龄（>65 岁）、与其他化疗药物和（或）放疗联用及潜在心血管疾病等[18-20]。早期诊断蒽环类药物引起的相关心功能不全，及早给予抗心衰治疗，患者多能获得较好预后，相反，晚期心衰通常治疗困难，患者预后差。

表 15-1 蒽环类药物最大终身累积剂量及互换系数

蒽环类药物	5%发生心脏毒性的蒽环药物终身累积剂量[10]（mg/m²）	蒽环类药物最大限制剂量[6]（mg/m²）	互换系数[10]
多柔比星	400～450	360	1
表柔比星	900	720	0.5
柔红霉素	935	800	0.5
去甲基柔红霉素	225	150	2
米托蒽醌	200	160	2.2

2. 烷化剂类药物

烷化剂类药物通过破坏 DNA 分子结构，使碱基之间发生交联而发挥抗癌作用，它属于细胞周期非特异性化疗药物，主要包括环磷酰胺和异环磷酰胺。其心脏毒性多表现为剂量依赖的急性心功能不全。与蒽环类化疗药物不同的是，烷化剂类药物的心脏毒性远期效应并不明显，提示该类药物的累积剂量可能对远期心脏毒性影响较小。烷化剂相关心脏毒性风险因素包括单个疗程总剂量、老年、与其他抗癌药物联用和纵隔区放疗等[18]。

3. 紫杉烷类药物

紫杉烷类药物是从紫杉科植物中提取的一类细胞周期特异性（M 期）化疗药，常用紫杉醇和多西他赛。它本身的心脏毒性主要表现为传导阻滞、窦性心动过缓、室性期前收缩等心脏节律的改变，这些稳定的无症状事件多无须特殊治疗。因为紫杉烷类药物常用于乳腺癌，这些患者也往往曾应用蒽环类药物，这种序贯或同时的使用会增加蒽环类药物的心脏毒性。这一潜在协同作用的机制尚不明确，但可能与紫杉烷类药物在体内影响蒽环类药物肾脏清除率，导致其血药浓度升高有关[21]。此外，乳腺癌治疗中紫杉烷类药物与环磷酰胺、曲妥珠单抗联用或序贯使用也将增加心衰的发生率[22]。

4. 其他化疗药物

顺铂是铂类化疗药物中最经典的药物，其抗癌作用与烷化剂相似。有研究表明，高龄和既往有纵隔放疗的患者，在接受顺铂和环磷酰胺联合治疗时可增加心衰的风险[23]，但其机制不明，可能与血管痉挛、血栓形成有关。5-FU 及其衍生物卡培他滨也常用于乳腺癌的治疗。5-FU 的心脏毒性多表现为心肌缺血，严重者可发生急性心肌梗死，导致心功能异常。但这种心肌缺血在中断用药和抗心绞痛治疗后通常是可逆的。

（三）生物靶向治疗

曲妥珠单抗(赫赛汀)是重组的人抗HER2单克隆抗体,目前已广泛用于HER2过表达的乳腺癌患者的治疗,其主要副作用是无症状性 LVEF 降低、充血性心衰、心动过速等,但发生率不高,并且这种心脏毒性往往在终止用药和心血管相应治疗后有可逆性[24,25]。目前认为,既往合并蒽环类药物化疗、肥胖（BMI>25）、年龄>50 岁、高血压和射血分数在正常低值可能是曲妥珠单抗相关心脏毒性的危险因素[26]。一项 Meta 分析结果也提示,曲妥珠单抗联合化疗治疗 HER2 过表达乳腺癌疗效显著高于单纯化疗,但也明显增加了充血性心衰的发生率[27]。HER2 蛋白不仅位于乳腺癌细胞表面,也存在于正常心肌横小管上。曲妥珠单抗产生的心脏毒性可能与其阻断了心肌的 HER2 及其下游的信号传导通路有关。Pentassuqlia 等研究认为,抑制心肌细胞 HER2 的表达,可使心肌兴奋-收缩耦联抑制,还可抑制 Erk1/2 磷酸化,进而影响 MAPK 信号通路导致心肌肌原纤维损伤[28]。此外,也有研究认为,曲妥珠单抗可能会改变线粒体完整性,损耗 ATP,导致心肌收缩功能障碍[29],但这些并不导致心肌细胞死亡。目前认为曲妥珠单抗相关心功能不全的患者经药物治疗后,多能得到不同程度的改善。一项来自 M. D. Anderson 癌症中心的研究[30]发现,曲妥珠单抗相关心衰患者经抗心衰治疗后治愈率可达 79%,而仅表现为 LVEF 下降的 34 例无症状患者,停用曲妥珠单抗或用药同期接受抗心衰治疗,最终所有患者均能恢复正常心功能。也有研究发现,曲妥珠单抗治疗结束后,新发心脏毒性呈低风险,远期随访未出现迟发性心衰[31]。这些都提示曲妥珠单抗相关心功能不全经积极的抗心衰治疗,其近期或远期预后均良好。

二、乳腺癌患者并发心功能不全的防治

（一）放疗所致心功能不全的防治

目前对于乳腺癌放疗所致的心功能不全等心脏毒性尚缺乏特异性治疗方式,多以预防为主。放射剂量和心脏受到放射的体积是放疗后发生心功能不全的重要预测因素,因此在精确给予肿瘤高剂量照射的同时尽量减少对肿瘤周围正常组织的照射是预防放疗后心功能不全的关键。三维适形放疗、调强放疗等技术的出现

实现了三维靶区剂量分布的高度适形，但是实际放疗中呼吸、心脏跳动的运动严重影响精准放疗的实施。图像引导放疗、四维放疗技术的出现对补偿呼吸运动影响，减少放疗对心肺的受量有了良好效果。此外，呼吸门控技术、仰卧位的自主深吸气-屏气技术等也能尽量减少切线野时心脏的受量。

（二）化疗所致心功能不全的防治

化疗导致的心功能不全等心脏毒性，往往影响进一步抗癌治疗和患者的预后，因此早期监测、早期预防、早期干预十分重要。

1. 早期监测

早期监测化疗导致心功能不全的方法有心电图、超声心动图、心肌活检、生化标志物等。其中心电图是常规监测，特异性低，通常迅速发生并结束，但常可体现以心律改变为主的早期毒性。心肌活检是唯一具有足够敏感性、特异性的早期心脏毒性的监测方法，但它是侵袭性手段，花费高，患者依从性差，并且有潜在风险，实际应用困难，仅在必要时应用。超声心动图监测 LVEF 是监测心脏毒性最常用的方法，它对早期的心肌受损缺乏敏感性，只有明显的心肌损伤影响到心功能时，才能被检测出来，但它仍是评估心脏毒性的重要指标。《ESC 癌症治疗与心血管毒性实用指南》[5]推荐，在施行有心脏毒性的化疗前和治疗期间都应监测 LVEF，以便早期评估心脏功能受损情况并及时干预。近年，心肌肌钙蛋白、脑钠肽等生物标志物作为新兴心脏毒性监测指标受到广泛关注，被认为有可能识别远期心脏毒性的发生风险[6]。《EMSO 化疗药物心脏毒性的临床实践指南》[32]中推荐：抗癌化疗中，应定期监测心肌肌钙蛋白 I（化疗结束时，结束后 12、24、36、72h，结束后 1 个月）和脑钠肽（化疗结束时、结束后 72h），以降低心脏毒性的发生危险。

2. 早期预防

M.D.Anderson 癌症中心认为，在使用有心脏毒性的化疗药物前，应采取包括限制药物剂量、修正化疗方案、改良药物递送系统、应用心脏保护剂、应用低毒同类药物等五项心脏保护措施，预防化疗药物所致心脏毒性。以下将以蒽环类药物为例从限制药物剂量、应用心脏保护剂和应用低毒同类药物进行概述。

（1）限制药物剂量：蒽环类药物的心脏毒性与终身累积剂量密切相关，依据统计学小概率事件原理，将蒽环类药物化疗患者中，5%发生心脏毒性的累积剂量定为蒽环类药物的最大限制剂量，可以有效避免心脏毒性的发生。但对于个体来说 5%并不意味着不可能发生，并且患者对于蒽环类药物的敏感性差异很大，在保证抗癌疗效的前提下尽量降低最大药物累积量，以避免发生心脏毒性。这可能是ESC 推荐蒽环类药物累积剂量更低的原因之一。

（2）应用心脏保护剂：心脏保护剂右丙亚胺（右雷佐生）是目前唯一经美国FDA 批准的蒽环类药物的心脏保护剂。右丙亚胺在体内的水解产物类似乙二胺四乙酸（EDTA）有较强的金属离子螯合能力，不同的是它缺乏极性，能够跨膜转运进入细胞内。在细胞内与蒽环类药物竞争结合 Fe^{3+}，减少了心肌细胞内由蒽环类药物所致的氧自由基。一项发表于 *Cochrane* 的 Meta 分析[33]结果提示成年癌症（含乳腺癌）患者使用蒽环类药物化疗时，同时接受右丙亚胺治疗可以显著降低蒽环类药物相关的心衰发生率，而且无证据表明它会影响化疗药物的疗效。但也有少数研究认为加用右丙亚胺可能降低抗癌效力[34,35]，这可能是造成右丙亚胺适应证保守的重要原因。目前相关指南仅推荐右丙亚胺用于多柔比星累积剂量达 $300mg/m^2$ 以上或表柔比星累积剂量达 $540mg/m^2$ 以上，需要继续使用蒽环类药物治疗的晚期或转移性乳腺癌患者（成年）预防蒽环类相关的心脏毒性[36]。

（3）应用低毒同类药物：在一项包含六个 RCTs 的系统评价[37]中，比较多柔比星和表柔比星治疗对女性转移性乳腺癌的影响，发现二者抗癌疗效和总生存期相似，而多柔比星的心脏毒性是表柔比星的 1.64 倍，表明在相同抗癌疗效下，表柔比星心脏毒性相对更小。这与 M. D. Anderson 癌症中心报道[18]结果一致。除了研发低毒性的蒽环类药物外，不同的运载剂型可能也会降低蒽环类药物相关心脏毒性。脂质体蒽环类药物被多项研究数据[37-40]证明，在不改变疗效的基础上，能够明显降低心脏毒性（如心衰），可用于取代传统的蒽环类药物。这些都提示对于使用含蒽环类药物化疗的乳腺癌患者，可以考虑使用低毒的同类药物或剂型替代，以减少相关心脏并发症的发生，尤其是含高危因素的乳腺癌患者。

此外，有研究称，在乳腺癌患者中，正规的有氧运动训练可能也有利于减少蒽环类药物化疗导致的心脏毒性[41]。

3. 早期干预

LVEF 绝对值降幅＞10%，且 LEVF＜50%的患者进展为心衰的风险较高，在无禁忌证的前提下，《ESC 癌症治疗与心血管毒性实用指南》[5]推荐使用血管紧张素转化酶抑制剂（ACEI）或血管紧张素 II 受体阻滞剂（angiotensin receptor blocker，ARB）联合β受体阻滞剂预防左心室功能不全或症状性心衰的恶化。此外，对于其他症状性心衰或无症状性心脏功能不全的患者，若无禁忌证，也都推荐使用 ACEI（或 ARB）和β受体阻滞剂。

（三）乳腺癌生物靶向治疗所致心功能不全的防治

根据《NCRI 经曲妥珠单抗治疗的乳腺癌的心脏健康管理指南》[42]推荐，所有接受曲妥珠单抗治疗的乳腺癌患者均应在治疗前和治疗中检测 LVEF。对于 LVEF＜45%或 LVEF 相比基线值降幅＞10%，而 LVEF 在 45%～49%的患者应停用曲妥珠单抗，并接受 ACEI 或β受体阻滞剂抗心衰治疗，直至经综合评估后 LVEF＞49%才可继续使用曲妥珠单抗。此外，尽量避免与蒽环类药物联用可能是降低曲妥珠单抗相关心脏毒性的有效方法。有研究显示，蒽环类药物和曲妥珠单抗联用治疗乳腺癌可显著增加心衰的发生，而避免两类药物同时使用，采用适当的用药间隔可降低心衰的发生率[26,43-46]。而接受蒽环类药物和曲妥珠单抗治疗前，使用β受体阻滞剂能够降低 LVEF 正常的乳腺癌患者心衰的发生率[14,47]。

综上，在乳腺癌治疗过程中，需要综合考虑合并心脏毒性事件的可能，早期检测，权衡抗癌治疗与预防心脏毒性事件发生、进展之间的平衡，选择适当的治疗方案，以获得最大的治疗收益。

（戴　威　孔令泉）

参 考 文 献

[1] Buchanan ND, King JB, Rodriguez JL, et al. Changes among US cancer survivors: comparing demographic, diagnostic, and health care findings from the 1992 and 2010 national health interview surveys. ISRN Oncology, 2013, 13: 238-242.

[2] de Moor JS, Mariotto AB, Parry C, et al. Cancer survivors in the United States: prevalence across the survivorship trajectory and implications for care. Cancer Epidemiology, Biomarkers & Prevention: A Publication of the American Association for Cancer Research, Cosponsored by the American Society of Preventive Oncology, 2013, 22(4): 561-570.

[3] Zeng H, Zheng R, Guo Y, et al. Cancer survival in China, 2003—2005: a population-based study. International journal of cancer, 2015, 136(8): 1921-1930.

[4] Miller KD, Siegel RL, Lin CC, et al. Cancer treatment and survivorship statistics, 2016. CA: A Cancer Journal for Clinicians, 2016, 66(4): 271-289.

[5] Zamorano JL, Lancellotti P, Rodriguez Munoz D, et al. 2016 ESC position paper on cancer treatments and cardiovascular toxicity developed under the auspices of the ESC committee for practice guidelines: the task force for cancer treatments and cardiovascular toxicity of the European Society of Cardiology(ESC). European Heart Journal, 2016, 37(36): 2768-2801.

[6] Ponikowski P, Voors AA, Anker SD, et al. 2016 ESC Guidelines for the diagnosis and treatment of acute and chronic heart failure: the task force for the diagnosis and treatment of acute and chronic heart failure of the European Society of Cardiology(ESC). Developed with the special contribution of the Heart Failure Association(HFA)of the ESC. European Journal of Heart Failure, 2016, 18(8): 891-975.

[7] 吕海辰, 刘莹, 刘基巍, 等. 2016 年欧洲心脏病学会癌症治疗与心血管毒性立场声明解读. 中国实用内科杂志, 2016, 36(11): 949-953.

[8] Chen T, Xu T, Li Y, et al. Risk of cardiac dysfunction with trastuzumab in breast cancer patients: a meta-analysis. Cancer treatment reviews, 2011, 37(4): 312-320.

[9] Slamon DJ, Leyland-Jones B, Shak S, et al. Use of chemotherapy plus a monoclonal antibody against HER2 for metastatic breast cancer that overexpresses HER2. The New England Journal of Medicine, 2001, 344(11): 783-792.

[10] 中国临床肿瘤学会. 蒽环类药物心脏毒性防治指南(2013 年版).临床肿瘤学杂志, 2013, 18(10): 925-934.

[11] Rutqvist LE, Rose C, Cavallin-Stahl E. A systematic overview of radiation therapy effects in breast cancer. Acta Oncologica, 2003, 42(5-6): 532-545.

[12] Lipshultz SE, Sallan SE. Cardiovascular abnormalities in long-term survivors of childhood malignancy. Journal of Clinical Oncology: Official Journal of the American Society of Clinical Oncology, 1993, 11(7): 1199-1203.

[13] Corn BW, Trock BJ, Goodman RL. Irradiation-related ischemic heart disease. Journal of Clinical Oncology: Official Journal of the American Society of Clinical Oncology, 1990, 8(4): 741-750.

[14] Eschenhagen T, Force T, Ewer MS, et al. Cardiovascular side effects of cancer therapies: a position statement from the Heart Failure Association of the European Society of Cardiology. European Journal of Heart Failure, 2011, 13(1): 1-10.

[15] Simunek T, Sterba M, Popelova O, et al. Anthracycline-induced cardiotoxicity: overview of studies examining the roles of oxidative stress and free cellular iron. Pharmacological Reports: PR, 2009, 61(1): 154-171.

[16] Hershko C, Pinson A, Link G. Prevention of anthracycline cardiotoxicity by iron chelation. Acta Haematologica, 1996, 95(1): 87-92.

[17] Abu-Khalaf MM, Harris L.Anthracycline-induced cardiotoxicity: risk assessment and management. Oncology, 2009, 23(3): 239, 244, 252.

[18] Michael SE, Edward Y. Cancer and The Heart.Beijing: People's Medical Publishing House, 2009.

[19] Herrmann J, Lerman A, Sandhu NP, et al. Evaluation and management of patients with heart disease and cancer: cardio-oncology. Mayo Clinic proceedings, 2014, 89(9): 1287-1306.

[20] Chow EJ, Chen Y, Kremer LC, et al. Individual prediction of heart failure among childhood cancer survivors. Journal of Clinical Oncology: Official Journal of The American Society of Clinical Oncology, 2015, 33(5): 394-402.

[21] Gehl J, Boesgaard M, Paaske T, et al. Combined doxorubicin and paclitaxel in advanced breast cancer: effective and cardiotoxic. Annals of Oncology: Official Journal of the European Society for Medical Oncology, 1996, 7(7): 687-693.

[22] Mackey JR, Martin M, Pienkowski T, et al. Adjuvant docetaxel, doxorubicin, and cyclophosphamide in node-positive breast cancer: 10-year follow-up of the phase 3 randomised BCIRG 001 trial. The Lancet Oncology, 2013, 14(1): 72-80.

[23] Nieto Y, Cagnoni PJ, Bearman SI, et al. Cardiac toxicity following high-dose cyclophosphamide, cisplatin, and BCNU(STAMP-I)for breast cancer. Biology of Blood and Marrow Transplantation: Journal of the American Society for Blood and Marrow Transplantation, 2000, 6(2A): 198-203.

[24] Ewer MS, Vooletich MT, Durand JB, et al. Reversibility of trastuzumab-related cardiotoxicity: new insights based on clinical course and response to medical treatment. Journal of Clinical Oncology: Official Journal of the American Society of Clinical Oncology, 2005, 23(31): 7820-7826.

[25] van Hasselt JG, Boekhout AH, Beijnen JH, et al. Population pharmacokinetic-pharmacodynamic analysis of trastuzumab-associated cardiotoxicity. Clinical Pharmacology and Therapeutics, 2011, 90(1): 126-132.

[26] Romond EH, Perez EA, Bryant J, et al. Trastuzumab plus adjuvant chemotherapy for operable HER2-positive breast cancer. The New England Journal of Medicine, 2005, 353(16): 1673-1684.

[27] 刘永军, 马林超. 曲妥珠单抗辅助化疗治疗HER2阳性乳腺癌有效性和安全性的Meta分析. 中国药物评价, 2015, (1): 35-40.

[28] Pentassuglia L, Graf M, Lane H, et al. Inhibition of ErbB2 by receptor tyrosine kinase inhibitors causes myofibrillar structural damage without cell death in adult rat cardiomyocytes. Experimental cell research, 2009, 315(7): 1302-1312.

[29] Force T, Krause DS, Van Etten RA. Molecular mechanisms of cardiotoxicity of tyrosine kinase inhibition. Nature reviews Cancer, 2007, 7(5): 332-344.

[30] Guarneri V, Lenihan DJ, Valero V, et al. Long-term cardiac tolerability of trastuzumab in metastatic breast cancer: the M.D. Anderson Cancer Center experience. Journal of Clinical Oncology: Official Journal of the American Society of Clinical Oncology, 2006, 24(25): 4107-4115.

[31] Advani PP, Ballman KV, Dockter TJ, et al. Long-term cardiac safety analysis of NCCTG N9831(Alliance)adjuvant trastuzumab trial.Journal of Clinical Oncology: Official Journal of the

American Society of Clinical Oncology, 2016, 34(6): 581-587.

[32] Bovelli D, Plataniotis G, Roila F, et al. Cardiotoxicity of chemotherapeutic agents and radiotherapy-related heart disease: ESMO Clinical Practice Guidelines. Annals of Oncology: Official Journal of the European Society for Medical Oncology, 2010, 21(Suppl 5): v277-282.

[33] van Dalen EC, Caron HN, Dickinson HO, et al. Cardioprotective interventions for cancer patients receiving anthracyclines. The Cochrane Database of Systematic Reviews, 2011, 15(6): CD003917.

[34] Swain SM, Whaley FS, Gerber MC, et al. Delayed administration of dexrazoxane provides cardioprotection for patients with advanced breast cancer treated with doxorubicin-containing therapy. Journal of Clinical Oncology: Official Journal of The American Society of Clinical Oncology, 1997, 15(4): 1333-1340.

[35] Swain SM, Whaley FS, Gerber MC, et al. Cardioprotection with dexrazoxane for doxorubicin-containing therapy in advanced breast cancer. Journal of Clinical Oncology: Official Journal of The American Society of Clinical Oncology, 1997, 15(4): 1318-1332.

[36] Hensley ML, Hagerty KL, Kewalramani T, et al. American society of clinical oncology 2008 clinical practice guideline update: use of chemotherapy and radiation therapy protectants. Journal of Clinical Oncology: Official Journal of the American Society of Clinical Oncology, 2009, 27(1): 127-145.

[37] 骆楚君, 钟黛云, 张建萍. 多柔比星和表柔比星治疗转移性乳腺癌的系统评价. 中国药学杂志, 2016, 51(4): 321-325.

[38] Ewer MS, Martin FJ, Henderson C, et al. Cardiac safety of liposomalanthracyclines. Seminars in oncology, 2004, 31(6 Suppl 13): 161-181.

[39] Theodoulou M, Hudis C. Cardiac profiles of liposomalanthracyclines: greater cardiac safety versus conventional doxorubicin? Cancer, 2004, 100(10): 2052-2063.

[40] Harris L, Batist G, Belt R, et al. Liposome-encapsulated doxorubicin compared with conventional doxorubicin in a randomized multicenter trial as first-line therapy of metastatic breast carcinoma. Cancer, 2002, 94(1): 25-36.

[41] Scott JM, Khakoo A, Mackey JR, et al. Modulation of anthracycline-induced cardiotoxicity by aerobic exercise in breast cancer: current evidence and underlying mechanisms. Circulation, 2011, 124(5): 642-650.

[42] Jones AL, Barlow M, Barrett-Lee PJ, et al. Management of cardiac health in trastuzumab-treated patients with breast cancer: updated United Kingdom National cancer research institute recommendations for monitoring. British Journal of Cancer, 2009, 100(5): 684-692.

[43] Tan-Chiu E, Yothers G, Romond E, et al. Assessment of cardiac dysfunction in a randomized trial

comparing doxorubicin and cyclophosphamide followed by paclitaxel, with or without trastuzumab as adjuvant therapy in node-positive, human epidermal growth factor receptor 2-overexpressing breast cancer: NSABP B-31. Journal of Clinical Oncology: Official Journal of The American Society of Clinical Oncology, 2005, 23(31): 7811-7819.

[44] Slamon D, Eiermann W, Robert N, et al. Adjuvant trastuzumab in HER2-positive breast cancer. The New England Journal of Medicine, 2011, 365(14): 1273-1283.

[45] Smith I, Procter M, Gelber RD, et al. 2-year follow-up of trastuzumab after adjuvant chemotherapy in HER2-positive breast cancer: a randomised controlled trial. Lancet, 2007, 369(9555): 29-36.

[46] Piccart-Gebhart MJ, Procter M, Leyland-Jones B, et al. Trastuzumab after adjuvant chemotherapy in HER2-positive breast cancer. The New England Journal of Medicine, 2005, 353(16): 1659-1672.

[47] Cardinale D, Colombo A, Lamantia G, et al. Anthracycline-induced cardiomyopathy: clinical relevance and response to pharmacologic therapy. Journal of the American College of Cardiology, 2010, 55(3): 213-220.

第十六章 乳腺癌患者心脏压塞的防治

一、心脏压塞概述

心包由心脏的脏层和壁层组成，两层之间为心包腔，正常时心包腔内有10～30ml液体起润滑作用。当此液体量迅速增多时，会有相关症状的出现，症状与心包积液产生的量及速度有关。通常首发症状是呼吸困难、疲劳或乏力，咳嗽、胸痛和端坐呼吸也很常见[1]。心脏压塞指因渗出物、脓液、血液、血凝块或心包积液内的气体等导致心包积液增多，心包内压力增大，从而引起舒张压和心排血量受损，压迫心脏而引起的疾病。开始不断升高的心包内压力使心腔内压力缓慢或急剧升高，当心包内容物达到心包储备容积时，心包内容物继续膨胀，随着膨胀速率的加快，很快超过了心包拉伸的速率，当心包有一刻不可继续拉伸时，继续增加的心包容量压向心室腔，使其舒张容积变小，流入心脏的血液变少，最终舒张期心包压力会与心室压力相等，心室舒张功能受限，心搏出量下降，心排血量减少，肺循环阻力和体循环阻力均升高，血流动力学变慢，表现为呼吸困难、心音低钝遥远、奇脉，最终肺循环和体循环均停止[2]，如果不及时抢救必然导致死亡。

肿瘤性心包积液是导致心脏压塞的常见原因之一，可以是某些肿瘤的首发表现。肿瘤性心脏压塞有原发性肿瘤与继发性肿瘤两种，原发性肿瘤包括心包间皮瘤和心包血管肉瘤，均极少见；而继发性肿瘤多继发于肺癌、乳腺癌、淋巴瘤等[3]。心脏压塞有急性和慢性两种进程，从血流动力学方面，有温和型（心包内压力<10mmHg）和严重型（15mmHg<心包内压力<20mmHg）。温和型常常无多少临床表现，而严重型往往会出现心前区不适甚至呼吸困难等症状。

二、心脏压塞与乳腺癌的伴发情况

不同经济发展地区患者病因构成比明显不同。在发达国家，症状性大量心包积液的病因以特发性、肿瘤性、医源性为主，结核分枝杆菌感染性心包积液构成比低于5%；而在发展中国家，感染性、动脉瘤破裂、肿瘤性为常见病因[4]，我国的调查显示，在中等至大量需要进行心包穿刺引流的患者中，肿瘤性及结核性心包积液占近 70.0%（分别为 38.6%、28.6%），其他以结缔组织疾病、甲状腺功能减退症、心肌梗死后游离壁破裂等多见，而与介入治疗相关的需要进行穿刺引流的医源性心包积液占比也达到 9%[5]。任何性质的心包疾病均可能导致心脏压塞，其中引起心脏压塞最常见的原因为肿瘤。1987 年已有作者指出，所有尸检中有肿瘤侵犯心脏的比例是 3.4%，而所有癌症患者尸检中有 11.6%发生了心脏转移；在癌症转移心脏的患者中，29%有心包转移，16%的患者发生了心脏压塞。而患者生前正确诊断率仅有 30%。很值得临床重视。该报道在癌性心脏压塞中，乳腺癌占22.3%，仅次于肺癌[6]。肿瘤性心脏压塞的诊断需要心包积液的细胞学检查，而只有 40%～50%的肿瘤及心包积液的患者中实施了这项检查，所以现有的伴发比率可能较真实值偏低[7]。乳腺癌是转移至心包最常见的肿瘤之一，尸检中多达 25%的乳腺癌患者有肿瘤侵袭心脏。肿瘤性心包积液常常大量且生长迅速，因此常会发展为危及生命的心脏压塞[8]。

西班牙一个单中心长达 10 年的临床研究中，肿瘤性心脏压塞所占比例最高，占所有心脏压塞的32%，而在肿瘤类别中，肺癌最常见，占54.5%，乳腺癌第二，占 18.2%[9]。乳腺癌患者常规接受化疗，部分还需行放疗，而放化疗方案可能会影响心包的免疫功能，增加其感染性心包积液的风险[9]。日本的一项单中心长达 22年的研究，43 735 名癌症患者中发现 5880 名乳腺癌患者，其中 24 例（0.4%）发生了心脏压塞[10]。研究显示，乳腺癌患者年龄偏低，首确诊分期较肺癌低，发生肿瘤性心脏压塞的时间较肺癌晚，平均在确诊乳腺癌后 60.4 个月，而且接受心脏压塞治疗的时间也较晚[10]。英国 219 例恶性肿瘤伴发心包积液的研究中，96 例患者的心包积液为癌性心包积液，其中乳腺癌 16 例，占比 16.7%，仅次于肺癌位居第二位[11]。

有多项研究表明，乳腺癌患者综合治疗也对心脏功能造成损害，甚至增加心脏压塞的发生率。本文仅阐述化疗及放疗对患者心肌损伤所致心包积液（心脏压塞）。化疗对患者心肌损伤所致心包积液（心脏压塞）：虽然蒽环类药物引起的急性心包心肌炎较少见，只有一些个案报道[12]，但是乳腺癌患者常规化疗方案中含有蒽环类药物，值得重视，我国也有乳腺癌患者化疗期间突发心包积液危及生命的案例报道。蒽环类药物的心脏毒性分为三类：①急性心脏毒性，指用药后数周内发生的心脏毒性，包括心律失常、心力衰竭、心包心肌炎等，临床少见；②亚急性或早期慢性心脏毒性，在末次蒽环类药物给药结束 1 年内出现，表现为充血性心力衰竭；③晚期慢性心脏毒性，末次蒽环类药结束 1 年后出现症状。具有心脏毒性的化疗药物可致心肌炎、心肌细胞损伤，晚期乳腺癌患者若出现心包积液，极可能出现心脏压塞、心力衰竭等危及生命的现象。

放疗对患者心肌损伤所致心包积液（心脏压塞）：放射性心包损伤的主要病理改变是心包纤维性增厚，显微镜下可见心包内及其周围脂肪组织被致密胶原蛋白所代替。其具体机制不明，但多数假说认为，心包纤维化继发于毛细血管损伤。放射性损伤后，心包毛细血管及代偿性增生的毛细血管通透性均明显增加，导致大量富含纤维蛋白的渗出液向心包腔内渗出。同时，放疗所致的引流及纤维蛋白溶解能力下降，致使纤维蛋白在心包内聚集、凝结和沉积。上述变化最终导致心包增厚及纤维化。一旦有癌细胞转移至心包，极可能并发心脏压塞[13,14]。

三、心脏压塞的诊断

因为心脏压塞可危及生命，及时诊断和治疗非常重要[15]。依靠患者的临床表现，全面体检和必要的辅助检查可以及时做出正确的诊断。心脏压塞症状与心包积液产生的量及速度有关。通常首发症状是呼吸困难、疲劳或乏力，咳嗽、胸痛和端坐呼吸也很常见[1]，临床体格检查患者可出现心音低钝、遥远，奇脉。

胸部 X 线检查是一个低敏感性和特异度的诊断方法；超声心动图目前是诊断肿瘤性心包疾病最常用的检查方法，在心脏压塞时，其作用非常重要，是疑似患者的首选检查手段，且应尽早施行。CT 和 CMR 在评估心脏压塞时并非常规检查手段，但有助于纵隔或肺部肿瘤伴大量心包积液的诊断。鉴别诊断时，应注意与缩窄性心包炎、充血性心力衰竭及肝硬化晚期等疾病的鉴别[15]。PET 在诊断心包积液时特异度较高。

细胞学和病理学是确诊肿瘤性心包积液的金标准，但细胞学仍有假阳性可能，心外膜活检及心包活检可减少细胞学的假阳性率。与心包活检相比，心包细胞学检查显著降低假阴性率。心包活检与渗出细胞学合用可增加检测恶性肿瘤的敏感性，并在低容积心包积液中特别有效[16]，为提高细胞学检查的可靠性，应将积液在抽取后立即保鲜或冰箱保存在 2～8℃环境中，及时送检[17]。近年应用较多的实验室检查的肿瘤标志物是癌胚抗原（CEA）、CYFRA21-1 和神经特异性烯醇，CEA和 CYFRA21-1 联合应用的灵敏度可达 97.6%，特异度可达 91.4%，其他标志物仍待更深入研究。很多研究者对循环 miRNA 感兴趣[18]。心包积液中的细胞因子在诊断及鉴别诊断中意义不大[19]。

四、心脏压塞的治疗

（一）一般治疗

患者应卧床休息，保持情绪稳定，积极配合治疗，避免受凉，避免压力；患者休克时应输血或输液，水肿时不能利尿治疗，以免进一步降低心排血量，导致血压下降，患者并无心脏收缩功能的异常，不宜用洋地黄类强心剂。

（二）心包穿刺治疗及心包开窗引流

心脏压塞是一种心脏急症。最基本的诊疗方法就是心包穿刺术，它是在患者行超声心动图检查后疑有心脏压塞，进行的诊断性或治疗性措施。建议有经验的术者在超声引导下，行心包穿刺术。心包开窗引流术主要应用于反复发作的心脏压塞者或反复行心包穿刺后复发的患者[3]。根据欧洲心脏压塞治疗及评分指南，紧急心包引流术或心包穿刺术适用于多数心脏压塞或血流动力学异常引起的休克患者。行此种治疗方案需考虑患者临床表现、血流动力学情况、评估手术利弊及心脏超声结果。对于疑似化脓性、结核性或肿瘤性心包炎或已确诊经治疗症状未缓解者，推荐心包穿刺术。约 1/3 大量心包积液患者会出现心脏压塞，可考虑心包引流术。当患者积液较多，但无血流动力学异常时，心包引流术并非必要手段[15]。

（三）心脏压塞穿刺术后的后续治疗

心脏压塞的症状在心包穿刺术后短期即得到缓解，肿瘤心包转移的预防及心包穿刺术后的治疗是乳腺癌患者重要的治疗策略。如果在心包穿刺术后未进行下一步的治疗，肿瘤性心包积液的复发率是非常高的，可达 40%。为了防止心包积液的复发，有三种方法已经沿用数年：心包穿刺引流术、硬化治疗、心包开窗术[10]。在一篇纳入有 312 例患者的研究中对比三种治疗方案：扩大性引流无化疗组；硬化治疗无化疗组；引流术加全身化疗组；引流术加局部化疗组；引流术加全身化疗及局部化疗组；结果表明，铂类化疗药物心包内局部化疗对乳腺癌患者疗效良好，而且心包内注射化疗患者多易耐受，无明显全身副作用[20]。

1. 药物治疗

噻替派自 1984 年开始已经运用于预防心包积液的复发，多与系统化疗相结合用于治疗乳腺癌伴发心包积液，但在肺癌或其他肿瘤中可能效果不佳[21]。

2. 腔内注射生物反应调节剂

生物反应调节剂具有免疫调节作用，可辅助杀伤肿瘤细胞，并调节患者自身机体免疫力，不良反应轻，患者耐受性较好。国外 Uhi 等报道用自体肿瘤浸润淋巴细胞心包腔内注射治疗恶性心包积液安全有效[22]。

3. 心包腔内硬化治疗

博莱霉素是良好的硬化剂，浆膜腔注入后产生炎症反应，可使浆膜腔固定粘连，而且它还是碱性多肽类化合物，抑制尿嘧啶核苷渗入 DNA，与 DNA 结合使细胞破坏分解，作用于细胞分裂的 S 期，具有一定抗癌作用[23]。

4. 重组人血管内皮抑素治疗

恶性心包积液的产生机制比较复杂，肿瘤浸润或转移至浆膜后一些细胞因子（如血管内皮生长因子）水平升高、肿瘤新生血管的形成及血管通透性的增高是恶性浆膜腔积液形成的重要机制之一[24]。重组人血管内皮抑制素（恩度）近年来在治疗恶性浆膜腔积液方面应用较为广泛，用于恶性胸腔积液、腹水的局部灌注治疗，疗效肯定，毒副作用轻。现用于恶性心包积液，其同样有较好的控制效果及耐受性，值得进一步探索。

五、乳腺癌患者心脏压塞的预后

在心脏相关症状出现时，多提示已有心脏压塞的发生，同时无症状的患者中，心脏压塞却导致了其中大约 85% 的患者死亡，应高度重视[25]。心脏压塞已有相应的治疗方法及策略，但其发生缩短了乳腺癌患者的生存期[10]。心脏压塞患者中，肿瘤患者的预后较差，一般不超过 50 个月，而肿瘤中预后最差者是肺癌[9]，在一项关于实体肿瘤的回顾性研究中，用不同手术方式治疗心脏压塞，乳腺癌的中位生存期为 5.2 个月，其他恶性肿瘤生存期仅为 3.2 个月[26]。在并发心脏压塞的患者中，预后往往与患者的原发肿瘤密切相关，乳腺癌患者相对有较好的预后[20]。有研究报道，乳腺癌患者心包穿刺术后中位生存期为（4.2±1.6）个月，远远高于其他肿瘤[10]。在一项韩国的研究中，所有 98 例恶性肿瘤并发肿瘤性心包炎患者，均经心包穿刺术及系统化疗治疗，乳腺癌较其他肿瘤患者有相对较好的预后，而且乳腺癌患者 1 年生存率为 47%，大大高于肺癌的 26%[27]。

总之，乳腺癌患者并发心脏压塞应引起临床的重视，虽然伴发心脏压塞多为晚期患者，预后已较差，但及时正确的诊断，结合治疗如心包灌注化疗、心包开窗引流术，可以有效地延长患者生存期，改善其预后，提高生活质量。

（武　赫　孔令泉）

参 考 文 献

[1] Warren WH. Malignancies involving the pericardium. Seminars in Thoracic and Cardiovascular Surgery, 2000, 12(2): 119-129.

[2] Spodick DH. Acute cardiac tamponade. The New England Journal of Medicine, 2003, 349(7): 684-690.

[3] Vakamudi S, Ho N, Cremer PC. Pericardial effusions: causes, diagnosis, and management. Progress in Cardiovascular Diseases, 2017, 59(4): 380-388.

[4] Permanyer-Miralda G, Sagrista-Sauleda J, Soler-Soler J. Primary acute pericardial disease: a prospective series of 231 consecutive patients. The American Journal of Cardiology, 1985, 56(10): 623-630.

[5] Ma W, Liu J, Zeng Y, et al. Causes of moderate to large pericardial effusion requiring pericardiocentesis in 140 han chinese patients. Herz, 2012, 37(2): 183-187.

[6] Press OW, Livingston R. Management of malignant pericardial effusion and tamponade. JAMA, 1987, 257(8): 1088-1092.

[7] Dequanter D, Lothaire P, Berghmans T, et al. Severe pericardial effusion in patients with concurrent malignancy: a retrospective analysis of prognostic factors influencing survival. Annals of Surgical Oncology, 2008, 15(11): 3268-3271.

[8] Bishiniotis TS, Antoniadou S, Katseas G, et al. Malignant cardiac tamponade in women with breast cancer treated by pericardiocentesis and intrapericardial administration of triethylenethiophosphoramide (thiotepa). The American Journal of Cardiology, 2000, 86(3): 362-364.

[9] Sanchez-Enrique C, Nunez-Gil IJ, Viana-Tejedor A, et al. Cause and long-term outcome of cardiac tamponade. The American Journal of Cardiology, 2016, 117(4): 664-669.

[10] Takayama T, Okura Y, Okada Y, et al. Characteristics of neoplastic cardiac tamponade and prognosis after pericardiocentesis: a single-center study of 113 consecutive cancer patients. International Journal of Clinical Oncology, 2015, 20(5): 872-877.

[11] Gornik HL, Gerhard-Herman M, Beckman JA. Abnormal cytology predicts poor prognosis in cancer patients with pericardial effusion. Journal of Clinical Oncology: Official Journal of the American Society of Clinical Oncology, 2005, 23(22): 5211-5216.

[12] Hengel CL, Russell PA, Gould PA, et al. Subacute anthracycline cardiotoxicity. Heart, Lung & Circulation, 2006, 15(1): 59-61.

[13] DiSipio T, Rye S, Newman B, et al. Incidence of unilateral arm lymphoedema after breast cancer: a systematic review and meta-analysis. The Lancet Oncology, 2013, 14(6): 500-515.

[14] Clarke M, Collins R, Darby S, et al. Effects of radiotherapy and of differences in the extent of surgery for early breast cancer on local recurrence and 15-year survival: an overview of the randomised trials. Lancet, 2005, 366(9503): 2087-2106.

[15] Ristic AD, Imazio M, Adler Y, et al. Triage strategy for urgent management of cardiac tamponade: a position statement of the european society of cardiology working group on myocardial and

pericardial diseases. European Heart Journal, 2014, 35(34): 2279-2284.

[16] Maisch B, Ristic A, Pankuweit S. Evaluation and management of pericardial effusion in patients with neoplastic disease. Progress in Cardiovascular Diseases, 2010, 53(2): 157-163.

[17] Manosca F, Schinstine M, Fetsch PA, et al. Diagnostic effects of prolonged storage on fresh effusion samples. Diagnostic Cytopathology, 2007, 35(1): 6-11.

[18] Xie L, Wang T, Yu S, et al. Cell-free mir-24 and mir-30d, potential diagnostic biomarkers in malignant effusions. Clinical Biochemistry, 2011, 44(2-3): 216-220.

[19] Ristic AD, Pankuweit S, Maksimovic R, et al. Pericardial cytokines in neoplastic, autoreactive, and viral pericarditis. Heart Failure Reviews, 2013, 18(3): 345-353.

[20] Lestuzzi C, Berretta M, Tomkowski W. 2015 update on the diagnosis and management of neoplastic pericardial disease. Expert Review of Cardiovascular Therapy, 2015, 13(4): 377-389.

[21] Martinoni A, Cipolla CM, Cardinale D, et al. Long-term results of intrapericardial chemotherapeutic treatment of malignant pericardial effusions with thiotepa. Chest, 2004, 126(5): 1412-1416.

[22] Toh U, Fujii T, Seki N, et al. Characterization of il-2-activated tils and their use in intrapericardial immunotherapy in malignant pericardial effusion. Cancer Immunology, Immunotherapy: CII, 2006, 55(10): 1219-1227.

[23] Canto A, Guijarro R, Arnau A, et al. Thoracoscopic pericardial fenestration: Diagnostic and therapeutic aspects. Thorax, 1993, 48(11): 1178-1180.

[24] Tamsma JT, Keizer HJ, Meinders AE. Pathogenesis of malignant ascites: starling's law of capillary hemodynamics revisited. Annals of Oncology: Official Journal of The European Society for Medical Oncology / ESMO, 2001, 12(10): 1353-1357.

[25] Refaat MM, Katz WE. Neoplastic pericardial effusion. Clinical Cardiology, 2011, 34(10): 593-598.

[26] Gross JL, Younes RN, Deheinzelin D, et al. Surgical management of symptomatic pericardial effusion in patients with solid malignancies. Annals of Surgical Oncology, 2006, 13(12): 1732-1738.

[27] Kim SH, Kwak MH, Park S, et al. Clinical characteristics of malignant pericardial effusion associated with recurrence and survival. Cancer Research and Treatment: Official Journal of Korean Cancer Association, 2010, 42(4): 210-216.

第十七章　乳腺癌患者肺动脉高压的防治

一、乳腺癌患者肺动脉高压的伴发情况

肺动脉高压（pulmonary artery hypertension，PAH）是指以肺血管阻力进行性升高为主要特征，进而右心室肥大扩张的一类心脏血管性疾病，其血流诊断学标准为在海平面、静息状态下，右心导管测量肺动脉的平均压≥25mmHg[1]。目前乳腺癌患者伴发肺动脉高压的临床研究较少，多为个案，缺乏大组数据研究。在一项解剖系列研究中，有3%~26%患者的肺动脉高压继发于乳腺癌、胃癌、肺癌、肝癌、前列腺癌和胰腺癌等恶性肿瘤[2]。乳腺癌引起的肺动脉高压早期常无明显症状，临床也多对此认识不够或重视不够，诊断有困难，一旦发展为严重的肺动脉高压，病情进展快，难与肺栓塞、急性心力衰竭、呼吸衰竭等相鉴别，甚至在患者死后尸检方得以确诊。故应关注乳腺癌患者肺动脉高压的早期临床表现，及早确诊和治疗。

二、肺动脉高压与乳腺癌的预后

在乳腺癌患者中，除外其他导致肺动脉高压的相关高危因素（如结缔组织病、肝硬化、静脉血栓栓塞史等），肺肿瘤血栓性微血管病（pulmonary tumor thrombotic microangiopathy，PTTM）、肺肿瘤栓塞、肺血栓形成等可能是患者肺动脉高压发生发展的主要原因；这是一种罕见的、致命的恶性肿瘤相关并发症，以进行性加重的呼吸困难为主要表现，导致肺动脉高压、右心衰竭和死亡，1990 年由 von Herbay 等最先提出[3]。瘤栓损伤血管内皮，激活凝血系统并引起广泛的纤维细胞性肺小动脉及其内膜的增生，导致血管阻力增加以致肺动脉高压[4]。肺动脉高压患者首次出现症状的时间距离确诊为肺动脉高压的时间与其预后明确相关，一些临床症状和检验指标也与患者预后密切相关，2015 年，ESC 指南将以下临床因素作为评价患者肺动脉高压的指标（表 17-1）。这类患者一旦出现明显的肺部症状，病情进展急，预后较差，表现不具特异性，临床往往与肺栓塞、呼吸衰竭、急性左心衰竭、高血压性心脏病难以鉴别，经常难以得到早期有效的诊断和治疗。

表 17-1　2015 年 ESC 指南评价肺动脉高压预后的指标

影响预后的因素	提示预后良好	提示预后较差
右心衰竭的临床证据	无	有
症状出现的快慢	慢	快
晕厥	无	有
WHO 分级	Ⅰ、Ⅱ	Ⅳ
6min 步行试验	较长（＞500m）	较短（＜300m）
心肺运动试验	最高氧耗量＞15ml/（min·kg）	最高氧耗量＜11ml/（min·kg）
血浆 BNP/NT-pro BNP 水平	正常或接近正常	很高或持续上升
超声心动图指标	无心包积液、TAPSE＞2.0cm	有心包积液、TAPSE＜1.5cm
	右心房面积＜18cm^2	右心房面积＞26cm^2
血流动力学参数	RAP＜8mmHg 且 CI≥2.5L/（min·m^2）	RAP＞14mmHg 或 CI≤2.0L/（min·m^2）
	混合静脉血氧饱和度＞65%	混合静脉血氧饱和度＜60%

注：BNP，脑钠肽；CI，心排血指数；RAP，右心房压力；TAPSE，三尖瓣瓣环收缩期偏移。

三、乳腺癌患者肺动脉高压的临床表现

（一）临床症状

肺动脉高压本身没有特异性的临床症状，但重视患者新近出现的相关症状对疾病诊断有提示作用，其临床症状如下：

1. 气促

气促最常见，标志已有右心功能不全。有些患者表现为活动后气促，严重肺动脉高压患者出现高枕卧位甚至端坐呼吸。

2. 头晕或晕厥

头晕或晕厥多发生在活动时，应用扩血管药物后会更明显。运动时不能提供额外的心排血量，则出现劳力性晕厥。晕厥或眩晕的出现，标志患者心排血量的下降，使乳腺癌化疗者可能导致心功能受损。

3. 心绞痛或胸痛

因右心室肥大冠状动脉灌流减少，心肌相对供血不足。胸痛也可能由肺动脉主干或主分支血管瘤样扩张所致。

4. 干咳

干咳较常见，可能痰中带血，肺动脉高压可引起肺毛细血管起始部微血管瘤破裂而咯血。

5. 慢性疲劳

慢性疲劳，如乏力、虚弱较常见，但并非特异性症状。

6. 水肿

水肿是右心衰竭的表现，常见踝部和腿部水肿。严重者可出现颈部、腹部饱胀，食欲缺乏，肝淤血，胸腔积液及腹水等。

7. 雷诺现象

雷诺现象表现为遇冷时手指变紫红色，在结缔组织疾病相关的肺动脉高压中常见，部分特发性肺动脉高压患者中也有该症状。

（二）体征

当肺动脉压明显升高引起右心房扩大、右心衰竭时，可出现以下体征：颈静脉 a 波明显，肺动脉瓣区搏动增强，右心室抬举性搏动，肺动脉瓣区可闻及收缩期喷射性杂音，三尖瓣区收缩期反流性杂音，右心室性第三、第四心音。右心衰竭后可出现颈静脉怒张、肝大、肝颈静脉回流征阳性和下肢水肿。严重肺动脉高压，心排血量降低者脉搏弱和血压偏低。右心房压力是判断患者预后的重要参数。

（三）辅助检查

1. 普通心电图

肺动脉高压特征性心电图改变有电轴右偏，I 导联见 S 波，右心室肥大高电压，右胸导联可出现 ST-T 波低平或倒置。但心电图正常不能排除肺动脉高压的诊断。

2. 胸部 X 线检查

肺总动脉及肺门动脉扩张，伴外周肺血管稀疏，还可发现原发性肺部疾病及心脏疾病。

3. 超声心动图

超声心动图是筛选肺动脉高压最重要的无创检查；ESC 指南建议，将静息时三尖瓣反流速率（TRV）和其他肺动脉高压的超声心动图表现，把诊断肺动脉高压的可能性分为高度、中度和低度。

4. 右心导管检查

右心导管检查是诊断和评价肺动脉高压的金标准，可评价血流动力学损害的程度，并对部分患者可进行肺循环的急性血管扩张试验。

5. 肺功能评价和动脉血气分析

肺功能评价和动脉血气分析可了解患者有无通气障碍，识别潜在的气道或肺实质疾病。

6. 睡眠监测

约有 15% 的阻塞性睡眠障碍者合并肺动脉高压，乳腺癌术后化疗可能对患者睡眠及认知功能有一定影响。

7. 胸部 CT 检查

胸部 CT 检查可了解有无肺间质病变及占位性病变，同时行 CT 肺动脉造影可得到诊断并避免肺动脉造影。

8. 肺动脉造影

肺动脉造影在无创检查不能提供充分证据或需了解肺血管受累程度时使用。

9. 支气管镜活检或经支气管肺活检

支气管镜活检或经支气管肺活检在其他诊断措施无法明确或诊断困难时选用。

四、乳腺癌患者肺动脉高压的防治

据目前国内外相关报道，乳腺癌合并肺动脉高压的早期诊断困难，确诊肺动脉高压后病情进展较快，严重危及患者的生命，且往往在患者死后尸检时确诊[5-12]。因此，重视本病的防治尤显急迫。

（一）乳腺癌患者肺动脉高压的预防

一级预防：是针对病因的预防。针对该类患者，提倡健康生活方式，避免吸烟、酗酒，加强体育锻炼和避免肥胖，避免胸部过量或经常接受 X 线等辐射，以上这些措施都对肺动脉高压有一定预防作用。

二级预防：是针对高危人群，特别是有肺部疾病及症状人群的预防。应特别重视新近出现的症状、体征，定期筛查，做到早期发现、早期诊断和早期治疗。

三级预防：指积极治疗肺动脉高压，延缓病情进展，改善预后，同时避免妊娠、感冒、重体力活动等加重病情的因素。不过目前肺动脉高压尚无特效的治愈办法，其治疗目标是延迟或者减缓疾病进展。

（二）乳腺癌患者肺动脉高压的治疗

1. 肺动脉高压的支持治疗

该治疗主要包括吸氧、利尿剂、地高辛和华法林抗凝等治疗。

（1）氧疗：肺动脉高压患者吸氧治疗的指征是血氧饱和度低于90%，长期家庭氧疗（LTOL）指征：①$PaO_2 \leq 55mmHg$ 或 $SaO_2 \leq 88\%$有或没有高碳酸血症。②PaO_2 55～60mmHg 或 $SaO_2 < 89\%$，并有肺动脉高压、心力衰竭所致水肿或红细胞增多症（血细胞比容＞0.55）。一般用鼻导管吸氧，氧流量为1.0～2.0L/min，吸氧时间为 10～15h/d。其目的是让患者在静息状态下，达到 $PaO_2 \geq 60mmHg$ 或使 SaO_2 升至 90%以上。

（2）利尿剂：对于合并右心功能不全的肺动脉高压患者，初始治疗应给予利尿剂，并密切监测血钾。

（3）地高辛：心排血量低于 4L/min，或心排血指数低于 2.5L/（min·m^2）是应用地高辛的绝对指征；另外，右心室明显扩张、基础心率大于 100 次/分、心室率偏快的心房颤动等也都是应用地高辛的指征。

（4）华法林：为了对抗肺动脉原位血栓形成，一般使国际标准化比值（INR）控制在 1.6～2.5。

（5）多巴胺：是重度右心衰竭（心功能Ⅳ级）和急性右心衰竭患者的首选正性肌力药物，一般起始计量为 2～5μg/（kg·min），可逐渐加量到 10～15μg/（kg·min）或更高。

2. 肺血管扩张治疗

血管扩张剂是治疗肺动脉高压的重要药物，可降低肺动脉压力，改善患者血流动力学及肺的通气与血流灌注比值，提高患者的生活质量、运动耐力及存活率。但因慢性肺部疾病或间质性肺部病变引起的低氧性肺动脉高压，禁用此类药物。

3. 药物联合治疗

初始单药治疗，因为缺乏不同药物之间的对比数据，尚无循证学依据推荐任何一种一线药物。药物的选择受多种因素的影响，联合应用作用机制不同的药物理论上可增强肺动脉高压的疗效；如初始联合用药或单药用药效果欠佳，可双药或三药序贯联合使用。

4. 肺移植

单肺移植、双肺移植、活体肺叶移植及心肺移植已在国外成熟应用于肺动脉高压的治疗，主要用于内科治疗无效的患者。

（朱远辉 孔令泉）

参 考 文 献

[1] Galiè N, Humbert M, Vachiery JL, et al. 2015 ESC/ERS guidelines for the diagnosis and treatment of pulmonary hypertension. Rev Esp Cardiol(Engl Ed), 2016, 69: 177.

[2] Roberts KE, Hamele-Bena D, Saqi A, et al. Pulmonary tumor embolism, a review of the literature. Am J Med, 2003, 115: 228-232.

[3] Kim HJ, Kwak MH, Kong SY, et al. A case of locally advanced breast cancer complicated by pulmonary tumor thrombotic microangiopathy. Cancer Res Treat, 2012, 44: 267-270.

[4] von Herbay A, Illes A, Waldherr R, et al. Pulmonarytumor thrombotic microangiopathy with pulmonary hypertension. Cancer, 1990, 66: 587-592.

[5] Feller HA. Pulmonary hypertension, resulting from tumor emboli to pulmonary arteries. Diseases of The Chest, 1968, 54(1): 68-70.

[6] Fanta CH. Microscopic tumour emboli to the lungs: a hidden cause of dyspnoea and pulmonary hypertension. Thorax, 1980, 35: 794-795.

[7] Hibbert M. Tumour microembolism presenting as primary pulmonary hypertension. Thorax, 1997, 52: 1016-1017.

[8] Konduri S, Khan Q. Pulmonary hypertension caused by metastatic breast cancer and its response to antihormone therapy and chemotherapy. The Breast Journal, 2007, 13(5): 506-508.

[9] Chertcoff FJ, Emery NC, Villagomez R, et al. Pulmonary tumor embolism: report of two cases. Rev Med Chil, 2009, 137: 1613-1616.

[10] Kuhnert C, Zeca E, Fischer J, et al. Pulmonary hypertension due to tumor embolism. Rev Med Interne, 2010, 31: e6-8.

[11] Madjer T, Danner-Boucher I, Horeau-Langlard D, et al. Severe pulmonary hypertension leading to heart-lung transplantation and revealing breast cancer. Eur Respir J, 2012, 40: 1057-1059.

[12] Pinckard JK, Wick MR. Tumor-related thrombotic pulmonary microangiopathy: review of pathologic findings and pathophysiologic mechanisms. Ann Diagn Pathol, 2000, 4: 154-157.

第十八章　乳腺癌患者心脏瓣膜病的诊治

心脏瓣膜病（VHD）是心脏瓣膜及其附属结构（如瓣环、瓣叶、腱索及乳头肌等）由于炎症、缺血性坏死、退行性改变及创伤等造成瓣膜狭窄和（或）关闭不全的一组心脏疾病。近年，心脏瓣膜病作为恶性肿瘤放疗和化疗所致的并发症而受到重视，不少临床医生开始关注和保护患者的左心室收缩功能；但在临床，瓣膜功能不全通常还是被偶然诊断或在症状进展后才做出诊断，而对于恶性肿瘤治疗所致的瓣膜疾病的标准化监测方案及治疗策略尚在探索中。

乳腺癌患者心脏瓣膜病的发生率不高。乳腺癌化疗并不会直接导致心脏瓣膜病，通常都是原本已患有心脏瓣膜病变、感染性心内膜炎、接受过放疗及继发性左心功能不全等疾病的女性，常规乳腺检查时被确诊有乳腺癌。本章将从放疗和化疗两方面对乳腺癌患者伴心脏瓣膜病的发病机制、诊断和治疗予以阐述。

一、放疗相关心脏瓣膜病

乳腺癌患者术后放疗可降低约 50% 的局部复发，延长 60% 的 15 年生存率。然而，患者在获益于放疗的同时，由于放疗区距离心脏非常近，可能会造成心脏损伤[1]。研究报道，与其他转移性肿瘤如睾丸癌、肺癌及食管癌相比，接受放疗所造成的心脏损伤，乳腺癌和霍奇金病是最多见的。放疗导致的心脏瓣膜病时有报道，发生率约占 10%[2]。放疗会引起动脉纤维化和钙化，可累及瓣膜基底部和中央区，从而造成瓣膜硬化关闭不全[3, 4]。研究表明，接受照射剂量超过 30Gy 的肿瘤患者中，发生心脏瓣膜病的风险居心血管事件的首位[5]。文献报道，恶性肿瘤放疗相关的心脏瓣膜病主要有以下六种危险因素：①射线剂量的增加；②左侧乳腺癌；③射线暴露的持续时间增加；④接受放疗时的年龄较大；⑤联合蒽环类化疗药物；⑥糖尿病和高脂血症[6-18]。恶性肿瘤患者接受放疗后，微血管系统在数分钟内会启动一系列反应。血管内皮损伤后，通透性增加，血管内皮细胞释放出血管内分子标志物如 ICAM-1，促进中性粒细胞的迁徙，进入血管间质内，引发炎症级联反应。炎症细胞因子如 IL-8、TGF-β 及放疗相关的 DNA 甲基化等，引起成纤维细胞数目增加，从而减少胶原蛋白的生成。这种炎症反应最直接的后果是进行性血管间质纤维化、血管内壁的内皮损伤和血管内血栓形成，在瓣膜疾病方面，会表现为正常结构的瓣膜发生纤维性钙化，从而发生弥漫性瓣膜增厚，影响瓣膜功能。通常，这种慢性炎症反应的过程中会有新生血管形成或血栓形成，但并无相应体征[7, 12]。

首例报道的发生放疗相关心脏毒性反应的是一名霍奇金病患者，可能与放疗时射线剂量过大有关[8]。紧接着，在乳腺癌患者中也出现类似情况。1994 年 Cuzik 等回顾了 1975 年以来放疗和乳腺癌相关的所有随机临床试验后发现：接受放疗组与不接受放疗组相比，10 年死亡率并无差异；乳腺癌的生存率虽然在早期有所提高，但随后便被心血管疾病所造成的死亡率增加所终止[9]有学者比较了 55 000 名单侧原发性乳腺癌患者接受放疗后发生心血管死亡事件的可能性，发现左侧乳腺癌患者放疗后发生心血管死亡者高于右侧[14]。

二、化疗相关心脏瓣膜病

许多化疗药物都有心脏毒性，包括急性和慢性两类，特别是蒽环类药物如多柔比星，直接导致心肌损伤而造成心脏收缩和舒张功能不全。有报道指出，化疗和放疗联用会加重左心室功能受损，但化疗在心脏瓣膜病中的作用目前研究尚少。有学者等比较了 1965～1995 年 1474 名接受治疗的霍奇金病患者与普通人群心脏瓣膜病的发病情况，其中 95%患者接受了放疗，29%患者接受了放疗和蒽环类药物化疗，中位随访 23 年后发现 11%患者确诊患有心脏瓣膜病，相比对照组高出 7 倍；尤其接受放疗和化疗的患者发生心脏瓣膜病的风险是仅接受放疗的 2 倍。但该研究未涉及瓣膜疾病的类型和程度[16]。有报道放疗、化疗均会导致心脏瓣膜病的风险增加，而且随着化疗药物剂量的增加而增大；同时发现接受治疗时年龄越大，发生心脏瓣膜病的风险越高[17-20]。

有学者研究了 1989～2005 年确诊为乳腺癌的 70 230 名患者，结果提示，发展为心脏瓣膜功能不全的总体风险大约为 1%，左侧乳腺癌接受放疗后心脏瓣膜病的发病风险稍高于右侧，这些结果与此前的研究相仿；但该研究并未发现化疗会增加心脏瓣膜病的发病风险[20]。近期，有研究发现，霍奇金病患者化疗可直接导致心脏瓣膜功能不全。但在乳腺癌治疗中，化疗是否会引起心脏瓣膜病的发病风险增加尚无报道[19, 21]。

三、临床表现

心脏瓣膜病中主动脉瓣容易发生进行性主动脉瓣钙化，导致反流和狭窄，常见于老年人，典型的症状是呼吸困难、运动时晕厥和心绞痛。

1. 呼吸困难

疲乏、无力和头晕是较早期症状。劳力性呼吸困难为晚期肺淤血引起的首发症状。乳腺癌患者发生胸膜和（或）肺部转移时，可能会加重呼吸困难。

2. 晕厥

约 1/4 有症状的主动脉瓣狭窄者可发生晕厥，多在劳累后或弯腰时，少数在休息时发生。乳腺癌患者手术或化疗后，体质弱者及化疗后不良反应明显时也可能出现乏力、晕厥等表现。

3. 心绞痛

本病可有心绞痛发作，一般年龄越大，发作越频繁。部分患者伴有冠心病。

主动脉狭窄程度不同，体征各异，可闻及心脏杂音。老年人钙化性主动脉瓣狭窄的杂音在心底部，粗糙，但其高频成分向心尖区传导，在心尖区最响亮，可被误认为二尖瓣反流的杂音。狭窄越重，杂音越长。严重主动脉瓣狭窄后扩张还可产生相对性主动脉瓣关闭不全，在胸骨左缘第 3、4 肋间可闻及轻度舒张早期吹风样递减型杂音。

四、实验室检查

1. 超声心动图

超声心动图是确定主动脉瓣狭窄的主要方法。例如，评估二尖瓣是否粘连时，三维成像比较有用。通常左侧瓣膜受累多于右侧，彩色多普勒超声可探测瓣膜钙化，瓣叶大小、轮廓、增厚，瓣环大小等，有时可测定狭窄严重程度。典型者可探及二尖瓣逐渐增厚，范围扩大直至主动脉根部。对于放疗后乳腺癌患者，心脏超声可作为诊断和随访心脏瓣膜病的推荐检查[1, 4, 22]。

放疗相关瓣膜病的超声心动图特点：①由瓣膜纤维化持续进展为瓣膜增厚；②左侧瓣膜（主动脉瓣和二尖瓣）受累高于右侧瓣膜（三尖瓣和肺动脉瓣）；③主动脉瓣和二尖瓣交接处增厚；④瓣膜反流早于狭窄；⑤交接处缝隙保留。

2. 心脏磁共振成像（CMR）

CMR 可评估心脏瓣膜病变的严重程度。在评估瓣膜性心脏病患者的左、右心室功能方面具有重要价值。CMR 可精确显示瓣膜解剖形态，识别二叶型主动脉瓣及疣状赘生物等病变，也可测定瓣膜性心脏病导致的心脏内血流动力学变化。

3. CT 成像

CT 成像也可评估心脏瓣膜病变的严重程度,但主要用于检出升主动脉钙化的范围,以确定是否需接受心脏手术治疗。

4. 心导管术

左心导管检查用以确定主动脉瓣狭窄的严重程度,考虑人工瓣膜置换术或分离术。心血管造影还可判断主动脉瓣狭窄类型,但对年龄较大者应行冠状动脉造影以确定是否存在冠状动脉病变。

五、治疗

1. 内科治疗

无症状者不需特殊处理,大部分瓣膜功能不全者症状为轻度至中度,只需观察即可,但中重度狭窄者应避免剧烈体力活动,以防晕厥和心绞痛发生甚至猝死可能。心绞痛者可予以硝酸酯类和钙通道阻滞剂治疗。

2. 外科治疗

如果病情进展至重度,则需进行手术评估。钙化性重度狭窄者应尽早施行人工瓣膜置换术。

六、预后

乳腺癌患者可多年无心脏瓣膜病相关的症状,甚至在发生远处转移后仍无表现,直到病期很晚才出现症状。已有血流动力学异常者,内科治疗 5 年生存率为 64%。合并心绞痛或晕厥者,平均生存 2～3 年,有充血性心力衰竭者则仅为 1.5 年。人工瓣膜置换术可明显改善预后,但已有症状者预后仍差[23]。

七、随访

欧洲心血管影像协会和美国超声心电图学组共识均提倡对肿瘤患者应参考肿瘤治疗方案的心血管致病性,以个体化原则合理随访。对接受高累积剂量如蒽环类药物化疗者,建议定期随访超声心动图,必要时应使用心脏保护药物。对有潜在瓣膜受累风险的放疗患者,推荐放疗后 10 年起至终身随访超声心动图。

（魏余贤）

参 考 文 献

[1] Zamorano JL, Lancellotti P, Munoz DR, et al. 2016 ESC position paper on cancer treatments and cardiovascular toxicity developed under the auspices of the ESC committee for practice guidelines. European J of Heart Failure, 2017, 19: 9-42.

[2] Boudoulas KD, Borer JS, Boudoulas H. Etiology of valvular heart disease in the 21st century. Cardiology, 2013, 126: 139-152.

[3] 王吉耀. 内科学(上). 北京: 人民卫生出版社, 2006: 311-314.

[4] 吕海辰, 刘莹, 刘基巍, 等. 2016 年欧洲心脏病学会癌症治疗与心血管毒性立场声明解读. 中国实用内科杂志, 2016, 36(11): 949-954.

[5] Maganti K, Rigolin VH, Sarano ME, et al. Valvular heart disease: diagnosis ans management. Mayo Clin Proc, 2010, 85(5): 483-500.

[6] Boon NA, Bloomfield P. The medical management of valvular heart disease. Heart, 2002, 87: 395-400.

[7] National Cancer Institute: surveillance, epidemiology, and end results program. [cited 2017]; Available from: http: //seer. cancer. gov.

[8] Gujral DM, Lloyd G, Bhattacharyya S. Radiation-induces valvular heart disease. Heart, 2016, 102(4): 269-276.

[9] Bessell EM, Bouliotis G, Armstrong S, et al. Long-term survival after treatment for Hodgkin's disease(1973-2002): improved survival with successive 10-year cohorts. Br J Cancer, 2012, 107(3): 531-536.

[10] Clarke M, Collins R, Darby S, et al. Effects of radiotherapy and of differences in the extent of surgery for early breast cancer on local recurrence and 15-year survival: an overview of the randomised trials. Lancet, 2005, 366(9503): 2087-2106.

[11] Early Breast Cancer Trialists' Collaborative. Effect of radiotherapy after breast-conserving surgery on 10-year recurrence and 15-year breast cancer death: meta-analysis of individual patient data for 10, 801 women in 17 randomised trials. Lancet, 2011, 378(9804): 1707-1716.

[12] Taunk NK, Haffty BG, Kostis JB, et al. Radiation-induced heart disease: pathologic abnormalities and putative mechanisms. Front Oncol, 2015, 5: 39.

[13] Cutter DJ, Schaapveld M, Darby SC, et al. Risk of valvular heart disease after treatment for Hodgkin lymphoma. J Natl Cancer Inst, 2015, 107(4): djv008.

[14] Rutqvist LE, Johansson H. Mortality by laterality of the primary tumour among 55 000 breast cancer patients from the Swedish cancer registry. Br J Cancer, 1990, 61(6): 866-868.

[15] Mcgale P, Darby SC, Adolfsson J, et al. Incidence of heart disease in 35 000 women treated with radiotherapy for breast cancer in Denmark and Sweden. Radiother Oncol, 2011, 100(2):

167-175.

[16] Aleman BMP, Beltduse bout AWVD, Bruin MLD, et al. Late cardiotoxicity after treatment for Hodgkin lymphoma. Blood, 2007, 109(5): 1878-1886.

[17] Van Nimwegen FA, Schaapveld M, Tanus CP, et al. Cardiovascular disease after Hodgkin lymphoma treatment: 40-year disease risk. JAMA Intern Med, 2015, 175(6): 1007-1017.

[18] Bouillon K, Haddy N, Delaloge S, et al. Long-term cardiovascular mortality after radiotherapy for breast cancer. J Am Coll Cardiol, 2011, 57(4): 445-452.

[19] Andrejak M, Tribouilloy C. Drug-induced valvular heart disease: an update. Arch Cardiovasc Dis, 2013, 106(5): 333-339.

[20] Boekel NB, Schaapveld M, Gietema JA, et al. Cardiovascular disease risk in a large population-based cohort of breast cancer survivors. Int J Radiat Oncol Biol Phys, 2016, 94(5): 1061-1072.

[21] Murbraech K, Wethal T, Smeland KB, et al. Valvular dysfunction in lymphoma survivors treated with autologous stem cell transplantation: a national cross-sectional study. JACC Cardiovasc Imaging, 2016, 9(3): 230-239.

[22] Lancellotti P, Nkomo UT, Badano LP, et al. Expert consensus for multi-modality imaging evaluation of cardiovascular complications of radiotherapy in adults: a report from the European Association of Cardiovascular Imaging and the American Society of Echocardiography. J Am Soc Echocardiogr, 2013, 26(9): 1013-1032.

[23] Patt DA, Goodwin JS, Kuo YF, et al. Cardiac morbidity of adjuvant radiotherapy for breast cancer. J Clin Oncol, 2005, 23(30): 7475-7482.

第十九章　乳腺癌患者围术期及化疗期间
深静脉血栓形成的防治

下肢深静脉血栓形成（DVT）是乳腺癌患者术后的常见并发症。深静脉血栓脱落导致的肺栓塞（pulmonary embolism，PE）是术后的最严重并发症之一，已经成为仅次于乳腺肿瘤自身之外的最常见致死原因。有研究发现，乳腺癌患者发生深静脉血栓形成的概率较一般人群高 2～3 倍[1]。深静脉血栓形成常和肺动脉栓塞合称为静脉血栓栓塞症（venous thromboembolism，VTE）。导致深静脉血栓形成的原因可分为三方面因素：血流动力学变化、血管内皮损伤和血液成分变化，即 Virchow 三要素[2]。血流动力学变化表现为血流淤滞，血液成分改变表现为遗传性或获得性的血液高凝状态。在肿瘤患者中，静脉血栓发生率较高，根据临床研究 18%～20%的静脉血栓患者存在恶性肿瘤[3]。1865 年由 Trousseau 首先发现，某些恶性肿瘤患者存在静脉血栓。而在 1878 年，Billroth 发现在肿瘤患者的静脉血栓中有肿瘤细胞。目前研究表明，不仅肿瘤患者需警惕静脉血栓的发生，无明显诱因的静脉血栓也常常提示肿瘤存在的可能，即早于肿瘤的临床表现[4]。恶性肿瘤并发静脉血栓根据肿瘤的类型、分期和各中心的研究差异，发病率在 2%～12%[5]。恶性肿瘤患者并发静脉血栓的因素是多样的，包括肿瘤物质对血液高凝状态的激活、卧床、制动、化疗对内皮细胞的损伤等，根据 Virchow 三要素原则，这些血栓形成的高危因素在肿瘤患者中都有不同程度的体现。下肢静脉血栓形成的发病率在肿瘤中以卵巢、颅脑、消化道、胰腺等肿瘤较高，主要与这些肿瘤恶性程度较高、围术期需要卧床休息，术中对腹盆腔静脉有一定刺激和压迫等有关。近年研究发现，还与腔镜手术高腹压和血液高二氧化碳对血栓的影响有关[6]。

随着对乳腺癌临床和基础不断深入研究，发现乳腺癌与静脉血栓也有不可忽视的关系。根据美国胸科医师学会（American College of Chest Physicians，ACCP）指南，乳腺癌患者多属于高危人群，静脉血栓形成风险及发生致死性肺栓塞的风险分别为 10%～20%和 1.0%～5.0%[7]。乳腺癌患者合并静脉血栓的高危因素主要包括高龄、绝经后女性、乳腺癌分期较晚、中心静脉导管置入、手术创伤和范围、术后放化疗，以及静脉血栓的一般高危因素，如制动、吸烟、肥胖、心衰、髂静脉压迫综合征、胸廓出口综合征等，如果两种类型高危因素均具备，则发生静脉血栓的概率将会更高。

一、肿瘤并发静脉血栓形成的病因及机制

（一）静脉内皮细胞的损伤

静脉内皮细胞损伤在血栓形成中有极重要的作用。内皮细胞的主要作用是抗血栓形成，而内皮下的组织成分主要有促进血栓形成的作用。内皮细胞抗血栓的作用机制包括合成抗血小板物质、分泌抗凝血物质、灭活凝血酶、分泌血栓溶剂物质等。内皮下的成分包括胶原、组织因子、微纤维等。这些促凝物质的暴露和释放会导致血小板的聚集、凝血因子的沉积，从而导致血栓的形成。内皮细胞损伤后，不仅抗血栓的功能受到损伤，对形成血栓的迅速纤溶作用也受到破坏，导致血栓不断增加和加重。恶性肿瘤导致内皮细胞的损伤因素包括肿瘤组织新生的血管生长较快、通透性较高，会导致组织破坏，促凝物质释放并进入血管内沉积。另外，肿瘤激活的单核细胞系统释放肿瘤坏死因子及白介素等，使血管内皮细胞发生坏死、脱落，导致内皮细胞功能失活和内皮下物质暴露。另外，肿瘤的治疗过程中，化疗药物和静脉穿刺置管通过化疗药物的化学作用和导管的机械作用可导致内皮细胞直接损伤。内皮细胞受损可导致血管性假血友病因子（von Willebrand factor，vWF）质和量的异常，增加血栓形成的可能性，从而引起静脉血栓。乳腺癌治疗中，化疗导致静脉的内皮损伤常是静脉血栓形成的原因，研究发现，经表柔比星治疗的全血所释放的游离 DNA 以剂量依赖方式显著增加凝血酶生成，并参与接触途径的激活，可使静脉血栓发生率升高约 10%[8]。

（二）血液高凝状态的变化

人体的抗凝系统包括抗凝血酶III、蛋白 C 和纤溶系统。血浆成分里凝血物质的变化可造成高凝状态，尤其是在肿瘤的大手术后常见。肿瘤生长、侵袭和转移的过程中释放促凝物质，破坏的组织也会导致血液高凝，包括半胱氨酸蛋白酶、组织因子、黏附蛋白、肿瘤坏死因子等。另外，癌性促凝物（cancer precoagulant，CP）是一种钙依赖性的半胱氨酸蛋白酶，在正常分化的组织中没有该物质。CP 能够直接激活因子X，且不依赖于组织因子/因子VIIa 复合物，已有报道称在乳腺

癌中存在表达[9]。研究发现，恶性肿瘤的生长发展过程与血小板的增多、活性升高有明显关系，随着肿瘤患者分期级别的升高，血小板增多的发生率增高，且预后较差，在某些肿瘤中已成为预后的独立因素[10]。血小板功能亢进时，会在高凝的刺激下发生聚集，血小板数量增多时，血栓形成倾向将更加明显。研究发现，在大手术后，约有50%以上的患者会有不同程度的血小板升高。血小板不仅可以提示肿瘤患者发生血栓的高危性，而且还与肿瘤的预后有明显的关系。乳腺癌在生长和淋巴转移的过程中，可以激活淋巴细胞免疫，淋巴细胞刺激后能够合成和分泌大量的组织因子，同时肿瘤本身可导致凝血因子XII的激活，肿瘤侵袭和转移的过程中破坏的组织也可释放大量组织因子，启动外源性凝血途径。大手术后血浆纤维蛋白原、凝血因子VIII、凝血因子IX、凝血因子X及血小板明显升高，同时抗凝作用减弱，这也是大手术后发生血栓的原因。肿瘤手术，尤其是乳腺癌根治手术，常需要做乳房和肿瘤的全切除及广泛的淋巴结清扫，因创伤大，术后也常使用一些止血物质，这些药物都会或多或少地增加血液的高凝状态，增加血栓形成的概率。此外，创伤越大对患者的凝血系统的影响也将越大。乳腺癌患者综合治疗中大多需要进行内分泌药物的治疗，如他莫昔芬是一种抗雌激素药物，同时也有较弱的雌激素样作用，可能是其促血栓形成活性的因素，会使静脉血栓栓塞事件的发生率增加，证实有显著的额外促凝血作用。经许多研究证实，他莫昔芬治疗的患者发生肺栓塞、DVT和浅静脉炎的风险可增加2～3倍，他莫昔芬联合化疗时患者的血栓风险可增加至11～15倍[11]。

（三）血流动力学改变

血流缓慢在静脉血栓的形成中也有重要作用。研究显示，卧床时间与深静脉血栓发生呈明显的正相关，卧床时间越长，患者发生血栓概率越高，这也是目前提倡患者术后早期下床活动的原因。血流缓慢，不仅容易导致血细胞和血小板聚集，而且活化的凝血因子不能被血液稀释，无法发挥内皮细胞对这些凝血因子的清除，并且抗凝血因子在消耗后也无法得到恢复补充。血流速度不同，血栓形成的概率不同，这也是静脉血栓高于动脉血栓的原因，长期卧床者的下肢静脉血流相比上肢更容易产生血栓。术后早期下床活动可明显降低下肢静脉血栓形成的发生。此外，乳腺癌术前也有一定上肢静脉血栓形成的可能，一方面是腋窝和锁骨下淋巴结肿瘤转移，导致静脉的压迫和破坏静脉壁的完整性，从而诱发上肢静脉血栓发生。另一方面与肿瘤的分期、手术的清扫范围和手术对静脉的影响有关，加之术后高凝等原因，均可导致乳癌术后上肢静脉血栓形成。另外，术后使用上肢途径的置管（如中心静脉置管、输液港）等，也可因导管和药物刺激诱发上肢静脉血栓的发生。

（四）深静脉导管相关血栓

乳腺癌导管相关血栓是指在围术期的深静脉导管置入，以及化疗期间的外周穿刺中心静脉导管、输液港等管道的外壁与静脉之间血凝块的形成，是血管内置管后常见的并发症之一。筛查发现，继发导管相关血栓高达 50% 以上。血栓形成是机体自身对置入体内异物的一种反应，是长期留置导管的常见并发症。其发生机制也遵循 Virchow 三要素原则，主要表现在导管及导管输注的高渗、刺激性液体对血管内皮的损伤，导管对血液回流的阻碍导致静脉血流速度降低。

二、静脉血栓形成的病理生理过程

静脉血栓常分为三种类型：白色血栓、红色血栓和混合血栓。白色血栓主要由纤维蛋白、血小板和少量白细胞构成。红色血栓由大量红细胞、纤维蛋白和少量血小板和白细胞构成。混合血栓则为白色和红色血栓的混合产物。静脉血栓初始或早期为白色血栓，一旦发展，多由红色血栓组成。血栓形成早期为血栓不断形成和消融的过程。但血栓在局部产生后，高危因素仍存在，则血栓多会快速发展，如局部静脉血栓形成后，会导致近心端的静脉血流更加缓慢甚至停止，静止的静脉血流则会表现出血栓的突然加重。临床常见于一些患者，初始表现为下肢的肌肉压痛，若不及时诊治，会在数天内突然出现患肢严重肿胀，此时再进行诊断和干预，效果多不理想。血栓形成的早期会有纤溶的亢进，静脉血栓的尾部会脱落，随静脉血流移动，最终会导致肺动脉栓塞。因此，对于静脉血栓形成，目前统称为静脉血栓栓塞症。静脉血栓形成后期仍会存在血栓溶解，内皮细胞重新覆盖，也就是静脉再通的过程，但静脉的管腔会有不同程度的狭窄和闭塞，静脉瓣膜也会有不同程度的破坏，远期导致静脉回流障碍和反流等，引起下肢静脉功能不全，表现为患肢肿胀及静脉性皮肤病变。

三、临床表现

（一）肢体肿胀

肢体肿胀是下肢静脉血栓形成后最常见的症状，肿胀程度和发展速度与静脉血栓形成的严重程度有关。其表现为肢体的组织张力升高，早期多为非凹陷性水肿，随着时间的延长，组织液的渗出，则逐渐表现为凹陷性水肿。因组织的血液淤滞，血栓的炎症反应，可出现皮肤泛红、皮温升高。若静脉血栓发展迅速，可导致微循环动脉痉挛，表现为肢体缺血、皮肤苍白，称为股白肿。若静脉血栓形成广泛且严重，肢体的血液回流严重障碍，可出现肢体的严重肿胀、皮肤青紫，称为股青肿。这两种情况均提示肢体的严重程度，需要及时干预，否则有肢体坏死、休克甚至危及生命的危险。根据血栓发生的位置，肢体的肿胀部位可有差异。一般累及髂股静脉血栓形成可表现为整个下肢的肿胀，而小腿静脉血栓形成则仅为小腿和足部的肿胀。经卧床休息，肿胀程度可有一定缓解；长期站立或行走，肿胀会加重。

（二）疼痛和压痛

疼痛主要由静脉血栓导致的炎症介质聚集，血管周围神经刺激所致，表现为持续的疼痛，疼痛程度可因血栓形成的时间、范围及患者的耐受力有所区别。长期站立时下肢肿胀疼痛加重。体格检查可见沿静脉走行和腓肠肌等血栓部位的压痛。小腿腓肠肌的压痛又称为 Homans 征。但要警惕压痛部位的检查，可能有加重静脉血栓脱落的风险。

（三）浅静脉扩张

浅表静脉显露或充盈是肢体静脉回流障碍、血液淤滞的一种代偿表现。在静脉血栓急性期，常因肢体的肿胀而表现不明显，随着肿胀的缓解，静脉扩张或曲张可逐渐突现，这也是肢体的深静脉阻塞的征象。

四、辅助检查

（一）实验室检查

D-二聚体（D-dimer）检查：D-二聚体主要反映纤维蛋白溶解功能，是可溶性纤维蛋白单体复合物，可作为急性期 DVT 的初筛指标，敏感性较高，观察其动态变化对于疾病的评估有重要作用[12]。只要机体血管内有活化的血栓形成及纤维溶解活动，D-二聚体就会升高。其增高还常见于外科手术后、肿瘤、弥散性血管内凝血、肾脏疾病、器官移植排斥反应、感染等，因此特异性较低。在溶栓过程中，可产生继发的纤溶亢进，导致 D-二聚体升高，对于溶栓的效果判断也有一定价值。

（二）下肢静脉超声检查

超声检查一般作为首选检查，临床应用广泛。它具有无创、间断、可重复使用、灵敏度和特异性均较高等优点，可作为高危患者的筛查和监测方法。但因超声波在空气中的穿透力较差，因此在腹部、盆腔静脉的检查中受到一定限制。血栓的回声状况根据形成时间可有一定差异，越陈旧血凝块的回声强度越高，但目前还无法量化，仅能根据经验进行大致判断。在检查时如出现静脉的可压缩性异常或不可压闭，多普勒彩色血流异常或充盈缺损、管腔内存在带状强回声等可以诊断静脉血栓形成可能。目前研究已经表明，超声检查对静脉血栓形成的敏感性（＞95%）和特异性（＞95%）均很高[13]。

（三）静脉 CT 成像和磁共振静脉成像

静脉 CT 成像（CTV）准确性较高，不仅静脉重建可展现静脉全貌，同时横断面扫描可准确检查相应静脉的阻塞状况，也可以对腹部、盆腔等静脉做同样检查。在肺动脉栓塞的诊断检查中，肺动脉重建（CTPA）具有较高的灵敏性和准确性，一般均作为首选检查。磁共振静脉成像（MRV）具有和 CTV 类似的效果和特点，且有可不受造影剂过敏和辐射损伤等影响的优势，但有检查时间较长和金属物影响的缺点。

（四）顺行静脉造影

深静脉顺行造影可直观地判断静脉有无血栓及其位置、范围和侧支循环情况，曾被认为是诊断静脉血栓性疾病的"金标准"。但由于下肢静脉回流有深浅两个途径，深浅之间还有穿通支，可有一定的假阴性，所以现已不再推荐将静脉造影作为初筛检查，多已被下肢静脉 CTV 逐渐取代。仅在超声等检查或结果不明确，或其结果与临床不一致时才进行静脉造影。具体方法为患者穿刺足背静脉并固定，取半卧位，头端高 30°～45°，根据术中静脉显示状况，可在踝部、膝下或膝上分别扎橡皮管止血带，以阻断浅静脉回流，促进深静脉显影。因上肢静脉的回流主要依靠浅静脉，因此检查更应该使用橡皮管阻断浅静脉。注射造影剂后，可同时挤压远端肢体的肌肉，可以促进近端静脉的显影。

（五）放射性核素扫描

放射性核素扫描诊断急性肺栓塞的敏感度高，但特异度较低，不受肺动脉直径的影响，尤其在诊断肺动脉亚段以下急性肺栓塞中具有特殊意义。

（六）阻抗体积描记法

该检查需患者静卧，对大腿袖带进行加压充气，由包绕小腿的电极确定小腿阻抗，从而测定小腿血容量的变化。大腿袖带快速放气后，在随后 3s 期间阻抗的成比例变化被用于测定静脉流出的阻塞情况。因需对肢体进行加压及创伤肢体的检查局限性，在急性期的静脉血栓形成诊断中有较大限制，可作为慢性期的静脉血栓形成的无创检查。

五、诊断与鉴别诊断

乳腺癌术后肢体静脉血栓形成的临床症状多不明显，常为小腿的轻微酸胀、疼痛、行走时不适或 Homans 征阳性，多在彩超检查时被发现。诊断主要依靠患者的高危因素、病史、临床症状体征和辅助检查进行综合评估。乳腺癌患者住院期间，尤其是术后长期卧床，突然出现一侧肢体的肿胀时，应警惕静脉血栓形成的发生。如果明确除外感染、血肿等情况下，可做下肢静脉彩超检查和 D-二聚体筛查，初步判断静脉血流状况，明确血栓的有无及其范围。肢体深静脉血栓形成诊断时应与以下疾病鉴别。

1. 淋巴水肿

乳腺癌患者术后发生上肢淋巴水肿的情况多见，一般为继发性淋巴水肿，在初期为凹陷性水肿，皮温多正常，典型者可以有皮肤橘皮样改变。此时仅凭临床症状和体征很难鉴别，可结合静脉彩超确诊或排除，还应定期随访。因淋巴水肿也有可能压迫静脉，继发静脉血栓形成。中晚期淋巴水肿由于皮下组织纤维化，皮肤变得粗糙、增厚、组织变硬，但皮肤色泽尚保持正常。

2. 下肢感染

肢体感染性肿胀多表现为蜂窝织炎，具有典型的感染特点，如红、肿、热、痛。根据感染范围的不同，皮肤的红肿可有一定区别，一般感染多位于肢体的远侧至中段，并经敏感抗生素的治疗后会明显好转。炎症介质对于静脉内皮是一种损伤刺激,可继发产生静脉血栓。因此,对于抗生素治疗效果不佳或治疗过程中肿胀加重者,应通过超声等辅助检查以除外感染并发深静脉血栓形成。

3. 下肢血肿

下肢血肿多在外伤后或剧烈运动后发生,表现为突发的肿胀和疼痛,并且在肌肉主动或被动运动时疼痛明显加重,深部肌肉血肿多出现肢体的局部肿胀,体格检查会明显感到肌肉处血肿的压力较高。根据出血范围、位置和速度,在疼痛后数小时至数天,局部或近远端皮下可见青紫瘀斑。浅表出血可看到皮下局限肿胀,同时伴有局部皮肤的青紫。后期青紫的皮肤可逐渐转为黄色,是血肿消散吸收的表现。

六、治疗

静脉血栓采用综合性治疗,包括一般处理、药物治疗和手术治疗及肺栓塞的治疗。

(一)制动

传统理念强调静脉血栓形成急性期必须严格卧床,以避免肌肉收缩导致静脉收缩,促使血栓脱落。近期有研究表明,早期离床活动不会增加复发性或致死性肺栓塞的风险,但尚不明确在积极的锻炼、理疗或康复过程中肺栓塞的风险[14]。目前,临床多根据患者的耐受情况,逐渐增加运动训练。关于是否建议急性期下床活动还需深入地研究。

(二)弹力袜

理论上弹力袜提供 30～40mmHg 压力,增加静脉回流,减轻下肢水肿,预防静脉血栓后综合征,是慢性期治疗的重要部分。虽然有医生对弹力袜使用的有效性提出质疑,但明确的是,弹力袜不会引起伤害,应持续使用 2 年,每 6 个月更换 1 次,根据肢体的直径调整尺码。弹力袜的禁忌证包括皮肤溃疡、动脉供血严重不足、对袜子的材料过敏等。

(三)抗凝治疗

抗凝是 DVT 患者的基础治疗,需评估抗凝的获益与出血风险,抗凝目的是预防进一步血栓形成及其并发症。早期并发症有急性血栓蔓延、急性肺动脉栓塞、大出血和猝死。晚期并发症有静脉血栓复发、血栓形成后综合征和肺动脉高压。所有近端 DVT 患者，如无抗凝的禁忌证，无论是否有症状，均需抗凝治疗。本中心在院内期间使用低分子量肝素抗凝，院外使用口服抗凝。经研究发现，当不治疗时，约 1/3 的症状性孤立性远端 DVT 患者的血栓将蔓延进入近端静脉。抗凝与出血风险的利弊权衡取决于抗凝的程度与已存在的出血危险因素，可参照使用出血风险的工具（表 19-1）。

表 19-1　HAS-BLED 评分表

字母代号	临床疾病	评分
H（hypertension）	高血压	1
A（abnormal renal and liver function）	肝肾功能不全	各 1 分
S（stroke）	脑卒中	1
B（bleeding）	出血	1
L（labile INR）	异常 INR 值	1
E（elderly）	年龄>65 岁	1
D（drugs or alcohol）	药物或饮酒	各 1 分

注：评分≥3 分时提示出血"高危"。

　　乳腺癌等恶性肿瘤患者，其出血风险比一般患者更高，是否选择抗凝治疗，应根据出血风险高低而定。一般新发或复发的 VTE 均需抗凝治疗。抗凝的禁忌证包括活动性出血，严重的出血体质，血小板计数低于 $50 \times 10^9/L$，近期、计划或急诊手术/操作，近期颅内出血史和外伤，已知的肝素诱导的血小板减少症。若肿瘤出现颅内转移也应警惕抗凝导致的颅内出血。急性期治疗主要针对血栓形成最初的 10～14 天。如无明显出血风险，应立即开始抗凝治疗，治疗延迟可出现血栓快速蔓延，危及生命。对于多数患者，低分子量肝素作为首选。对于希望避免每天注射的患者，凝血因子Ⅹa 和直接凝血酶抑制剂，即新型口服抗凝药（利伐沙班和阿哌沙班等）也可作为替代选择。慢性期治疗主要指 10～14 天抗凝后的治疗。根据危险因素的状况，抗凝时间不一，一般在未出现出血、血小板减少等抗凝并发症时，可以用 3～6 个月，有时可更长或终身使用。长期抗凝则以口服为主。华法林一般作为慢性期的用药。给药方式：华法林起始剂量 5～10mg/d 与肝素或磺达肝癸一同使用至少 3 天，调整国际标准化比值（INR）至少连续 2 天达到治疗范围 2～3（目标值 2.5）时方可以停止肝素。同前所述，新型口服抗凝药也可作为替代选择。

（四）手术治疗

手术治疗主要包括下腔静脉滤网置入和取栓手术，用于急性近端 DVT 患者，此类患者应转入血管外科专科处理。若存在抗凝的禁忌证或临床估计其出血风险超过 VTE 风险，应立即置入滤网[15]。还可考虑用于复发性 VTE 患者，特别是抗凝治疗已达最大量或已出现出血并发症者。对于充分抗凝但仍有复发性静脉血栓者，以及如果再出现栓塞事件耐受会较差（如心肺储备差）者可适当放宽滤器置入指征。有研究报道，置入下腔静脉滤器的静脉血栓伴癌症患者死亡率较低，但也有研究表明，下腔静脉滤器置入成功降低肺栓塞风险，却增加 DVT 的风险或复发相关风险[16]。肿瘤患者滤器置入还应考虑患者病情和预期寿命等，全面权衡获益与风险。对于下腔静脉滤器的选择，目前倾向于可回收滤器，可回收既保证了患者免于 PE 的风险，又不会造成远期并发症。

去栓治疗主要为导管溶栓和取栓术。虽然溶栓治疗的血栓溶解更快且更彻底，PTS 发生率更低[17]且静脉瓣功能的保留率更高，但是目前研究发现静脉血栓复发率和死亡率没有改变[18]。对于大多数肿瘤患者合并 DVT 患者，因存在较高的出血风险，不常规给予溶栓治疗。如果静脉血栓广泛、肢体肿胀严重，并且肿瘤预后良好，在告知相关风险后可尝试溶栓治疗。溶栓药物可全身给药，也可通过插入受累下肢静脉中的导管给药（导管溶栓）。目前多认为导管溶栓能更迅速并以更低的剂量实现血凝块溶解，从而降低出血的风险[19]。常用的溶栓药物包括尿激酶、链激酶和组织纤溶酶原激活物等。开放静脉切开取栓手术，因手术创伤大且后期静脉血栓形成仍易复发等原因，目前已经较少使用，只在股青肿等紧急情况下，静脉切开取栓可有挽救肢体和生命的作用[20]。

（五）导管血栓的治疗

导管血栓的治疗和常规静脉血栓的治疗类似，特殊之处在于导管的处理。因肺栓塞的发生多在导管拔除时出现，因此对于有深静脉血栓相关症状的患者，尽量避免在血栓症状急性期拔管。当 D-二聚体呈连续下降时在心电监护下拔管较为安全。若导管对于患者的治疗较为重要，也可权衡利弊，在抗凝的基础上保留导管继续治疗。一般认为，拔管的指征为合并抗凝禁忌证、导管已失去功能或治疗不再需要、合并导管相关性感染、规范抗凝治疗后症状仍持续加重时[21]。

（六）监测与随访

监测与随访主要包括两个方面：DVT 复发和抗凝治疗的并发症。这些并发症包括血凝块的进一步蔓延、复发、栓塞，静脉血栓形成后综合征，慢性血栓栓塞性肺高压，出血和血栓形成相关性或出血相关性死亡。在抗凝期间，也应监测患者是否发生了会影响所用抗凝药半衰期的情况（如肾衰竭、妊娠、体重增加/减轻）。最常用于监测华法林的实验室检测方法是凝血酶原时间（prothrombin time，PT）比值，常表示为 INR。目标 INR 是 2～3（目标值 2.5）。低分子量肝素、磺达肝癸及凝血因子 Xa 和直接凝血酶抑制剂均不需要常规实验室监测。对患者的治疗有效性和出血的监测将单独讨论。

七、预防

乳腺癌患者术后 DVT 的预防措施有物理性预防和化学性预防。预防主要针对年龄大于 40 岁，肥胖，麻醉时间超过 3h，恶性肿瘤手术、化疗期间及术后需较长时间卧床的中高风险患者。

化学性预防即药物预防，主要使用抗凝药物。其包括普通肝素、低分子量肝素和其他口服抗凝药物。目前临床多采用低分子量肝素预防深静脉血栓形成。低分子量肝素的分子量为 4～6kDa，主要针对抗 Xa 因子和 IIa 因子，其中抗 Xa 因子的作用要强于抗 IIa 因子的作用，因此其出血风险降低，并且半衰期长，使用频率较普通肝素明显降低。低分子量肝素的用量根据体重不同会有差异，一般预防静脉血栓使用为一天 1～2 次。因其相对安全，使用时可不检测凝血功能。但肝素类药物有引起血小板减少的并发症，使用时需警惕血小板的变化。口服抗凝也可用于预防深静脉血栓形成的发生。因华法林需严格调整剂量，不适合乳腺肿瘤的围术期使用，目前应用较多的是利伐沙班、阿哌沙班等新型口服抗凝药，这些药物主要针对 Xa 因子进行预防血栓发生，使用安全，一般不需检测凝血功能。对乳腺癌患者预防血栓的时间，主要根据高危因素的存在。研究发现，采用化疗、他莫昔芬或同时使用这两种治疗的乳腺癌女性血栓栓塞性事件的发生率增加[22]。因此，若术后可以早期下床活动，血栓风险低，可缩短用药时间；若高危因素仍存在，如深静脉导管置入、化疗、肿瘤晚期等风险，可适当延长预防血栓时间。

物理性预防包括逐级加压弹力袜、间歇气压装置和足底静脉泵装置，这种治疗主要针对下肢静脉血栓形成的发生。若患者卧床时间较长，则适合间歇充气下肢气压治疗，可促进下肢静脉的回流，减少静脉血液在局部的淤滞，从而降低血栓的发生。逐级加压弹力袜治疗的作用与气压治疗机制类似，但对患者运动无限制，尤其是对于血栓形成后综合征患者，可以明显降低血栓再次发生的概率，并且可以改善患者下肢静脉淤血的临床症状。

（王学虎）

参 考 文 献

[1] Horsted F, West J, Grainge MJ. Risk of venous thromboembolism in patients with cancer: a systematic review and meta-analysis. PLos Medicine, 2012, 9(7): e1001275.

[2] Bagot CN, Arya R. Virchow and his triad: a question of attribution. Br J Haematol, 2008, 143(2): 180-190.

[3] Sandén P, Svensson PJ, Själander A. Venous thromboembolism and cancer risk. Journal of Thrombosis and Thrombolysis, 2017, 43(1): 68-73.

[4] Sun LM, Chung WS, Lin CL, et al. Unprovoked venous thromboembolism and subsequent cancer risk: a population-based cohort study. Journal of Thrombosis and Haemostasis, 2016, 14(3): 495-503.

[5] Horsted F, West J, Grainge MJ. Risk of venous thromboembolism in patients with cancer: a systematic review and meta-analysis. PLos Medicine, 2012, 9(7): e1001275.

[6] Ramirez PT, Nick AM, Frumovitz M, et al. Venous thromboembolic events in minimally invasive gynecologic surgery. Journal of Minimally Invasive Gynecology, 2013, 20(6): 766-769.

[7] Merli GJ. Update. Deep vein thrombosis and pulmonary embolism prophylaxis in orthopedic surgery. Med Clin North Am, 1993, 77: 397-411.

[8] Swystun LL, Mukherjee S, Liaw PC. Breast cancer chemotherapy induces the release of cell-free DNA, a novel procoagulant stimulus. J ThrombHaemost, 2011, 9(11): 2313-2321.

[9] Gordon SG, Mielicki WP. Cancer procoagulant: a factor X activator, tumor marker and growth factor from malignant tissue. Blood Coagul Fibrinolysis, 1997, 8(2): 73-86.

[10] Metindir J, Dilek GB. Preoperative hemoglobin and platelet count and poor prognostic factors in patients with endometrial carcinoma. Journal of cancer research and clinical oncology, 2009, 135(1): 125-129.

[11] Davies C, Pan H, Godwin J, et al. Long-term effects of continuing adjuvant tamoxifen to 10 years versus stopping at 5 years after diagnosis of oestrogen receptor-positive breast cancer: ATLAS, a randomised trial. The Lancet, 2013, 381(9869): 805-816.

[12] Douketis J, Tosetto A, Marcucci M, et al. Patient-level meta-analysis: effect of measurement timing, threshold, and patient age on ability of D-dimer testing to assess recurrence risk after

unprovoked venous thromboembolism. Ann Intern Med, 2010, 153(8): 523-531.

[13] Gaitini D. Current approaches and controversial issues in the diagnosis of deep vein thrombosis via duplex Doppler ultrasound. Journal of Clinical Ultrasound, 2006, 34(6): 289-297.

[14] Ruíz-Giménez N, Suárez C, González R, et al. Predictive variables for major bleeding events in patients presenting with documented acute venous thromboembolism. Findings from the RIETE Registry. Thrombosis and Haemostasis, Schattauer, 2008, 100(1): 26-31.

[15] Kearon C, Akl EA, Ornelas J, et al. Antithrombotic therapy for VTE disease. Chest, 2016, 149(2): 315-352.

[16] Mismetti P, Laporte S, Pellerin O, et al. Effect of a retrievable inferior vena cava filter plus anticoagulation vs anticoagulation alone on risk of recurrent pulmonary embolism: a randomized clinical trial. JAMA, 2015, 313(16): 1627-1635.

[17] Enden T, Haig Y, Kløw NE, et al. Long-term outcome after additional catheter-directed thrombolysis versus standard treatment for acute iliofemoral deep vein thrombosis(the CaVenT study): a randomised controlled trial. The Lancet, 2012, 379(9810): 7-13.

[18] Haig Y, Enden T, Slagsvold CE, et al. Determinants of early and long-term efficacy of catheter-directed thrombolysis in proximal deep vein thrombosis. J Vasc Interv Radiol, 2013, 24(1): 17-26.

[19] Patel N, Patel NJ, Agnihotri K, et al. Utilization of catheter-directed thrombolysis in pulmonary embolism and outcome difference between systemic thrombolysis and catheter-directed thrombolysis. Cathet Cardiovasc Intervent, 2015, 86(7): 1219-1227.

[20] Ockert S, von Allmen M, Heidemann M, et al. Acute venous iliofemoral thrombosis: early surgical thrombectomy is effective and durable. Annals of Vascular Surgery, 2017, 21: S0890-5096.

[21] Farge D, Debourdeau P, Beckers M, et al. International clinical practice guidelines for the treatment and prophylaxis of venous thromboembolism in patients with cancer. Journal of Thrombosis and Haemostasis, 2013, 11(1): 56-70.

[22] Davies C, Pan H, Godwin J, et al. Long-term effects of continuing adjuvant tamoxifen to 10 years versus stopping at 5 years after diagnosis of oestrogen receptor-positive breast cancer: ATLAS, a randomised trial. The Lancet, 2013, 381(9869): 805-816.

第二十章 乳腺癌患者 PICC 及输液港相关血栓形成的防治

第一节 乳腺癌患者PICC相关性上肢深静脉血栓形成的防治

一、概述

中心静脉置管（peripherally inserted central catherters，PICC）是经外周进行中心静脉置管的一种置管技术，是从肘部贵要静脉、正中静脉或上臂头静脉穿刺送管至上腔静脉，是长时间肠外营养和肿瘤化疗患者常用的静脉输注途径。PICC减轻患者因为反复穿刺及输注刺激性药物带来的痛苦，但是它引起的并发症也应重视，其中静脉血栓形成是最严重的并发症甚至可危及生命。而经外周中心静脉置管与常规中心静脉置管相比，具有操作简单、防治时间长、静脉炎及静脉栓塞等并发症发生率低等优点，是一种简单、安全且有效的静脉输液装置。

二、病因分析

Falanga 等认为，恶性肿瘤患者有容易发生血栓的趋势[1]。肿瘤患者的高凝状态具有复杂的病理机制，包括血管内皮细胞、单核细胞、血小板、中性粒细胞等相互作用激活凝血系统，纤溶酶的激活，瘤细胞能够通过产生和释放促凝物质和炎症因子，纤维蛋白形成还与肿瘤的生长和转移相关。瘤细胞尚可作用于机体大多数的凝血系统，产生特定的凝血因子而激活凝血系统，促进凝血相关的途径。肿瘤细胞通过释放促凝因子、血管内皮损伤、刺激宿主细胞产生特有的凝血因子及血管内皮损伤、刺激宿主细胞产生相关组织因子，促使患者处于高凝状态。而抗癌药物如化疗和内分泌治疗也可能会加大血栓形成的风险。乳腺癌患者携带 PICC 施行多疗程化疗并发 PICC 相关深静脉血栓形成可能与以下因素有关。

1. 肿瘤患者的高凝状态

肿瘤细胞直接损伤血管内皮细胞，激活人体凝血和纤溶系统，干扰血管内皮，通过外周的单核细胞和血小板导致多种细胞机制促进凝血被激活[2]。肿瘤患者的应激状态、组织坏死的炎症反应，异常蛋白质的代谢产生的副蛋白也可促进肿瘤患者的高凝状态。

2. 抗肿瘤治疗所致的促凝因素

手术导致的应激状态，限制活动导致的血液淤滞，化疗和内分泌治疗药物特别是细胞毒性药物对血管内皮的损伤，放疗损伤血管内皮细胞尚可促发血栓性疾病。

3. PICC 所致的促凝因素

导管虽然采用了先进的技术，但对于人体终究是一种异物，在双上肢的日常活动中，导管随肢体活动血管内膜的摩擦可能对血管内膜造成损伤。血中纤维蛋白和血小板逐渐沉积在导管表面也是血栓形成的因素。

4. 血液淤滞

患者自主活动时间减少，卧床休息时间增加，均可造成血流流动缓慢；同时，患者行 PICC 后，置管上肢自主的随意活动受限，致其血液流动缓慢，血液淤滞。

5. PICC 的置入过程和术后维护

置管后的维护质量关系到并发症的发生及导管留置时间。在进行经外周静脉穿刺中心静脉置管术的过程中，穿刺会损伤静脉血管管壁，加上肿瘤患者的高凝状态，容易在内置导管和静脉血管内形成血凝块及血栓。其原因包括血流滞缓、置管后血管空间变窄、流速变慢，导致血液中物质沉淀，易形成血栓。

6. 基础疾病

肿瘤细胞激活人体自身的凝血系统，其血栓发生率显著升高；肥胖和糖尿病是血栓形成的高危因素[3]。这些患者血液内糖分含量偏高，血液黏稠，流速缓慢，导致血栓易发、多发。

7. 感染

感染是 PICC 患者血栓形成的高危因素之一，感染越严重，发生静脉血栓的概率越大。PICC 置管合并感染增加了乳腺癌患者血栓发生的危险[4]。

8. 导管相关位置

导管尖端的位置是血栓形成的重要危险因素。美国输液护士协会（Infusion Nurses Society，INS）在 2011 年版的实践指南[5]中指出，经上腔静脉路径置入的中心静脉导管，尖端应位于上腔静脉与右心房连接处；经股静脉置入的中心静脉导管，尖端应位于下腔静脉内，高于横膈水平。导管的型号、直径大小也是深静脉血栓形成的重要危险因素，导管直径越大，越易发生血栓。原因可能是导管粗大容易摩擦血管，使血管内膜受损。

三、临床表现及诊断

Scarvelis 等[6]制订了一个预测患者发生深静脉血栓形成的临床预测模型（表 20-1）。此模型也适用于乳腺癌 PICC 置管者，假设患者出现腋静脉周围疼痛，局部肿胀，凹陷性水肿则临床可疑诊断腋静脉血栓形成[7]。在血栓形成早期，患者可能无明显症状，有时只有深部组织闷胀感，医护人员在操作的过程中会感到冲管有轻微阻力，如回抽能见到肉眼下的微小血栓，发现液体的滴速较前减慢，可视为血栓形成的先兆，应该引起重视。血管多普勒超声检查是诊断腋静脉血栓形成的金标准[8]。如果有需要可以加行增强 CT 及 CT 血管三维重建（CVT）明确诊断。临床考虑血栓形成可能性不大的患者，如果 D-二聚体无异常则可排除深静脉血栓形成可能。临床高度怀疑血栓形成者，超声尚未发现血栓，也不应排除血栓形成，需密切监测并在 1 周内复查超声，必要时加行增强 CT 及 CTV 检查[9]。

表 20-1　深静脉血栓（DVT）临床预测模型

临床特征	分值
进展期肿瘤（治疗中，前 6 个月接受治疗或处于缓解期）	1
瘫痪、轻瘫或近期行下肢石膏固定术	1
卧床 3 天以上或者 12 周内接受全身麻醉或局部麻醉手术	1
深静脉系统分布区局部压痛	1
整个腿部肿胀	1
腓肠肌肿胀较正常侧>3cm（较同侧胫骨粗隆>10cm）	1
患肢凹陷性水肿	1
之前出现过深静脉血栓	1
其他类似深静脉血栓形成的诊断	-2

注：总分值达 2 分或以上表明深静脉血栓形成可能性大，小于 2 分则可能性小。

四、PICC 相关性上肢深静脉血栓形成的防治

1. 与患者及其家属沟通

置管前与患者及其家属讲解操作方法、注意事项及置管的优缺点，予以解释，消除紧张和恐惧心理，取得患者对抗凝和溶栓治疗的配合。在置管 24h 内，为防止穿刺点出血，要求患者限制肘部活动，穿刺点加压包扎，使静脉回流在一定程度上受阻，因此向患者强调做手腕以下活动的重要性，如活动手腕、攥拳。一旦

出现置管侧肢体、腋窝、肩部胀痛，上肢局部出现红、肿、热、痛等症状，上臂周径较原周径增大时，立即汇报医生，并采取相应措施。

2. 血管的选择

穿刺血管选择粗、直且静脉瓣少的右侧贵要静脉，因贵要静脉管径粗直，静脉瓣较少。不宜选择正中静脉、头静脉，因正中静脉特点是粗直但个体差异大，静脉瓣较多；头静脉是前粗后细且高低起伏，容易出现导管送入困难，还应注意导管尖端位置尽量到达上腔静脉以避免其移位。在置管过程中严格执行无菌操作原则。严格遵守置管操作规程选择适宜的导管，采用专用操作室，专人操作，专人护理，减少并发症。置管过程中要始终保持导管通畅，避免扭曲、打折、堵管，输注化疗药、黏稠度较高的液体及血制品后，要用生理盐水将导管完全冲干净才能封管。输液完毕后需及时用 100U/ml 肝素钠稀释液 10ml 行脉冲式推注冲管后封管。未输液时要每周冲管、封管 1～2 次。

3. PICC 尖端位置

经以上静脉路径置入的中心静脉导管，尖端应位于上腔静脉与右心房连接处；经股静脉置入的中心静脉导管，尖端应位于下腔静脉内，高于横膈水平。PICC 导管置于上腔静脉时，由于上腔静脉血流量大，从导管输入的液体可被快速稀释，能有效减轻高浓度、高渗液、高刺激性液体对血管壁的损伤。目前，临床上多将 PICC 尖端位于上腔静脉以外血管定义为导管异位。置管后导管异位的判断：①心电描记法（electro-cardiography）是利用心电图的 P 波变化来定位导管尖端位置。②雷国华等报道[10]使用 PICC 长度卡尺测量置管长度，可以提高导管置入后尖端位置的准确率。而通过数字化肠胃 X 线机进行 PICC 定位，可在第一时间解决导管异位，做到定位、正位一次完成，明显减少操作时间，减少二次接触射线的可能。③以 X 线或 CT 检查确认导管的位置。有研究表明，用胸部 CT 显示骨标志来精确定位导管尖端所在位置，并及时行 X 线检查，必要时调整导管尖端位置，可有效改善因导管异位而引起的并发症。④DSA 不仅具有 X 线检查的功能，还能进行血管造影，在 DSA 引导下行 PICC 异位的正位更为直观，可以避免体表测量引起的误差。目前临床上多以胸部 X 线摄片来确定 PICC 尖端位置。

4. 对施行穿刺护士的要求

置管者可通过触诊和观察腋窝血管的解剖学标志来定位，置管护士应该先经培训取得 PICC 置管资格，以提高置管成功率，尤其应避免反复穿刺造成血管内皮损伤，置管后应及时进行胸部 X 线检查的复核，确保位置正确。PICC 穿刺导管最好用肝素钠浸泡过，以达到使导管润滑的作用。在超声的引导下穿刺可有效地提高一次穿刺置管的成功率。

5. 药物预防

化学药物是预防静脉血栓形成的重要方法，恶性肿瘤患者无出血倾向者，给予阿司匹林、丹参、小剂量华法林，可使 PICC 的血栓形成发生率明显降低。

6. 导管阻塞的治疗

PICC 导管推注生理盐水时如遇阻力增大，不可强行推注，检查排除导管扭曲等原因后，给予反复抽吸，若仍不能通畅者，可在 PICC 导管外口接一个三通管，将直端关闭后连接吸有尿激酶稀释液的注射器（尿激酶 10 万 U 加入 0.9%氯化钠 10ml），侧端连接 2ml 空注射器，回抽后关闭侧端，然后开入直端，尿激酶稀释液可因负压进入导管并使血栓完全浸泡在其中，留置 30~60min 后行抽吸。如抽到回血，则抽吸 2~4ml 血弃去，再用 0.9%氯化钠注射液 20ml 冲洗导管，可直接进行正压封管或继续利用该 PICC 导管进行持续输液治疗。如果经过上述方法溶栓，三次抽吸导管仍抽不到回血则考虑拔管。

7. 上肢深静脉血栓形成的治疗

应用尿激酶（UK）20 万 U 加入生理盐水 500ml 中，从患肢前臂浅静脉持续输入，近心端用阻断带阻断浅静脉，促使尿激酶的输液从深静脉回流，同时应用低分子量肝素钙 4000U 皮下注射，2 次/天，共注射 5~7 天，5~7 天后改口服肠溶片阿司匹林 75~100mg，1 次/天，检测凝血功能；红花注射液 40ml 加入 5%葡萄糖注射液 500ml 静脉滴注，1 次/天；适当使用利尿剂减轻肢体肿胀，治疗时抬高患肢，卧床休息，每天测量并记录患肢周径，并与健侧肢体比较。

第二节 乳腺癌患者输液港相关静脉血栓形成的防治

一、概述

植入式静脉输液港（implantable venous port access，VAP）又称为植入式中央静脉导管系统（central venous Port access system，CVPAS），简称为输液港，是一种可以完全植入体内的闭合静脉输液系统，可用于各种高浓度化疗药物、完全肠外营养液的输注和输血、血样采集等[11]。因为其安全性能高、局部感染率低等优点，临床已开展应用。但是目前临床应用中也发现输液港有不少的并发症，使其难以在临床上广泛应用。常见的并发症有植入部位红肿、皮下血肿、导管阻塞、导管夹闭塞综合征[12]，而输液港相关静脉血栓形成已成为乳腺癌患者在使用输液港化疗中常见的并发症之一，探讨此类并发症的防治具有重要临床意义。

二、病因分析

　　输液港相关性静脉血栓形成是由多种因素造成的，血栓形成机制可能与导管穿刺位置、化疗药物的种类及化疗周期等多因素有关。石果等[13]研究表明，左侧颈内静脉比右侧颈内静脉容易发生静脉血栓，化疗 4 个周期以上的患者容易发生静脉血栓，但无显著差异，不同的化疗药物是引起静脉血栓形成的主要因素，其中 TEC/EC-T 方案易引起静脉血栓形成，血栓性堵塞主要由于患者凝血机制异常，表现为导管回抽困难和输液不畅。导管堵塞与未遵守操作规程定期冲管、封管操作不当、血液反流等因素有关。无损伤针的正确安装、标准的脉冲冲管正压封管技术及定期进行规范的导管维护是预防导管堵塞的关键。晚期乳腺癌患者输液港护理：乳腺癌患者，特别是中晚期患者常常会出现凝血功能异常，PT、APTT 均有不同程度的缩短，FIB 和 D-二聚体则明显升高，这类患者的血液比早期乳腺癌患者更容易凝集，使导管血栓性堵塞的风险增高。造成植入式静脉输液港发生血栓的因素包括导管尖端位置、血管直径大小、创伤、以往留置管的瘢痕等，同时血管壁受损、炎症、血流速度减缓、机体血液高凝、血小板富集管壁等均会增加血栓的发生风险。

三、临床表现及诊断

　　（1）出现血栓时，穿刺侧手臂常有胀痛、臂围增大及肩部、胸骨后疼痛，输注速度变慢等表现。血栓主要发生在导管进入静脉处或导管与静脉壁持续接触摩擦的地方，部分患者并无明显症状，警惕血栓成为潜在感染灶或突然脱落造成肺栓塞是十分重要的。当有血栓时，医护人员要密切观察置管侧肢体有无肿胀、酸痛、皮温增高，皮肤颜色改变及测量臂围并做好记录。

　　（2）血管多普勒超声检查是诊断腋静脉血栓的金标准，必要时需加行增强 CT 及 CT 血管三维重建（CVT）明确诊断。对于临床考虑血栓可能性不大的患者，若 D-二聚体无异常则可排除深静脉血栓形成的可能。临床高度怀疑血栓形成时，如超声未见血栓也不应排除血栓的可能，要密切随访并在 1 周内复查超声，需要时加行增强 CT 及 CTV 检查。

四、输液港相关静脉血栓形成的防治

1. 输液港植入术适应证

　　需要建立长期深静脉输液通道者；辅助化疗对生活质量要求较高者；外周血

管穿刺困难无法留置经外周中心静脉插管（PICC）者。

2. 输液港植入术禁忌证

存在严重凝血功能障碍、穿刺部位有皮肤软组织感染、大量胸腔积液不能平卧者和已知对高分子人工材料不耐受者。

3. 植入部位的选择

王建新等[14]研究表明，输液港植入导管尖端位置应尽量靠近第 6～8 后肋，可减少术后并发症的发生。选用贵要静脉植入，因为贵要静脉植入式患者的舒适度常常优于经颈内静脉置管的患者者；维护时，经贵要静脉植入的患者在维护和输液时无须露出躯干部位，更容易为患者接受。

4. X 线下引导放置植入式输液港

植入式输液港对于乳腺癌化疗是有效、安全、相对舒适的静脉化疗给药方法。在 X 线引导下参照体内的解剖标记可以引导导管尖端准确定位于右心房上腔静脉入口水平。一般导管尖端位于第 8 后肋水平，即接近上腔静脉右心房入口处。如果位置偏浅会因为血流相对缓慢增加血栓形成机会，位置过深进入心房可能会引起患者心悸等不适。在 X 线引导下放置导管比体表测量后放置导管位置正确率会明显提高，所以应尽量在 X 线引导下放置输液港。胡育斌等[15]研究表明，DSA 引导下植入静脉输液港操作简单、可视、定位准确，并发症少，可为恶性肿瘤患者提供长期、安全、方便的静脉通道；如能在 DSA 引导下放置 IVAP 可望提高穿刺成功率。

5. PICC 与 VAP 比较

植入式静脉输液港是一种新型的静脉输液装置，主要由输液港囊袋及导管通道构成，通过输液通道将药物输送至中心静脉，中心静脉内血液具有流速快、容量大的特点，可以快速稀释和扩散药物，减轻药物的刺激性和对静脉内膜的损伤。植入式静脉输液港与 PICC 相比，留置时间更长，维护间隔时间长，感染率低，对患者日常活动的限制小，对其自我形象影响不大，提高了乳腺癌化疗患者的生活质量，减少了护士的工作量。但由于其技术含量高，置入材料昂贵，且输液港维护冲管必须使用专用无损伤针，维护成本较高；另外，当前很多医院尚未开展此项技术，患者后续维护在临床应用时仍受到限制。因此，科室应建立完善的使用流程和维护档案，管床护士定期回访，做好患者的出院宣教，给予更多的人文关怀，只有不断地总结经验、提高输液港使用及维护技能，才能更好地预防乳腺癌输液港化疗中血栓的形成。

6. 脉冲式冲管正压封管

为防止血栓形成并阻塞导管，静脉输液港在每次输注结束及输注高黏滞性液体后,以及输注两种有配伍禁忌的液体之间,用不少于 10ml 的生理盐水冲管封管;使用输液港抽血及输血后用不少于 20ml 的生理盐水冲管封管;治疗间歇期每 4 周冲管封管维护 1 次。脉冲式冲管:推—停—推—停。正压封管:当生理盐水剩余最后 2~3ml 时,持续快速注射,夹输液夹,以维持系统内正压。因为小注射器产生的压力大于大注射器,过高的压力会损伤导管的三向瓣膜结构,因此建议使用大于 10ml 的注射器封管。

7. 集束化护理

有研究表明,在常规护理干预的基础上采用集束化护理模式,可以减少护士的工作量及穿刺难度,减轻患者的痛苦,保证治疗的顺利完成[16]。具体内容包括:①保证皮肤清洁;②保证无菌操作;③保证穿刺针位置正确;④防治继发感染;⑤加强患者的防范意识。

8. 健康教育

患者植入静脉输液港后,每人发放输液港维护手册 1 本,其内容包括输液港产品介绍、基本知识,输液港的植入和使用,使用过程中的注意事项,穿刺皮肤的观察和保护,家庭护理知识,常见问题的处理,可能发生的并发症等[17]。对植入式输液港的患者及家属进行有计划、有步骤的健康教育,让患者和家属掌握正确的护理方法,以减少并发症发生,保证植入式静脉输液港的永久使用,提高患者的生活质量[18]。

9. 血栓性导管堵塞的处理

急性期应制动,卧床休息,患肢抬高,避免剧烈运动。血栓发生的部位切忌按摩、热敷。抗凝治疗:采用普通肝素或低分子量肝素。低分子量肝素钙 5000U 皮下注射,2 次/天。溶栓治疗:一般抽取 5000~10 000U 尿激酶稀释于 2ml 生理盐水中,使用负压的方法将配置的尿激酶溶液在导管中保留溶解 15min,等到血凝块溶解后抽出弃除,再予以一定量的稀释肝素盐水以脉冲方式冲洗导管并正压封管。

(张 矛)

参 考 文 献

[1] Falanga A. Tumor cell prothrombotic properties. Haemostasis, 2001, 31(Suppl 1): 1-4.

[2] Caine GJ, stonelake PS, Rea D, et al. Coagulopathic complications in breast cancer. Cancer, 2003, 98(8): 1578-1586.

[3] 谢爱贞, 刘国洁, 高琴, 等. 乳腺癌患者 PICC 置管术后并发深静脉血栓的影响因素分析及护

理干预. 吉林医学, 2014, 35(20): 4565.

[4] Del PM, Buccisano F, Maurillo L, et al. Infections increase the risk of central venous catheter-related thrombosis in adult acute mycloid leukemia. Thromb Res, 2013, 132(5): 511-514.

[5] 雷国华, 王秀华, 王秀军. PICC 置管长度测量卡尺的研制与应用. 中华护理杂志, 2010, 45(4): 345-347.

[6] Scarvelis D, Wells PS. Diagnosis and treatment of deep-vein thromosis. CMAJ, 2006, 175(9): 1087-1092.

[7] Scarvelis D, Wells PS. Diagnosis and treatment of deep-vein thromosis. CMAJ, 2006, 175(9): 1087-1092.

[8] Moraza-dulanto MI, Garate-echenique L, Miranda-serrano E, et al. Ultrasound-guided peripherall inserted central catheters(PICC)in cancer patients: success of the insertion, survival and complications. Enferm clin, 2012, 22(3): 135-143.

[9] 刑雷, 孔令泉, 厉红元, 等. 乳腺癌患者携带 PICC 化疗并发 PICC 相关性上肢深静脉血栓形成的诊治探讨. 中国肿瘤临床, 2011, 38(19): 1223.

[10] 雷国华, 王秀华, 王秀军, 等. PICC 置管长度测量卡尺的研制与应用. 中华护理杂志, 2010, 45(4): 345-347.

[11] 张光明. 植入式静脉输液港的应用及维护进展. 护理学杂志, 2008, 23(3): 77-79.

[12] 何淑欢. 植入式静脉输液港在 46 例恶性肿瘤患者中的应用与护理. 中外医疗, 2014, (3): 185-188.

[13] 石果, 罗凤, 张玲, 等. 172 例乳腺癌输液港静脉血栓相关因素分析. 重庆医科大学学报, 2016, 41(5): 530-532.

[14] 王建新, 王伟娜, 毛梦轩, 等. 静脉输液港导管尖端位置与术后并发症的相关研究. 临床误诊误治, 2016, 29(9): 77-78.

[15] 胡育斌, 林海澜, 郝明志, 等. DSA 引导下置入式输液港在恶性肿瘤患者中的应用. 中国介入影像与治疗学, 2016, 13(8): 455-459.

[16] 乔晓雪. 集束化护理预防对乳腺癌患者输液港并发症的效果. 癌症进展, 2016, 14(5): 483-485.

[17] 洪莲, 徐敏, 曹玉华, 等. 肿瘤患者植入式静脉输液港的出院护理指导. 全科护理, 2010, 8(8): 2057-2058.

[18] Scarvelis D, Wells PS. Diagnosis and treatment of deep-vein thromosis. CMAJ, 2006, 175(9): 1087-1092.

第二十一章　乳腺癌围术期肺栓塞的防治

乳腺癌患者的血液常为高凝状态，手术、化疗导管置入及化疗药物本身等多种因素均可加剧乳腺癌相关的高凝状态，因此乳腺癌患者是动脉或静脉血栓栓塞症（VTE）的高危人群。其高凝状态的临床表现形式多样，包括游走性血栓性浅静脉炎、特发性深静脉血栓和其他静脉血栓形成、非细菌性血栓性心内膜炎和弥散性血管内凝血。VTE 包括深静脉血栓形成（DVT）和肺栓塞（PE）。DVT 是抗肿瘤治疗最常见的血管并发症，严重时可表现为大面积或致死性 PE。此外，颅内硬脑膜静脉窦血栓形成和血栓性微血管病临床也时有发生。

乳腺癌患者血栓形成可能在乳腺癌确诊前数月或数年出现，也可能仅发生在治疗或住院期间。尽管大多数乳癌患者从未发生过血栓栓塞性事件，但总体上，其血栓栓塞的发生率和死亡率相对较高。对乳腺癌患者静脉血栓栓塞症的预防和治疗值得高度重视，尤其是乳腺癌患者术后近期抗凝可能增加出血风险，这使得乳腺癌术后是否预防性使用抗凝药的临床决策颇为困难。

一、流行病学

VTE 是一种常见的恶性肿瘤并发症。通常，血栓栓塞性事件发生于临床已明显存在恶性肿瘤的患者中。然而，有些患者在发生 VTE 时或发生 VTE 数月后才被诊断有恶性肿瘤。多达 10% 的癌症患者会出现明显症状的 VTE。尸检病例系列研究报道，某些类型肿瘤的血栓形成率甚高。研究发现，30% 的胰腺癌死亡患者已有血栓形成；并且超过 50% 的胰体或胰尾癌患者有血栓形成。据报道，乳腺癌患者 VTE 的发生率为 0.3%～5.1%，较未患癌症的女性增加了 3～4 倍[1,2]，乳腺癌患者因术后发生静脉血栓栓塞的死亡率高达 20%[3]。

二、诱因及危险因素

患者特定因素，肿瘤部位、类型、分期、发病至诊断的时间及共存疾病和某些癌症治疗手段均对 VTE 风险造成影响[3,4]。其中，年龄较大，体重超重，既往发生 VTE，共存疾病，肿瘤大小超过 40mm，孕激素受体（PR）阴性状态，受累淋巴结＞4 个，接受化疗和内分泌治疗等均是乳腺癌患者发生 VTE 的独立预测因子。化疗的影响多见于早期发生的 VTE，而共存疾病和 PR 阴性状态则与晚发性VTE 关系密切[2]。

（一）肿瘤特定因素

在人体正常凝血纤溶系统中，激活和抑制凝血酶原及抗凝血剂之间存在自然平衡。癌细胞可通过凝血酶原和纤溶产物的生成、促炎性细胞因子和促血管生成细胞因子的释放、黏附分子黏附血管而打破这种平衡，直接或间接激活凝血系统。癌细胞还可表达能诱导凝血酶产生的前凝血质；患者的非癌组织在肿瘤的影响下也可能会表达前凝血质。微粒中的血源性组织因子在伴随癌症的高凝状态的发病机制中可能会有一定的作用。

（二）解剖学因素

肿瘤可通过外在压迫或直接侵入大血管而增加 VTE 风险。乳腺癌细胞可侵入上肢静脉，肿大融合的转移腋淋巴结也可压迫上肢静脉，导致血栓形成。

（三）患者特定因素

既往 VTE 病史、高龄、肥胖和遗传性易栓症等因素均可明显增加患者发生 VTE的风险[5]；其他危险因素还包括绝经后状态、前期乳房切除、体重增加、凝血系统异常激活等。

（四）治疗相关因素

1. 手术及麻醉是乳腺癌患者静脉血栓形成的危险因素

患者经历长时间、复杂的手术麻醉后容易发生静脉血栓栓塞事件。手术过程中患者下肢肌肉处于放松状态，静脉扩张，血流速度减缓，术后静脉血栓形成危险性增加。有研究显示，晚期乳腺癌手术后静脉血栓栓塞的发生率有所增加。这可能与肿瘤本身及手术干预直接导致血管内皮和组织损伤从而激活凝血系统有关。

2. 化疗药物相关性血栓事件

部分化疗药物及化疗方案可显著增加乳腺癌患者血栓栓塞事件的发生率[6]。早期的研究显示，无论是接受辅助化疗的Ⅱ期乳腺癌患者，还是接受新辅助化疗的进展期/转移性乳腺癌患者，其动脉和静脉血栓形成的发生率均有升高，而且主要发生于化疗期间而非化疗结束后。有转移病灶的乳腺癌患者其血栓形成的风险更高，可能与更大的瘤负荷及并存血栓促发因素（如制动）有关。

3. 内分泌治疗药物相关性血栓事件

在 ATAC 研究（阿那曲唑与他莫昔芬单独或联合应用比较）中，标准方案与他莫昔芬、阿那曲唑相比，VTE 发生率下降。单独应用阿那曲唑时 VTE 的发生率为 2.1%，单独用他莫昔芬时 VTE 的发生率为 3.5%（P=0.000 6）[7]。Coombes 等[8]比较了依西美坦与他莫昔芬引起 VTE 的发生率分别为 1.3%和 2.4%（P=0.007）。一项 Meta 分析纳入 30 023 例乳腺癌比较他莫昔芬与阿那曲唑引起 VTE 的发生率分别为 1.6%和 2.8%（OR 0.55，95% CI 0.46～0.64，P<0.01）[9]。也有文献报道，应用内分泌治疗发生 VTE 的风险仅局限于他莫昔芬，芳香化酶抑制剂并不增加 VTE 的风险[10]。

4. 抗血管生成药物相关性血栓事件

以血管内皮生长因子（vascular endothelial growth factor，VEGF）信号传导通路为靶点的血管生成抑制剂在癌症治疗中的应用日益广泛。血管生成抑制剂治疗正在逐渐改善多种晚期实体瘤的结局，但人们也注意到这些药物有广泛的毒性作用。许多针对 VEGF 通路的治疗药物可导致血栓栓塞的发生，包括抑制性单克隆抗体如贝伐珠单抗，抑制 VEGF 和其他酪氨酸激酶的多靶点酪氨酸激酶抑制剂（tyrosine kinase inhibitor，TKI），如舒尼替尼、索拉非尼等。

5. 乳腺癌患者 PICC 及输液港相关血栓事件

详见本书第二十章"乳腺癌患者 PICC 及输液港相关血栓形成的防治"。

三、发病机制与病理生理

（一）深静脉血栓形成

乳腺癌患者围术期深静脉血栓形成遵循 Virchow 三要素，即高凝状态、静脉淤滞和内皮损伤。

1. 高凝状态

恶性肿瘤患者血管合并症高发的可能机制包括癌细胞释放或表达促凝物质（如组织因子）及正常的宿主细胞如单核细胞、血小板和内皮细胞表达促凝活性。癌细胞可直接活化凝血系统产生凝血酶，通过组织因子或其他促凝因子的作用，直接激活凝血酶原。癌细胞能够表达所有纤溶系统调节蛋白，包括尿激酶型纤溶酶原激活物（UPA）、组织型纤溶酶原激活物（t-PA）、组织型纤溶酶原激活物抑制物（PAI）等。手术对组织及其血管的损伤可激活内、外源性凝血系统，使血中凝血因子增多，血液凝固性增高。术中、术后出血应用止血药物致凝血功能亢进。此外，乳腺癌中老年患者常继发血小板活性异常及血小板增多症，多伴有高血压、高血脂、糖尿病等基础疾病，血管退行性改变明显，血液黏稠度、血小板与白细胞黏附性增高，血流缓慢。上述因素使得乳腺癌患者呈现高凝状态及纤溶系统功能异常，容易发生下肢静脉血栓。

2. 静脉淤滞

手术麻醉、长期卧床、肿瘤压迫及补液不足等均可影响静脉回流。手术麻醉作用使下肢肌肉完全松弛，失去收缩功能，同时周围静脉扩张，血流缓慢；术后卧床休息或由于惧怕疼痛，不敢活动，影响血液循环，使血液成分滞留于血管壁，形成血栓；术中、术后下肢静脉长时间输液，术后又未及时更换输注部位，造成下肢发凉，血管痉挛，影响血液循环，致静脉回流受阻，血流淤滞，易发生血栓。

3. 内皮损伤

放疗、化疗等抗肿瘤治疗可能直接损伤血管壁，使血管呈炎性反应；血管介入性化疗也可直接损伤血管壁；较长时间静脉输注刺激性药物可造成血管内膜损伤，增加血栓形成风险。

（二）栓子来源

大部分血栓形成于下肢静脉血流减少的部位，如下肢静脉瓣膜的瓣叶或血管分叉处；少部分栓子可能起源于静脉血流量较高的静脉，包括右心、下腔静脉或盆腔静脉，以及非下肢静脉，包括肾静脉和上肢静脉。因此，现多认为急性肺栓塞大多数栓子来源于下肢近端静脉（髂静脉、股静脉和腘静脉）。临床观察发现，50%以上的近端静脉 DVT 患者在就诊时已合并有肺栓塞。小腿静脉 DVT 很少引起肺栓塞，因为 2/3 的小腿静脉血栓经发现后自行消退；但小腿静脉 DVT 若不治疗，1/3 的病例将延伸至近端静脉而更可能引起肺栓塞。

（三）肺栓塞引起的病理生理反应

引起急性肺栓塞的栓子通常为多发性的，大部分病例累及肺下叶。一旦血栓嵌于肺中，即可出现一系列病理生理反应。

1. 肺梗死

约 10%的急性肺栓塞患者，小血栓可向远端移动到肺段和亚肺段血管，导致肺梗死。这些患者更可能出现胸痛和咯血，很可能是肺和相邻脏胸膜及壁胸膜发生强烈炎症反应所致。

2. 气体交换异常

肺栓塞导致的气体交换受损源于两方面：一是由于血管床的机械性阻塞改变了通气与血流灌注比值；二是由炎症所致肺泡表面活性物质功能障碍及由肺不张所致功能性肺内分流。两种机制均可导致低氧血症。有学者认为，炎症还会刺激呼吸加快，导致低碳酸血症和呼吸性碱中毒。因此，肺栓塞患者很少出现高碳酸血症和酸中毒，除非存在休克。

3. 心血管受损

由于肺循环的特点，肺血管床堵塞 60%时，肺动脉压力才开始上升，堵塞70%～80%则出现严重的肺动脉高压或休克。肺栓塞所致低血压源于每搏输出量和心排血量减少。肺栓塞患者的肺血管阻力（pulmonary vascular resistance，PVR）会增加，原因是血栓物理性阻塞血管床及肺血管床内缺氧性血管收缩。而 PVR 增加会阻碍右心室流出，继而引起右心室扩张和室间隔变平。右心室流出量减少和右心室扩张均会降低左心室前负荷，从而减少心排血量。例如，当肺血管床梗阻接近 75%时，右心室必须产生超过 50mmHg 的收缩压来保证充足的肺动脉血流量。如果右心室无法达到这一点，就会出现右心衰竭，继而发生低血压。对于没有基础心肺疾病的患者，大块血栓一般通过该机制引起低血压；但既往已有心肺疾病者，较小的栓子也可以引起低血压，这可能是强烈的血管收缩反应和（或）右心室不能产生足够的压力以对抗 PVR 增加所致。

四、临床表现

（一）起病方式

肺栓塞患者根据栓塞面积不同，临床表现多样，轻者可无明显症状，但相当一部分患者发病凶险，发病后即表现出休克甚至猝死。

（二）症状与体征[11,12]

急性肺栓塞患者最常见的症状是呼吸困难，其次是胸痛、咳嗽和 DVT 相关症状。咯血并不常见。部分患者可表现为休克、晕厥。体征多是非特异性的，可有双肺干湿啰音，肺动脉瓣听诊区第二心音亢进，胸骨左缘第 3、4 肋间闻及收缩期杂音；口唇发绀、颈静脉怒张等。

（三）高度疑似急性肺栓塞的临床表现

乳腺癌患者围术期出现站立后下肢沉重、胀痛等不适，应警惕有下肢深静脉血栓形成的可能；出现胸闷、胸痛、呼吸困难、面色发绀、咳嗽、咯血、血压下降甚至休克等，应考虑发生肺栓塞的可能。用力排便、下床活动等是临床常见的急性肺栓塞先期事件。因此，对本病保持高度警惕性，避免遗漏临床相关资料，最大限度地减少误诊、漏诊。

五、辅助检查

急性肺栓塞的临床表现具有多样性和非特异性，因此无论确诊还是排除肺栓塞诊断均有必要进行诊断性检查。用于评估临床疑似肺栓塞患者的主要诊断性检查包括 D-二聚体检测、动脉血气分析、心电图检查、计算机断层扫描肺血管造影（CT-PA）、通气-灌注（V/Q）扫描、超声检查和常规的肺血管造影。

六、诊断与鉴别诊断

对于大多数疑似肺栓塞且血流动力学稳定的患者，可采用临床概率评估、D-二聚体检测及确定性诊断性影像学检查等相结合的诊断策略。确定性影像学检查包括 CT 肺血管造影，有时可应用通气-灌注扫描或其他影像学检查手段。对于血流动力学不稳定，进行确定性影像学检查不安全的患者，可采用床旁超声心动图获得肺栓塞的推定诊断，以支持救命治疗的合理性。

（一）临床概率评估

根据改良 Wells 标准（表 21-1），评估患者发生肺栓塞的临床概率。

表 21-1　肺栓塞临床评估-Wells 评分[9]

项目	评分
深静脉血栓的临床症状和体征（下肢肿胀和深静脉触痛）	3
肺栓塞的可能性大于其他疾病	3
心率＞100 次/分	1.5
过去 4 周内有外科手术史或肢体制动时间≥3 天	1.5
既往深静脉血栓或肺栓塞史	1.5
咯血	1
恶性肿瘤史（正在治疗或近 6 个月内治疗过或姑息治疗）	1
总分	

临床概率	总分
传统临床概率评估法（Wells 标准）	
高	＞6 分
中	2～6 分
低	＜2 分
简化临床概率评估法（改良 Wells 标准）	
肺栓塞不大可能	≤4 分
肺栓塞很可能	＞4 分

（二）诊断流程

当临床疑似肺栓塞（如一名患者无其他明显诱因突发呼吸困难、既往呼吸困难恶化或胸痛发作），临床有条件进行计算机断层扫描肺血管造影（CT-PA）且患者能够耐受该检查时，可采用临床概率评估、D-二聚体检测和 CT-PA 相结合的诊断方案[13]。临床上常常遇到不能耐受 CT-PA 检查但又高度怀疑肺栓塞的患者，如肾功能不全或病态肥胖的患者，可采用临床概率评估和通气-灌注扫描相结合的诊断方案[9]。基于肺栓塞排除标准（pulmonary embolism rule-out criteria，PERC）的诊断方法常用于低危门诊、急诊患者的诊断。

1. 基于 CT-PA 的诊断流程

当临床疑似肺栓塞时，可采用改良 Wells 评分来快速判定患者发生肺栓塞的临床概率为不大可能有肺栓塞（≤4 分）或可能有肺栓塞（＞4 分）。分类为不大可能有肺栓塞的患者应进行 D-二聚体检查；如果 D-二聚体小于 500ng/ml 或为阴性可以排除肺栓塞的诊断。分类为可能有肺栓塞的患者与不大可能有肺栓塞但 D-二聚体大于

500ng/ml 的患者应行 CT-PA 检查。CT-PA 阳性肯定肺栓塞的诊断或者 CT-PA 阴性排除肺栓塞的诊断。当 CT-PA 结果不明确时，可使用肺血管造影或选择其他检查方法。

2. 基于 V/Q 扫描的诊断流程

临床疑似肺栓塞，最初可根据 Wells 标准用来判定肺栓塞的临床概率是低（<2 分）、中（2~6 分）还是高（>6 分）；当患者所在医院没有 CT-PA 检查条件和解读经验或患者无法耐受 CT-PA 检查时，可采用 V/Q 扫描为基础的诊断流程。根据 Wells 标准及 V/Q 扫描结果，可能出现以下几种组合结果：①V/Q 扫描正常+任何临床可能性可排除肺栓塞；②V/Q 扫描低可能性+临床低可能性可排除肺栓塞；③V/Q 扫描高可能性+临床高可能性可确诊肺栓塞。任何其他的 V/Q 扫描结果加临床可能性则提示应该进一步行肺血管造影或连续下肢静脉超声检查。其中，仅有肺血管造影能够诊断肺栓塞，但是两种检查中的任何一种均能决定是否给予治疗或暂不治疗。对于肺栓塞低或中临床可能性的患者，检测 D-二聚体是合理的替代方法。定量快速 ELISA 或半定量乳胶凝集试验检测的 D-二聚体水平小于 500ng/ml 可以排除肺栓塞。红细胞凝集试验只能在低临床肺栓塞可能性的患者中排除肺栓塞。D-二聚体不应用于在高临床可能性肺栓塞的患者中排除肺栓塞。

七、乳腺癌患者急性肺栓塞的治疗

如果患者疑似急性肺栓塞，风险分层很重要。初始复苏治疗应侧重给患者供氧并稳定病情。复苏治疗可能是辅助供氧，也可能是通气支持、血流动力学支持和（或）经验性抗凝。一旦做出诊断，肺栓塞确诊患者的主要治疗方式为抗凝，具体取决于出血风险[14]。

（一）初始处理和复苏

疑似肺栓塞患者初始处理的重点是在持续进行临床评估和确定性诊断性试验时，使患者保持稳定[14]。

1. 呼吸支持

应进行辅助供氧，目标是血氧饱和度≥90%。如果患者出现严重低氧血症、血流动力学崩溃或呼吸衰竭，则应及时进行气管插管和机械通气。

2. 循环支持

需要进行血流动力学支持的准确阈值取决于患者的基线血压及是否存在灌注

不足的临床证据（如神志改变、尿量减少）。一般倾向于给予少量静脉补液，通常为 500～1000ml 生理盐水，如果静脉补液后患者的灌注状态没有变化，可考虑加用血管活性药物。静脉补液是伴有低血压患者的一线治疗。然而，对于伴有右心室功能不全的患者，有限的数据表明积极的液体复苏并无益处甚至可能有害。有研究显示，少量静脉补液会使肺栓塞患者的心排血指数增加，而过量静脉补液会导致右心室过度扩张（即右心室超负荷）、右心室缺血及右心衰竭加重。如果进行静脉补液后仍未恢复足够的灌注，静脉给予血管活性药。尚不明确急性肺栓塞所致休克患者的最佳血管活性药，目前临床多用去甲肾上腺素。

（二）评估血流动力学稳定性

疑似肺栓塞患者的初始处理取决于患者的血流动力学是否稳定。血流动力学稳定者，初始处理重点在于持续进行诊断性评估，可采取一般支持性措施，包括建立外周静脉通路，进行或不进行静脉补液；辅助供氧；根据临床怀疑肺栓塞的程度、出血风险及确定性诊断性试验的预计时间进行经验性抗凝治疗。血流动力学不稳定（即收缩压＜90mmHg 持续 15min 以上，需要使用血管加压药的低血压或存在明显的休克证据）或休克（大约为 8%，即大块肺栓塞）者，初始支持措施的重点应为恢复组织灌注，方法包括静脉液体复苏、血管活性药物的使用、呼吸支持，必要时进行气管插管和机械通气。

（三）经验性抗凝治疗

经验性抗凝治疗的应用取决于出血风险、肺栓塞的临床怀疑程度及诊断性试验的预计时间。目前尚无评估肺栓塞患者出血风险的最佳预测工具，但出血风险评估应高度重视。

1. 出血风险较低

对于无出血危险因素，3 个月出血风险小于 2%者，应考虑经验性抗凝治疗。

2. 不能接受的高出血风险

对于存在抗凝治疗绝对禁忌证（如近期手术、出血性脑卒中、活动性出血）的患者，或医生评估为存在不能接受的高出血风险（如主动脉夹层、颅内肿瘤或脊髓肿瘤）的患者，不应接受经验性抗凝治疗。应当加快进行诊断性评估，以便能在确诊为肺栓塞时开始替代治疗，如下腔静脉滤器置入术、取栓术。

3. 中等出血风险

可根据已评估的风险-效益比、患者的价值取向和意愿及其具体情况进行经验性抗凝治疗。此外，决定对该类患者进行抗凝时，不应因为进行了出血风险估计就不再进行临床判断。例如，对于有中等出血风险的患者，如果临床高度怀疑肺栓塞、呼吸功能严重受损或预计下腔静脉滤器放置延迟，可行经验性抗凝。月经、鼻出血及少量咯血通常并不是抗凝治疗的禁忌证，但在抗凝治疗期间应进行监测。

4. 抗凝药物选择

经验性抗凝治疗的最佳药物取决于是否存在血流动力学不稳定、预期是否需要进行手术或溶栓治疗及是否存在危险因素和共存疾病。例如，对于需要确保抗凝快速起效（即在 4h 内达到治疗水平）、不存在肾功能不全且血流动力学稳定的肺栓塞患者，可选择低分子量肝素。而对于血流动力学不稳定且预期可能需要进行溶栓治疗或取栓术的患者，大多数专家倾向于选择普通肝素。对于血流动力学不稳定的患者，不应使用直接凝血酶和凝血因子Ⅹa抑制剂。

（四）确定性治疗

对于诊断性评估排除肺栓塞的患者，如果已开始经验性抗凝治疗，则应停用，且应寻找引发患者症状和体征的其他病因。对于诊断性评估确诊为肺栓塞者，根据血流动力学稳定情况对其进行分层治疗。无论何时出现肺栓塞或治疗的并发症，都需要重新调整治疗策略。

1. 血流动力学稳定患者的治疗

出血风险较低的患者需要接受抗凝治疗；有抗凝治疗禁忌证或不能接受的高出血风险者，应行下腔静脉滤器置入术；对于出血风险中等或较高的患者，应根据评估所得风险-效益比及患者的价值取向和意愿进行个体化治疗；对于大多数血流动力学稳定者，不推荐溶栓治疗（如低风险患者）；对于正在接受抗凝治疗、血流动力学稳定的中等风险/次大块肺栓塞患者，应密切监测是否有恶化。如果临床评估认为获益大于出血风险，则可根据患者的具体情况考虑进行溶栓治疗和（或）基于导管的治疗。此类患者包括存在巨大血凝块负荷、严重右心室扩张/功能不全、需氧量较高和（或）严重心动过速的患者。

2. 血流动力学不稳定患者的治疗

对于血流动力学不稳定或已进行抗凝治疗仍复发而变得不稳定的肺栓塞患者，建议进行比抗凝更加积极的治疗。如无禁忌，多需进行溶栓治疗。对于禁忌进行溶栓治疗或溶栓治疗不成功者，取栓术（外科手术或导管取栓）较为合适。对于全身性溶栓治疗失败者，尚不明确其最佳治疗。可选择的治疗包括重复全身性溶栓治疗、置管溶栓、导管或外科手术取栓术。

八、乳腺癌患者静脉血栓栓塞症的预防

（一）提高防范意识

提高护理人员防范术后下肢静脉血栓的意识，加强护理人员对相关知识的学习，做好其培训工作。医护人员均应提高对该病的认识，对高度疑诊或确诊的肺栓塞患者，要详细询问病史，严密监护生命体征变化；对突发的胸闷、胸痛、呼吸困难的患者，详细评估病情，及时寻找诊断依据。

（二）加强高危患者的筛查与防治

术前加强评估，做好高危人群的健康教育。术前有针对性地向患者及家属讲解下肢静脉栓塞的易患因素；术后对于高危患者可行下肢间歇气囊压迫和梯度弹力袜进行预防及治疗，术后尽早给予低分子量肝素等药物进行抗凝预防治疗。指导患者合理饮食，争取得到患者及家属配合，使其明白术后锻炼的重要性，主动按锻炼计划进行。

（三）术后镇痛

术后疼痛是应激反应的一个重要表现，应激状态下免疫功能有所下降，凝血功能异常，易致血栓形成。乳腺癌手术切口较大，有时制订的活动计划无法执行。患者通过听音乐、聊天等方法分散注意力，能缓解疼痛。对于痛阈低的患者，必要时遵医嘱适当应用镇痛药或使用自控镇痛泵以缓解疼痛。

（四）严密观察病情

护士要严密观察患者生命体征变化，做好指导工作，给予持续低流量吸氧、心电监护（如脉搏、呼吸、血压及血氧饱和度的变化），保持负压引流通畅，严密观察引流液的颜色、性状和量。让患者了解肺栓塞的诱因，提高警惕，做好预防

措施；对突发的胸痛、呼吸困难、活动后喘息、气急、头晕、咳嗽患者，详细评估病情，出现异常时及时报告医生，为医疗提供诊断依据，以赢得救治的有利时机，提高抢救成功率。

（五）避免下肢静脉输液

对乳腺癌术后的老年患者，应避免下肢静脉输液，如有特殊情况需在下肢静脉输液，应避免输注对血管有刺激性的药物，药物浓度不宜过高，减少静脉注射药物，以减轻损伤血管内膜，防止血栓形成。

（六）尽早进行下肢康复锻炼

乳腺癌术后胸部加压包扎，常有不同程度的呼吸困难，患者多不愿自主运动，此时应嘱患者主动加强肢体活动，并由护士或家属被动按摩下肢的比目鱼肌和腓肠肌，做被动运动，促进血液循环。在病情允许时，鼓励患者多活动。

（七）饮食护理

患者的饮食宜清淡、易消化、富含营养，避免高脂肪、高胆固醇食物，并注意水果、蔬菜、粗纤维的合理膳食搭配，多饮水，保持大便通畅，大便干燥者可给予口服通便药物，必要时用开塞露或灌肠。

（八）心理护理

乳腺癌患者术后普遍存在抑郁、焦虑等负性情绪，护理人员应仔细了解患者的心理变化，给予合理、有效的心理疏导。良好的心理可调节自主神经与内分泌系统的功能，引起机体反应性增强，血压升高，促进血液循环，改善血流。

（万　东）

参 考 文 献

[1] van Herk-Sukel MP, Shantakumar S, Kamphuisen PW, et al. Myocardial infarction, ischaemic stroke and pulmonary embolism before and after breast cancer hospitalisation. A population-based study. Thromb Haemost, 2011, 106(1): 149-155.

[2] Brand JS, Hedayati E, Bhoo-Pathy N, et al. Time-dependent risk and predictors of venous thromboembolism in breast cancer patients: a population-based cohort study. Cancer, 2017, 123(3): 468-475.

[3] Tran BH, Nguyen TJ, Hwang BH, et al. Risk factors associated with venous thromboembolism in 49, 028 mastectomy patients. Breast, 2013, 22(4): 444-448.

[4] Caine GJ, Stonelake PS, Rea D, et al. Coagulopathic complications in breast cancer. Cancer, 2003, 98(8): 1578-1586.

[5] Chew HK, Wun T, Harvey DJ, et al. Incidence of venous thromboembolism and the impact on survival in breast cancer patients. J Clin Oncol, 2007, 25(1): 70-76.

[6] Orlando L, Colleoni M, Nole F, et al. Incidence of venous thromboembolism in breast cancer patients during chemotherapy with vinorelbine, cisplatin, 5-fluorouracil as continuous infusion(ViFuP regimen): is prophylaxis required?. Ann Oncol, 2000, 11(1): 117-118.

[7] 崔向丽, 万子睿, 侯珂露, 等. 增加肿瘤患者血栓风险的药物概述.中国药物警戒, 2017, 14(7): 430-434.

[8] Coombes RC, Hall E, Gibson LJ, et al. A randomized trial ofexemestane after two to three years of tamoxifen therapy in postmenopausalwomen with primary breast cancer. N Engl J Med, 2004, 350(1): 1081-1092.

[9] Amir E, Seruga B, Niraula S, et al. Toxicity of adjuvant endocrinetherapy in postmenopausal breast cancer patients: a systematicreview and meta-analysis. J Natl Cancer Inst, 2011, 103(17): 1299-1309.

[10] Walker AJ, West J, Card TR, et al. When are breast cancer patients at highest risk of venous thromboembolism: a cohort study using English healthcare data. Blood, 2015, 127(7): 849-857.

[11] Stein PD, Saltzman HA, Weg JG. Clinical characteristics of patients with acute pulmonary embolism. Am J Cardiol, 1991, 68(17): 1723-1724.

[12] Stein PD, Terrin ML, Hales CA, et al. Clinical, laboratory, roentgenographic, and electrocardiographic findings in patients with acute pulmonary embolism and no pre-existing cardiac or pulmonary disease. Chest, 1991, 100(3): 598-603.

[13] van Belle A, Buller HR, Huisman MV, et al. Effectiveness of managing suspected pulmonary embolism using an algorithm combining clinical probability, D-dimer testing, and computed tomography. JAMA, 2006, 295(2): 172-179.

[14] Konstantinides SV, Torbicki A, Agnelli G, et al. 2014 ESC guidelines on the diagnosis and management of acute pulmonary embolism. Eur Heart J, 2014, 35(43): 3033-3069, 3069a-3069k.

第二十二章　乳腺癌治疗期间手足综合征的防治

一、乳腺癌治疗期间手足综合征的发生情况

手足综合征（hand-foot syndrome，HFS）是部分细胞毒性化疗药物较常见的不良反应。其症状表现多种多样，从轻微不适到手掌和足底的疼痛，虽然病变是可逆的并不危及生命，但它可能降低治疗的依从性，并影响生活质量，妨碍化疗的进行而影响疗效。手足综合征 1974 年首次被描述为与一种化疗药物米托坦有关，1982 年 Burgdorf 等首先提出 HFS 与化疗有关，1984 年 Lokin 和 Moore 又先后报道了 5-氟尿嘧啶（5-FU）及其代谢物能引起 HFS，以后不少学者报道化疗可引起 HFS[1]。不同药物 HFS 的发生率不同[2-4]（表 22-1），其中卡培他滨和多柔比星脂质体的发病率较高，其次是 5-FU。

表 22-1　不同化疗药物 HFS 的发生率

化疗药物	HFS 的发生率（%）
卡培他滨	45～56
多柔比星脂质体	50
5-FU	34
多柔比星	22～26
多西他赛	6～37
紫杉醇	1.5
多柔比星+5-FU	90

二、乳腺癌治疗期间手足综合征的临床症状和分级

HFS 主要的临床表现是手掌和脚掌皮肤发红、肿胀、刺痛或灼热感、触痛及皮疹，并且有行走和抓物困难。最初的典型症状是麻刺感，2～4 天后可出现双侧边界明显的红斑样改变。随后皮损区域变成紫蓝色，接着干燥、脱皮。重症病例

中会出现水痘、皮肤皲裂或表皮剥落、水疱、溃疡、剧烈疼痛甚至全层皮肤坏死。红斑和水肿常出现在手掌和小指隆起处，脚掌的边界和趾骨远侧的隆起处。其他部位的皮肤，如腋窝、腹股沟、腰部、膝盖内部、肘后部、手腕的前皱褶、骶骨处、胸罩沿线处均可发生，尤当局部有摩擦或反复挤压时。炎症后色素沉着也较为常见，尤其用卡培他滨时，手掌和足底可能形成弥漫或沿皮肤皱褶分布的色素沉着斑。皮疹的发展与药物及剂量相关，研究显示，总累积剂量及用药时间均可影响皮疹的发病率及其严重程度，但其总累计剂量、峰值药物浓度与病变严重程度之间并无直接联系。

　　HFS 通常在化疗后 2 天至 3 周内发生，也有少数延迟到化疗 10 个月后出现。症状通常在停用化疗药 1~5 周消失，再次用药症状会又出现。HFS 一般并不危及生命，很少需住院治疗。它主要是对生活质量及对化疗用药连续性和剂量有影响。偶有 HFS 导致组织坏死需要截肢的报道[5]，还有 HFS 合并多重细菌感染导致脓毒血症死亡的报道[6]。美国国立癌症研究所（National Cancer Institute，NCI）和 WHO 对化疗药物引起的 HFS 制订了分级标准（表 22-2）。

表 22-2　化疗药物引起的 HFS 分级标准

分级	WHO	NCI
1	手足感觉迟钝、麻刺感	肤色改变或皮炎，但不疼痛（如红斑、脱皮）
2	握物、行走不舒服，无痛感的隆起或红斑	肤色改变且疼痛，但不影响功能
3	掌、足底出现疼痛的隆起和红斑，甲周隆起和红斑	肤色改变且疼痛，影响功能
4	脱皮、溃疡、发疱、重度疼痛	

　　目前，化疗致手足综合征特异性生活质量量表（HFS-14 量表，表 22-3）已经制订，该问卷设有 14 个条目，主要涉及评估 HFS 在患者手足等症状方面、社交方面及对日常生活的影响。HFS-14 量表可以鉴别相同临床等级的 HFS 患者之间在生活质量方面危害的差异程度，并可作为抗肿瘤治疗评估管理的工具，用于 HFS 临床治疗疗效的评估。

表 22-3　HFS-14 量表

手足综合征的症状主要出现在哪些部位？		
1. 手	2. 足	3. 两者均有
手足综合征导致的疼痛程度如何？		
1. 重度疼痛	2. 中度疼痛	3. 无疼痛

请根据你日常生活中的真实体验,选择最符合你的选项,其答案并无对错之分			
(1)由于手足综合征的影响,使我很难用钥匙开门			
1. 经常	2. 偶尔	3. 从来没有	
(2)由于手足综合征的影响,使我无法做饭			
1. 经常	2. 偶尔	3. 从来没有	
(3)由于手足综合征的影响,给我日常的行动带来困难			
1. 经常	2. 偶尔	3. 从来没有	
(4)由于手足综合征的影响,给我洗澡、化妆或剃须带来困难			
1. 经常	2. 偶尔	3. 从来没有	
(5)由于手足综合征的影响,使我无法开车			
1. 经常	2. 偶尔	3. 从来没有	4. 与我无关
(6)由于手足综合征的影响,给我穿袜子带来困难			
1. 经常	2. 偶尔	3. 从来没有	
(7)由于手足综合征的影响,使我需要用比平常更长的时间来穿衣服			
1. 经常	2. 偶尔	3. 从来没有	
(8)由于手足综合征的影响,给我穿鞋子带来困难			
1. 经常	2. 偶尔	3. 从来没有	
(9)由于手足综合征的影响,使我很难站立			
1. 经常	2. 偶尔	3. 从来没有	
(10)由于手足综合征的影响,使我行走困难,即使距离很短			
1. 经常	2. 偶尔	3. 从来没有	
(11)由于手足综合征的影响,使我更倾向于坐着或躺着			
1. 经常	2. 偶尔	3. 从来没有	
(12)由于手足综合征的影响,使我很难入睡			
1. 经常	2. 偶尔	3. 从来没有	
(13)由于手足综合征的原因,使我的工作受到影响			
1. 经常	2. 偶尔	3. 从来没有	4. 与我无关
(14)由于手足综合征的原因,使我的人际交往受到影响			
1. 经常	2. 偶尔	3. 从来没有	
在"无痛"与"重度疼痛"间,用"I"标示出你疼痛的程度			
无痛--重度疼痛			

三、乳腺癌治疗期间发生手足综合征的病因

HFS 的发病机制尚不明确，因药物种类不同而异。其病理学特征是不同程度散在的角质细胞凋亡、鳞状上皮细胞增生、基底细胞层空泡变性，真皮乳突层水肿，部分表皮与真皮分离，真皮层常出现血管周围淋巴细胞和嗜酸性粒细胞浸润。而这些病理改变并无特异性。手掌和足底的皮肤具有相似的细胞分裂较快、汗腺分布密度较高、血液循环较快、皮温较高等特点，以及手掌和足底更容易受到摩擦和创伤，表明局部因素可能在发病机制中有重要作用。有学者认为，反复摩擦或发生创伤的区域，如手掌和足底，由于毛细血管网络发达和血流量丰富，可能会有更高浓度的化疗药物蓄积[7]。另一种理论认为，化疗药物代谢可能通过汗腺排泄，手掌和足底突出的症状表现可能与其有较高密度的汗腺分布有关。还有研究发现，有多汗症的 HFS 患者会发生更严重的 HFS 3 级反应[8]。腋窝也是汗腺较发达的部位，局部也常出现类似 HFS 样改变。有研究证实，汗腺的分泌导管有药物分布，并且角质层可能作为化疗药物的存储器，使药物渗透到更深的皮肤层。Yokomichi 等[9]研究了多柔比星脂质体诱导 HFS 的动物模型，发现致病的主要因素可能与多柔比星皮肤局部代谢产生的活性氧（ROS）有关。这些活性氧自由基攻击角质细胞，释放趋化因子和炎性细胞因子，随后诱导角质细胞凋亡。据报道，目前能导致 HFS 的化疗药物有卡培他滨、5-FU、阿糖胞苷、多柔比星、表柔比星、脱氧氟尿嘧啶、羟基脲、巯嘌呤、环磷酰胺、多西他赛、吉西他滨、长春瑞滨等。

1. 卡培他滨

卡培他滨是抗代谢类化疗药，口服后在肝被羧基酯酶转化为无活性的中间体 5′-脱氧-5′氟胞苷，之后经肝和肿瘤组织的胞苷脱氨酶的作用转化为 5′-脱氧-5′氟尿苷，最后在肿瘤组织内经胸苷磷酸化酶催化为 5-氟尿嘧啶（5-FU）而起抗癌作用。其 HFS 的发生率为 45%～56%[10]。其发生机制尚未完全阐明，有观点认为手掌、足底皮肤中的角质化细胞含有较高水平的胸腺嘧啶磷酸化酶，它能增加卡培他滨向 5-FU 转化，导致皮肤 5-FU 的蓄积[11]，增加 HFS 发生率。也有学者认为，卡培他滨通过外分泌腺排泄，而手和足部拥有丰富的汗腺，引起 HFS 的发生[12]。还有数据表明，HFS 可能是由皮肤自由基的形成增加而抗氧化能力减弱而引起。自由基随代谢残余的化疗药物通过汗腺排泄到皮肤表面，然后渗透到角质层，引起组织损伤。

Abushullaih 等[10]研究发现，HFS 有剂量依赖性。临床如出现 2 级或 3 级手足综合征，应暂停卡培他滨，等恢复正常或严重程度降至 1 级时再用。若发生过 3

级及以上手足综合征者，再次使用卡培他滨时应降低剂量。Kara 等[12]报道，在多西他赛联合卡培他滨治疗转移性乳腺癌时，HFS 的发生率较高。其发生率与峰浓度和累积量有关。停药或减少剂量通常会改善症状。

2. 多柔比星脂质体

多柔比星是一种蒽环类化疗药，可嵌入 DNA 而抑制核酸的合成，临床用于多种肿瘤化疗，但常具有较严重的心脏毒性。为了降低非特异性靶器官毒性，常将多柔比星做成脂质体以改变原药的代谢和分布，多柔比星脂质体与原药相比心脏毒性明显降低，但增加了 HFS 的风险性。在多次给药或高剂量时患者容易发生 HFS，与多柔比星脂质体相关的 HFS 的发生率约为 50%[13]。其机制不全清楚。有研究证实，多柔比星脂质体在肿瘤和皮肤的局部浓度较高，且手掌的浓度高于其他皮肤的浓度，呈剂量依赖性。有学者将多柔比星脂质体标以荧光标志物后再用激光扫描显微镜监测，发现多柔比星脂质体较集中的皮肤是前臂的屈肌、手掌、足底、腋窝和男性患者的前额，并发现在手掌的汗腺孔处也存在荧光物质，提示药物通过汗液到达皮肤表面并转运，贯穿到角质层，并渗透到皮肤更深处[14]。多柔比星在血管内缓慢释放，模拟药物连续输注的过程，延长了药物在体内的循环时间，导致药物的蓄积，脂质体也可能聚集于黏膜和皮肤，并缓慢释放药物[15]。另外，摩擦和反复的创伤可能损害丰富的毛细血管网导致药物外渗入皮肤，引起 HFS 的发生。

3. 5-氟尿嘧啶

5-氟尿嘧啶（5-FU）为抗代谢类化疗药，体内经酶转化为 5-氟脱氧尿嘧啶核苷酸而具有抗肿瘤活性，通过抑制胸腺嘧啶核苷酸合成酶而抑制 DNA 的合成。据报道连续静脉滴注或大剂量静脉注射 5-FU 均可发生 HFS，但前者发生率更高（34%和 13%）[16]。其病因尚不清楚。有研究显示，HFS 是由 5-FU 的代谢物，而并非 5-FU 本身引起的神经血管皮肤反应。二氢嘧啶脱氢酶（DPD）是 5-FU 分解代谢起始降解酶，当患者联合 DPD 抑制剂服用 5-FU 时，通常不会发生 HFS，表明 5-FU 的代谢产物在 HFS 发生中的作用[17]。某些化疗组合如多柔比星+连续静脉滴注 5-FU 可以将 HFS 的发生率提高到 90%，其中重度三级反应的发生率为 24%。

4. 长春瑞滨与吉西他滨

长春瑞滨属长春花生物碱类化疗药，直接作用于管蛋白/微管蛋白的动态平衡。吉西他滨为核苷同系物，属细胞周期特异性抗肿瘤药，主要杀伤处于 S 期（DNA 合成）的细胞，同时也阻断细胞增殖由 G 向 S 期的进程。有研究报道，大剂量地输入长春瑞滨能够引起 HFS[18]，Laack 等[19]报道一例非小细胞肺癌Ⅲ期的患者在短时间少量输入吉西他滨和长春瑞滨后发生了 HFS。

5. 阿糖胞苷

阿糖胞苷为抗代谢类化疗药，在细胞内先经脱氧胞苷酶催化磷酸化，转变为有活性的阿糖胞苷酸，再转化为二磷酸及三磷酸阿糖胞苷而起作用，它主要通过与三磷酸脱氧胞苷竞争而抑制 DNA 多聚酶起作用[20]。Kroll 等报道了高剂量阿糖胞苷 HFS 的发生率可能与给药次数密切相关[21]。

四、乳腺癌治疗期间手足综合征的防治

HFS 的发生与细胞毒性药物的应用相关，其治疗的有效方法是降低剂量，延长给药周期其至停用化疗药物。研究表明，HFS 是剂量依赖性的可逆性反应，因而蓄积的药物越多，HFS 的发生率也就越高。当 HFS 严重时，降低药物剂量是最有效的措施。然而，药物剂量和周期的改变可能会影响化疗的疗效，因此临床上常通过其他辅助手段来缓解 HFS 的症状，以便可继续用药。针对 HFS 可能的发病机制，目前临床已采取了防治措施并取得了一定的临床效果。

（一）系统治疗措施

1. 维生素 B_6

由于维生素 B_6（吡哆醇）缺乏的症状与化疗导致的手足皮疹和肢端疼痛的症状相似，因而维生素 B_6 被临床用于 HFS 的预防和治疗。但其机制尚不清楚，有研究显示，吡哆醇的代谢成分吡哆醛可成为 P2X 嘌呤受体的有效拮抗剂，可加速损伤皮肤的修复。多项对维生素 B_6 防治 HFS 的随机研究结果并不一致。一项随机双盲、安慰剂对照的研究显示，预防性使用维生素 B_6（200mg/d）能有效减少 HFS 的发病率[22]。而 Chalermchai 等研究显示，与低剂量相比，400mg/d 的维生素 B_6 能更好地改善 HFS 的发病率和发病时间[23]。Chen 等通过 Meta 分析，评估了维生素 B_6 在抗肿瘤治疗过程中防治 HFS 的疗效：在不同剂量组（150mg/d、200mg/d、300mg/d）和安慰剂组之间，检测结果并无显著的统计学差异；但 400mg/d 与 200mg/d 维生素 B_6 相比，有较显著的统计学差异，提示 400mg/d 维生素 B_6 可能在预防 HFS 上有一定的疗效，但仍需要进一步的研究来评估高剂量维生素 B_6 在防治 HFS 方面的确切疗效。目前，维生素 B_6 已被口服或局部用于 HFS 的治疗，但其疗效尚无确切数据支持。

2. 皮质激素

地塞米松已被许多研究者用于预防 HFS，Drake 等评价了多柔比星脂质体治疗妇科恶性肿瘤时口服地塞米松对缓解 HFS 的作用[24]，结果表明，未使用地塞米松的对照组，数个周期后，由于毒性作用剂量均有所降低。地塞米松对 HFS 发生率影响的机制尚不清楚，可能与减轻炎症性反应有关。尽管这些证据支持系统性运用类固醇激素可以缓解症状并避免治疗的延误，但关于受益风险比的数据仍然不足以证明 HFS 常规使用皮质激素的合理性。此外，如果皮肤存在开放性创口时，应充分重视继发感染的可能性。

3. 塞来昔布

HFS 发病机制的假说中，有观点认为它是由环氧化酶-2（COX-2）的过表达引起的炎症反应[25]。塞来昔布是 COX-2 抑制剂，曾用于 HFS 的治疗。2002 年，Edward 等对 67 例发生 HFS 的转移性结直肠癌患者的回顾性研究中，发现与卡培他滨组相比，接受卡培他滨联合 COX-2 抑制剂治疗的患者，HFS 发生率和严重程度明显下降。在近期的一项结直肠癌接受卡培他滨化疗的前瞻性研究中，服用200mg 塞来昔布每天 2 次，将 HFS 的总体发病率从 74.6%降至 57.4%[26]。Macedo等进行了 Meta 分析，以评估当前文献中可用的 HFS 预防策略的临床效果，发现塞来昔布是唯一一个在减少中度到重度 HFS 方面有显著统计学优势的药物。但验证这些数据需要进行更大范围的双盲试验。此外，塞来昔布潜在的心血管风险也需临床审慎评估其应用价值[3]。

4. 维生素 E

维生素 E 是一种主要的脂溶性抗氧化剂，在皮肤中可防止脂质过氧化，并具有稳定细胞膜的作用，已被局部或系统地用于皮肤光损伤与过敏性皮炎等的治疗，以改善皮肤状况[27]。2006 年，Kara 等报道了 5 例发生 2、3 级手足综合征的乳腺癌患者，服用维生素 E 300mg/d，经过 1 周的治疗后 HFS 开始好转，说明维生素E 可能是 HFS 可选用的治疗方法。

5. 镇痛药

镇痛药的应用，对疼痛的良好控制将提高患者的生活质量及对治疗的依从性。

（二）局部治疗措施

目前，HFS 的局部预防和治疗措施都是基于临床经验和一些发表的案例报告，仍需大组随机研究的支持。

1. 局部降温

Mangili 等报道[28]，接受多柔比星脂质体治疗的患者中，给药期间通过用冰袋贴附在手腕和踝关节部位能够明显降低 HFS 的发生率及严重程度，其对照组 HFS 的发生率为 36%，而冰袋贴附组的发生率为 7.1%。该作者认为 HFS 发生率的降低可能是通过诱导血管收缩，减少了药物在四肢的释放而起作用的。

2. 局部皮质激素

局部类固醇药膏因其抗炎作用已经应用于 HFS 的治疗。但其长期局部运用有较明显的副作用，如皮肤变薄等，应密切监测。

3. 润肤剂

有多种润肤剂已临床用于缓解 HFS 的症状。在一项卡培他滨化疗导致 HFS 的研究中，局部应用含尿素的保湿软膏，所有患者均有减轻疼痛、脱皮和舒适度增加的现象。然而，在 Macedo 对 HFS 预防策略的 Meta 分析中，显示局部尿素制剂的运用未能使轻度及重度 HFS 的症状得到显著改善[29]。

4. 抗氧化药膏

有报道应用含有抗氧化成分和自由基保护因子（RPF）的软膏预防 HFS。其理论基础为 HFS 可能是由活跃的自由基生成增加导致皮肤的抗氧化能力降低引起。然而，一项随机对照临床研究[30]，在 152 名服用卡培他滨的患者中，使用含抗氧化剂软膏组与另一使用含 10%尿素软膏组比较，结果显示，10%尿素软膏在预防 HFS 发生方面优于抗氧化剂软膏。

5. 二甲基亚砜

二甲基亚砜（DMSO）已成功应用于多柔比星外渗方面的治疗，但它在 HFS 治疗中的作用尚不明确。在两名接受多柔比星脂质体化疗发生了 3 级 HFS 的患者中，使用 99% DMSO，每天 4 次，1～3 周后，HFS 症状缓解[31]。然而，目前没有其他研究证实 DMSO 在 HFS 中的疗效。

6. 止汗剂

有报道，在一项前瞻性随机对照研究中，与安慰剂相比，止汗剂具有降低多柔比星脂质体在乳腺癌化疗中 HFS 发病率的趋势[32]。

（三）其他防治措施

（1）在进行化疗前应对患者进行相关健康教育，通过对患者的教育和监测，可及早识别并报告相关症状和体征，减少 HFS 的发生率及程度。

（2）化疗开始前可使用皮肤保湿霜；应避免在阳光下暴晒。

（3）穿着宽松舒适的衣物与鞋，避免手部和足部的摩擦与挤压；避免剧烈的运动和体力劳动。

（4）应避免饮酒、食用辛辣等刺激性食物。

（5）局部伤口的护理有助于康复和预防感染。若出现水疱应防止其破裂并可预防性使用抗生素[33]。

（刘家硕　孔令泉）

参 考 文 献

[1] 郭远超, 张伶俐, 王丹青, 等. 化疗药物与手足综合征. 中国肿瘤临床, 2009, 36(6): 357-360.

[2] Assi HA, Ayoub ZA, Jaber SM, et al. Management of Paclitaxel-induced hand-foot syndrome. Breast Care(Basel, Switzerland), 2013, 8(3): 215-217.

[3] Nikolaou V, Syrigos K, Saif MW. Incidence and implications of chemotherapy related hand-foot syndrome. Expert Opinion on Drug Safety, 2016, 15(12): 1625-1633.

[4] Chen M, Zhang L, Wang Q, et al. Pyridoxine for prevention of hand-foot syndrome caused by chemotherapy: a systematic review. Plos One, 2013, 8(8): e72245.

[5] Palaia I, Angioli R, Bellati F, et al. Distal phalange necrosis: a severe manifestation of palmar plantar erythrodysesthesia. American Journal of Obstetrics and Gynecology, 2006, 195(4): e1-2.

[6] Hoesly FJ, Baker SG, Gunawardane ND, et al. Capecitabine-induced hand-foot syndrome complicated by pseudomonal superinfection resulting in bacterial sepsis and death: case report and review of the literature. Archives of Dermatology, 2011, 147(12): 1418-1423.

[7] Lotem M, Hubert A, Lyass O, et al. Skin toxic effects of polyethylene glycol-coated liposomal doxorubicin. Archives of Dermatology, 2000, 136(12): 1475-1480.

[8] Jacobi U, Waibler E, Schulze P, et al. Release of doxorubicin in sweat: first step to induce the palmar-plantar erythrodysesthesia syndrome? Annals of Oncology: Official Journal of the European Society for Medical Oncology, 2005, 16(7): 1210-1211.

[9] Yokomichi N, Nagasawa T, Coler-Reilly A, et al. Pathogenesis of hand-foot syndrome induced by PEG-modified liposomal doxorubicin. Human Cell, 2013, 26(1): 8-18.

[10] Abushullaih S, Saad ED, Munsell M, et al. Incidence and severity of hand-foot syndrome in colorectal cancer patients treated with capecitabine: a single-institution experience. Cancer investigation, 2002, 20(1):3-10.

[11] Milano G, Etienne-Grimaldi MC, Mari M, et al. Candidate mechanisms for capecitabine-related

hand-foot syndrome. British Journal of Clinical Pharmacology, 2008, 66(1): 88-95.

[12] Kara IO, Sahin B, Erkisi M. Palmar-plantar erythrodysesthesia due to docetaxel-capecitabine therapy is treated with vitamin E without dose reduction. Breast (Edinburgh, Scotland), 2006, 15(3):414-424.

[13] O'Brien ME, Wigler N, Inbar M, et al. Reduced cardiotoxicity and comparable efficacy in a phase III trial of pegylatedliposomal doxorubicin HCl(CAELYX/Doxil)versus conventional doxorubicin for first-line treatment of metastatic breast cancer. Annals of Oncology: Official Journal of the European Society for Medical Oncology, 2004, 15(3): 440-449.

[14] Gordinier ME, Dizon DS, Fleming EL, et al. Elevated body mass index does not increase the risk of palmar-plantar erythrodysesthesia in patients receiving pegylatedliposomal doxorubicin. Gynecologic Oncology, 2006, 103(1): 72-74.

[15] Uziely B, Jeffers S, Isacson R, et al. Liposomal doxorubicin: antitumor activity and unique toxicities during two complementary phase I studies. Journal of Clinical Oncology: Official Journal of the American Society of Clinical Oncology, 1995, 13(7): 1777-1785.

[16] Levy E, Piedbois P, Buyse M, et al. Toxicity of fluorouracil in patients with advanced colorectal cancer: effect of administration schedule and prognostic factors. Journal of Clinical Oncology: Official Journal of the American Society of Clinical Oncology, 1998, 16(11): 3537-3541.

[17] Douillard JY, Hoff PM, Skillings JR, et al. Multicenter phase III study of uracil/tegafur and oral leucovorin versus fluorouracil and leucovorin in patients with previously untreated metastatic colorectal cancer. Journal of Clinical Oncology: Official Journal of the American Society of Clinical Oncology, 2002, 20(17): 3605-3616.

[18] Ibrahim NK, Valero V, Theriault RL, et al. Phase I study of vinorelbine by 96-hour infusion in advanced metastatic breast cancer. American journal of clinical oncology, 2000, 23(2):117-121.

[19] Laack E, Mende T, Knuffmann C, et al. Hand-foot syndrome associated with short infusions of combination chemotherapy with gemcitabine and vinorelbine. Annals of oncology : official journal of the European Society for Medical Oncology, 2001, 12(12):1761-1763.

[20] 陈新谦, 金有豫, 汤光. 新编药物学. 北京: 人民卫生出版社, 2007: 501.

[21] Kroll SS, Koller CA, Kaled S, et al. Chemotherapy-induced acral erythema: desquamating lesions involving the hands and feet. Annals of Plastic Surgery, 1989, 23(3): 263-265.

[22] Kang YK, Lee SS, Yoon DH, et al. Pyridoxine is not effective to prevent hand-foot syndrome associated with capecitabine therapy: results of a randomized, double-blind, placebo-controlled study. Journal of Clinical Oncology: Official Journal of the American Society of Clinical Oncology, 2010, 28(24): 3824-3829.

[23] Chalermchai T, Tantiphlachiva K, Suwanrusme H, et al. Randomized trial of two different doses

of pyridoxine in the prevention of capecitabine-associated palmar-plantar erythrodysesthesia. Asia-Pacific Journal of Clinical Oncology, 2010, 6(3): 155-160.

[24] Drake RD, Lin WM, King M, et al. Oral dexamethasone attenuates Doxil-induced palmar-plantar erythrodysesthesias in patients with recurrent gynecologic malignancies. Gynecologic Oncology, 2004, 94(2): 320-324.

[25] Lin E, Morris JS, Ayers GD. Effect of celecoxib on capecitabine-induced hand-foot syndrome and antitumor activity. Oncology(Williston Park, NY), 2002, 16(12 Suppl 14): 31-37.

[26] Zhang RX, Wu XJ, Wan DS, et al. Celecoxib can prevent capecitabine-related hand-foot syndrome in stage II and III colorectal cancer patients: result of a single-center, prospective randomized phase III trial. Annals of Oncology: Official Journal of the European Society for Medical Oncology, 2012, 23(5): 1348-1353.

[27] Thiele JJ, Hsieh SN, Ekanayake-Mudiyanselage S. Vitamin E: critical review of its current use in cosmetic and clinical dermatology. Dermatologic Surgery: Official Publication for American Society for Dermatologic Surgery, 2005, 31(7 Pt 2): 805-813.

[28] Mangili G, Petrone M, Gentile C, et al. Prevention strategies in palmar-plantar erythrodysesthesia onset: the role of regional cooling. Gynecologic Oncology, 2008, 108(2): 332-335.

[29] Macedo LT, Lima JP, dos Santos LV, et al. Prevention strategies for chemotherapy-induced hand-foot syndrome: a systematic review and meta-analysis of prospective randomised trials. Supportive Care in Cancer: Official Journal of The Multinational Association of Supportive Care in Cancer, 2014, 22(6): 1585-1593.

[30] Hofheinz RD, Gencer D, Schulz H, et al. Mapisal versus urea cream as prophylaxis for capecitabine-associated hand-foot syndrome: a randomized phase III trial of the AIO quality of life working group. Journal of Clinical Oncology: Official Journal of the American Society of Clinical Oncology, 2015, 33(22): 2444-2449.

[31] Lopez AM, Wallace L, Dorr RT, et al. Optical DMSO treatment for pegylatedliposomal doxorubicin-induced palmar-plantar erythrodysesthesia. Cancer Chemotherapy and Pharmacology, 1999, 44(4): 303-306.

[32] Templeton AJ, Ribi K, Surber C, et al. Prevention of palmar-plantar erythrodysesthesia with an antiperspirant in breast cancer patients treated with pegylatedliposomal doxorubicin(SAKK 92/08). Breast(Edinburgh, Scotland), 2014, 23(3): 244-249.

[33] 张水华, 梅其炳, 潘学营, 等. 化疗药物诱导的手足综合征. 中国临床药理学与治疗学, 2009, 14(2): 210-213.

第二十三章 乳腺癌治疗期间晕厥的防治

一、乳腺癌患者治疗期间晕厥的发生情况

晕厥是指一过性全脑血液低灌注导致的短暂意识丧失，特点为发生迅速、一过性、自限性并能够完全恢复。晕厥在临床上常见，国外普通人群晕厥发生率高达41%，其中 13.5%有晕厥的反复发作[1]。不同人群，晕厥的发生率有所不同。数据显示，急诊患者中 0.9%～1.7%是因晕厥或晕厥所致的损伤就诊，其中大于 80 岁的老人，50%以上需要入院治疗[2,3]。同时，女性比男性晕厥发生率更高（22% vs 15%）[4]。但是目前很少有关于乳腺癌治疗期间晕厥发生率的报道，1984 年美国曾报道了一起因晚期乳腺癌转移至颈部并侵犯颈动脉窦导致的晕厥病例，患者主要表现为心率过缓、低血压、反复晕厥[5]。2008 年，日本《循环杂志》登载了一起乳腺癌患者反复晕厥 20 年的个案报道，该患者因纵隔放射治疗导致心脏进行性纤维化，发展为多种心脏疾病，包括双侧冠状动脉狭窄、右心室流出道狭窄、缩窄性心包炎等，研究发现该患者的反复晕厥主要是由阵发性房室传导阻滞所导致的[6]。此外，乳腺癌患者治疗期间的晕厥还可能有其他多种原因，如围术期失血导致的直立性低血压性晕厥、下肢深静脉血栓脱落引起的肺栓塞晕厥、放化疗或靶向治疗造成的心血管疾病诱发的心源性晕厥、肿瘤综合治疗期间患者因情绪（紧张、恐惧）或化疗不良反应（恶心、呕吐、腹泻）导致的反射性晕厥等。因为缺乏连续的大样本流行病学数据，晕厥的诊治因患者、医生、医疗机构的不同而有所差异，肿瘤患者治疗过程中出现晕厥的情况在临床上容易被忽视。这样使得很大一部分患者被漏诊和误诊。因此，乳腺癌治疗期间规范的晕厥防治与诊断十分重要。

二、乳腺癌治疗期间晕厥的病因及分类[7]

（一）心源性晕厥

1. 心律失常性晕厥

心律失常是心源性晕厥的常见原因。心律失常引起血流动力学障碍，导致心

排血量和脑血流明显下降。乳腺癌患者在化疗或靶向药物治疗期间，由于这些药物的心脏毒性，部分可能导致患者心律失常，如阵发性心动过速或过缓、病态窦房结综合征、获得性房室传导阻滞的严重类型等。还有些药物可引起心动过缓和心动过速。许多抗心律失常药物因为对窦房结功能或房室传导有抑制作用而引起心动过缓。

2. 器质性心血管疾病性晕厥

当心血管系统有器质性病变时，血液循环的需求若超过心脏代偿能力，心排血量不能相应增加时，患者会出现晕厥。乳腺癌患者围术期下肢深静脉血栓的脱落，以及化疗期间外周静脉穿刺中心静脉置管（PICC）或植入式静脉输液港的血栓脱落所造成的肺栓塞可以导致心源性晕厥。纵隔放疗引起的心脏纤维化及治疗药物导致的心血管疾病也可能是晕厥的原因，如心脏瓣膜病、梗阻性心肌病、心包疾病、心肌梗死等。

（二）直立性低血压

直立性低血压是指起立时收缩压异常减低。自主神经功能衰竭时交感神经反射通路传导活性有慢性受损，因此血管收缩减弱。起立时，血压下降，出现晕厥或近似晕厥。另一个主要原因是容量的丧失，此时自主神经系统本身并无损害，但是因循环血量减少不能维持血压。乳腺癌患者除合并相关自主神经功能衰竭类疾病外，也可能因手术失血或化疗骨髓抑制引起贫血，化疗期间剧烈呕吐、腹泻等导致体液平衡失调，从而发生直立性低血压。直立不耐受是指直立位时血液循环异常引起的症状和体征，其中也包括直立位为主要诱发因素的反射性晕厥。除了晕厥外，还可能出现其他症状，包括头晕、心悸、出汗、目眩、耳鸣、颈部疼痛、后背痛或心前区疼痛等。

（三）反射性晕厥

典型的血管神经性晕厥由情绪或直立位应激介导，它可经了解病史得到诊断。颈动脉窦晕厥是通过病史与意外的颈动脉窦机械刺激紧密相关而得到确定的，并且它能够经颈动脉窦按摩再激发。情境性晕厥是指与某些特殊情形相关联的神经调节性晕厥形式，如排尿、咳嗽、排便等。乳腺癌患者在治疗期间可能因为疾病本身的原因或手术及相关操作（PICC 或输液港的置入、引流管拔除）的刺激，情绪过度紧张、恐惧可导致反射性晕厥。晚期患者也可能因为颈部淋巴结转移压迫颈动脉窦或是直接侵犯颈动脉窦导致颈动脉窦过敏综合征。反射性晕厥根据涉及的传出路径分为交感性或迷走性。根据发生机制的不同分为血管抑制型、心脏抑制型及混合型。当直立位血管收缩反应降低导致的低血压是主要机制时为血管抑制型；当心动过缓或心脏收缩能力减弱是主要机制时为心脏抑制型；这两种机制并存时则为混合型。

三、乳腺癌患者治疗期间晕厥的评估及诊断

（一）评估

把真正的晕厥与真实的或表面上的短暂意识丧失相联系的非晕厥状态区别开来通常是诊断的第一步，它影响随后的诊断策略（图 23-1、图 23-2）[8]。晕厥患者的最初评估包括以下内容。

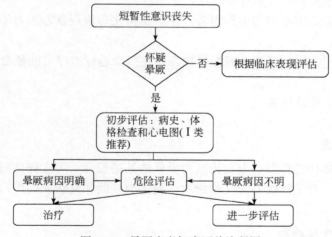

图 23-1　晕厥患者初步评估流程图

1. 病史和体格检查

2. 心电图（12 导联静息心电图）

3. 风险评估

当初步评估后尚无法明确晕厥原因时，应评估患者的短期和长期发病和死亡风险。2017 年 3 月，美国心脏病学会（ACC）、美国心脏协会（AHA）、美国心律学会（HRS）联合发布了《2017 ACC/AHA/HRS 晕厥患者评估和管理指南》详细介绍了晕厥患者的风险分层评分方法[8]。近期（7～30 天）有危及生命风险者应住

院诊治或观察。

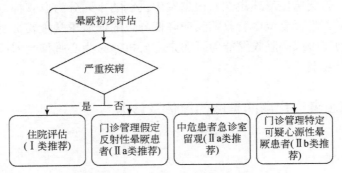

图 23-2　晕厥患者初步评估后续处置流程图

4. 初步评估后的处理

（1）患者有导致晕厥的严重疾病，应入院评估和治疗。

（2）无严重疾病的反射性晕厥在门诊治疗。

（3）对晕厥病因不明的中危患者，使用结构化急诊观察方案对于降低患者入院率是有效的。

（4）无严重疾病的疑似心源性晕厥患者在门诊进行治疗可能是合理的。

（二）相关辅助检查

1. 血液检查

经病史、体格检查和心电图诊断为晕厥的某些患者，可在评估时进行有针对性的血液检查。对于怀疑心源性晕厥者，测定脑钠肽和高敏肌钙蛋白的作用还不明确。

2. 心脏影像学检查

（1）超声心动图可明确少见的晕厥原因（如主动脉瓣狭窄、心脏压塞等）。经胸超声心动图可用于怀疑有结构性心脏病的晕厥患者。某些患者（如肺栓塞、心脏肿瘤、主动脉夹层和血肿、心包和心肌疾病）可进行经食管超声心动图、CT 和 MRI 检查。

（2）心脏导管检查。冠状动脉造影适用于可疑心肌缺血或梗死的患者，除外心肌缺血导致的心律失常。

（3）常规心脏成像在评估晕厥患者中无作用，除非在病史、体格检查和心电图的初始评估中怀疑为心源性晕厥。

3. 心电监测（无创和有创）

心电监测包括院内心电监测、Holter、体外或植入式循环记录仪及远程心电监测。应根据晕厥发生的频率和类型选择适当的心脏监测方法：对高危患者立即行院内心电监测；对频繁发作晕厥或先兆晕厥的患者行 Holter 检查；对 4 周以内的症状期患者可考虑应用体外循环记录仪；远程心电监测适用于长期随访；植入式心脏监测器可用于评估疑似心律失常所致晕厥的非卧床患者。

4. 直立位评价

当人体由仰卧位变为直立位时，胸部血液流向下肢，同时下肢血流回心阻力增加，可致回心血量降低。当缺乏代偿机制时，血压下降会发生晕厥。目前有卧立位试验、直立倾斜试验两种检查方法。

（1）卧立位试验：用于诊断不同类型的直立不耐受综合征。对可疑直立性低血压者，在平卧位时和站立 3min 后用常规血压计分别测上臂血压，测量频率不应超过每分钟 4 次。若血压与基线值相比收缩压下降≥20mmHg，或舒张压下降≥10mmHg，同时伴随晕厥症状，则诊断为阳性；不伴明显症状，则诊断为可疑阳性。

（2）直立倾斜试验：当初步评估未能确诊时，倾斜试验可用于评估疑似血管迷走性晕厥或疑似迟发性直立性低血压者。对于某些患者，倾斜试验可用于诊断假性晕厥及鉴别抽搐性晕厥和癫痫。不推荐倾斜试验用于预测血管迷走性晕厥患者的治疗效果。直立倾斜试验常见的轻微副作用包括异丙肾上腺素引起的心悸和硝酸甘油导致的头痛。缺血性心脏病、未控制的高血压、左心室流出道梗阻和重度主动脉瓣狭窄是异丙肾上腺素倾斜试验的禁忌证，对已知有心律失常的患者也要慎重。试验同时应准备好必要的抢救设施。

1）方法：倾斜角度应在 60°～70°；被动期持续时间最短 20min，最长 45min；在直立体位下给予舌下含服硝酸甘油，固定剂量为 300～400μg；给予异丙肾上腺素时，1～3μg/min，逐渐增加，使平均心率超过基线水平的 20%～25%。

2）诊断标准：无结构性心脏病患者出现反射性低血压/心动过缓伴有晕厥或进行性直立性低血压（伴或不伴有症状）分别诊断为反射性晕厥和直立性低血压；有反射性低血压/心动过缓，但未诱发出晕厥者为可疑反射性晕厥。出现意识丧失时不伴有低血压和（或）心动过缓可考虑心理性假性晕厥。

5. 运动试验

在运动过程中或之后不久出现晕厥的患者应建议进行运动试验。运动过程中及恢复期要密切监测心电图和血压。运动过程中或运动后即刻出现晕厥伴心电图异常或严重的低血压即可诊断为运动试验阳性。若运动过程中出现二度Ⅱ型或三度房室传导阻滞，即使没有晕厥也可诊断。

6. 颈动脉窦按摩（CSM）检查

不明原因的晕厥患者建议进行 CSM 检查。检查时要分别在卧位和立位顺次按摩右侧和左侧颈动脉窦，颈动脉内膜有斑块的患者不能做 CSM，以免引起脑栓塞。整个过程要持续监测心率和血压。当按摩颈动脉窦导致心脏停搏时间＞3s 和（或）收缩压下降＞50mmHg 时，诊断为颈动脉窦高敏感（CSH），即检查阳性；当 10s 内诱发晕厥症状时，则诊断为颈动脉窦性晕厥（CSS）。

7. 神经学检查

神经评估适用于短暂意识丧失可疑为癫痫时或考虑晕厥为自主神经功能衰竭（ANF）所致。对于已知或怀疑神经退行性疾病的晕厥患者，进行自主神经功能评估有助于提高诊断的准确性。

（1）相关检查包括脑电图、CT、MRI 及神经血管检查。在无支持进一步评估的局灶性神经系统表现或头部损伤时，不推荐在常规评估晕厥患者时使用头部 MRI 和 CT 检查。在无支持进一步评估的局灶性神经系统表现时，不推荐在常规评估晕厥患者时使用颈动脉成像检查。在无特异性神经症状提示癫痫时，不推荐在评估晕厥患者时常规记录脑电图。

（2）常见相关疾病包括 ANF、癫痫、脑血管疾病。

1）ANF：包括原发性 ANF（单纯 ANF、多系统萎缩、Parkinson 病）、继发性 ANF（糖尿病、淀粉样变性）及药物诱发直立性低血压（抗高血压药、利尿剂、三环类抗抑郁药、乙醇）。药物诱发的直立性低血压是功能性的，而原发性 ANF 和继发性 ANF 的功能衰竭是由自主神经系统的结构损伤所致。

2）癫痫：可引起短暂意识丧失，这种情况仅在强直、阵挛、强直-阵挛及全身发作时出现。癫痫发作时可能出现较长时间强直阵挛、咬舌及面色青紫等症状，发作后可能伴有肌肉疼痛。而晕厥发作前可能有恶心呕吐、冷汗及目眩等不适，意识丧失后可出现短时间（＜15s）强直阵挛。

3）脑血管疾病：锁骨下动脉盗血综合征是指由于锁骨下动脉狭窄或闭塞，血流通过椎动脉供应上肢血液，上肢剧烈运动时，椎动脉不能供应双上肢和脑部血流从而导致短暂性脑缺血发作（TIA）。临床见 TIA 有神经系统定位体征（肢体共济失调、眼球运动失调等），而不伴意识丧失。

8. 精神心理评价

疑为心理性假性晕厥的患者应进行心理评估。精神心理因素可以产生类似于晕厥的行为，表现为两种类型，一种为大发作，类似于癫痫发作，即假性癫痫；

另一种类似于晕厥或持续较长时间的"意识丧失"，即心理性晕厥或假性晕厥。同时各种精神类药物导致直立性低血压和延长 Q-T 间期可引起晕厥。倾斜试验时同时监测脑电图和血流动力学参数可用于鉴别晕厥、假性晕厥和癫痫。

（三）诊断

1. 心源性晕厥

（1）心律失常性晕厥：根据心电图结果明确诊断，如持续性窦性心动过缓、二度Ⅱ型或三度房室传导阻滞、反复性窦房传导阻滞、室性心动过速或快速型阵发性室上性心动过速等。

（2）器质性心血管疾病性晕厥：晕厥发生在心血管系统有明确器质性病变证据时，如肺栓塞或急性主动脉夹层、急性心肌缺血或心肌梗死心房黏液瘤、重度主动脉狭窄、肺动脉高压等。

2. 直立性低血压性晕厥

（1）晕厥发生在起立动作后，同时记录到血压降低。

（2）存在神经退行性疾病（自主神经功能衰竭）或帕金森病。

（3）发生在开始应用或调整引起血压降低的药物剂量之后。

（4）因出血导致血容量不足。

3. 反射性晕厥

（1）血管迷走性晕厥（vasovagal syncope，VVS）：晕厥由情绪紧张和长时间站立诱发，并有典型表现如伴有出汗、面色苍白、恶心及呕吐等。一般无心脏病史。

（2）情境性晕厥：晕厥发生于特定触发因素之后，如咳嗽、打喷嚏、排便、排尿、运动后、餐后等情境时。

（3）颈动脉窦过敏综合征：晕厥伴随颈动脉窦受压、转头动作等刺激颈动脉窦的行为。

四、乳腺癌患者治疗期间晕厥的防治

（一）一般原则

晕厥的治疗原则是防止损伤、预防复发。晕厥病因和机制的评估一般应同时进行，并确定最终采取合适的治疗方案（图23-3）。

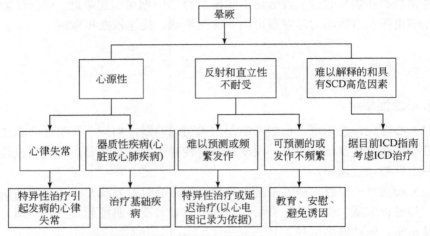

注：SCD，心脏性猝死；ICD，植入式心脏复律除颤器

图 23-3　晕厥治疗原则

图片来自《晕厥诊断与治疗中国专家共识（2014年更新版）》

（二）心源性晕厥

1. 心律失常性晕厥

这类晕厥的影响因素有心室率、左心室功能及血管代偿程度（包括潜在的神经反射作用）等。治疗则主要是针对病因进行相应治疗。

2. 心律植入装置功能异常

少数情况下，先兆晕厥或晕厥由起搏器故障诱发。与植入装置有关的晕厥可能是脉冲发生器电池耗尽或出现故障、电极脱位。应替换电极或重新植入装置。

3. 器质性心血管疾病性晕厥

对于继发于器质性心脏病的晕厥患者，治疗目标主要是治疗基础疾病和减少心脏性猝死的风险。对器质性心脏病相关晕厥的治疗不尽相同。继发于急性心血管疾病的晕厥，如肺栓塞、心肌梗死或心脏压塞；继发于肺动脉狭窄或肺动脉高压的右向左分流；二尖瓣狭窄造成的左心室流入道梗阻、右心室流出道梗阻，治疗应针对原发疾病；严重主动脉瓣狭窄和心房黏液瘤引发的晕厥应施行外科手术。

4. 高危患者出现不明原因的晕厥

对于发生机制不清楚或不肯定的心脏性猝死高危患者，应针对原疾病进行特异性治疗，治疗目标主要是降低死亡风险。

（三）反射性晕厥

1. 预防

教育是反射性晕厥治疗基础，推荐对患者进行关于血管迷走性晕厥诊断和预后的教育，让患者接受并了解这一疾病，主动避免诱因（如狭窄密闭的环境），早期识别前驱症状，采取相应措施（如仰卧位），避免服用引起血压降低的物质（包括利尿剂、α受体阻滞剂和乙醇）。对于频繁发作、不可预测的晕厥需给予其他治疗，如有外伤的危险，晕厥发生在高危作业时（如驾驶、操作机器、体育运动等），影响到生活质量等情况。对于部分患者，在无禁忌证时，鼓励多摄入盐和液体。

2. 治疗

（1）物理治疗：物理反压动作（PCM）、倾斜训练等物理治疗方法已经成为反射性晕厥的一线治疗。

1）PCM：双腿（双腿交叉）或双上肢（双手紧握和上肢紧绷）做肌肉等长收缩及蹲坐运动，在反射性晕厥发作时能显著升高血压，多可使患者避免或延迟意识丧失。物理反压动作可用于先兆时间长的VVS患者。

2）倾斜训练：独自站立，背向墙壁倾斜15°，在密切注视保护下，以不诱发晕厥或晕厥先兆为前提，每次10～40min，每天2～3次，采用逐渐加量、逐渐延长时间的方法，循序渐进，持之以恒训练，可减少晕厥复发。但对于频繁出现VVS的患者，直立训练的作用还不确定。

（2）药物治疗：临床用于治疗反射性晕厥的药物包括β受体阻滞剂、α激动剂药物、5-羟色胺重吸收抑制剂、东莨菪碱、茶碱、麻黄碱、可乐定等，但疗效均欠佳。无高血压、心力衰竭或尿潴留病史的复发性VVS患者，使用米多君是合理的；年龄≥42岁的复发性VVS患者，使用β受体阻滞剂可能是合理的；补充盐和液体效果不佳的复发性VVS患者，无禁忌证时，或许可以考虑氟氢可的松；对于复发性VVS患者，或可考虑选择性血清素再吸收抑制剂（SSRI）。推荐在长时间站立或从事诱发晕厥的活动前1h服用单剂量的药物。

（3）心脏起搏：对于年龄≥40岁的复发VVS和长时间自发性停搏的患者，可以考虑双腔起搏器。起搏对颈动脉窦综合征可能有益。心脏抑制型或混合型颈动脉窦综合征患者，可以考虑使用永久性心脏起搏器；要求永久性心脏起搏的颈动脉窦综合征患者，可以考虑植入双腔起搏器。

（四）直立性低血压和直立性不耐受综合征

1. 预防

健康教育和生活方式的改变同样可改善直立性低血压的症状。神经源性直立性低血压所致晕厥的患者，短时间大量饮水可用于暂时缓解。对部分无高血压的神经源性直立性低血压患者，应指导摄入足够的盐和水，每天达到 2～3L 液体和10g 氯化钠。睡眠时床头抬高（10°）可预防夜间多尿，改善夜间血压。紧身衣、腹带或弹力袜治疗对直立性低血压的晕厥患者有益。应鼓励有先兆症状的患者进行物理反压动作，如下肢交叉和蹲坐。

2. 治疗

米多君、屈昔多巴、氟氢可的松对神经源性直立性低血压所致晕厥的患者有益。米多君（每次 5～20mg，每天 3 次）可升高卧位和直立位血压，从而减缓直立性低血压的症状。氟氢可的松（0.1～0.3mg/d）可以促进钠潴留和扩充液体容量。用药后患者症状减少且血压升高。神经源性直立性低血压所致晕厥的患者在其他治疗无效时，溴吡斯的明可能有效。难治性复发性餐后或神经源性直立性低血压的晕厥患者，奥曲肽可能有效。

（五）假性晕厥

对于怀疑假性晕厥的患者，可以考虑公开与患者讨论此诊断。认知行为治疗可能对假性晕厥患者有效。

（徐 周 孔令泉）

参 考 文 献

[1] Lamb LE. Incidence of loss of consciousness in 1, 980 Air Force personnel. Aerosp Med, 1960, 31: 973-988.

[2] Association HF, Members AF, Moya A. Guidelines for the diagnosis and management of syncope(version 2009). Eur Heart J, 2009, 30(21): 2631-2671.

[3] Sun BC, Emond JA, Camargo CA Jr. Characteristics and admission patterns of patients presenting with syncope to U. S. emergency departments, 1992-2000. Acad Emerg Med, 2004, 11: 1029-1034.

[4] Chen LY, Shen WK, Mahoney DW, et al. Prevalenceof syncope in a population aged more than 45

years. Am J Med, 2006, 119: e1-e7.

[5] Holmes FA, Glass JP, Ewer MS, et al. Syncope and hypotension due to carcinoma of the breast metastatic to the carotid sinus. The American Journal of Medicine, 1987, 82: 1238-1242.

[6] Choi JI, Pak HN, Kim YH. Recurrent syncope 20 years after mediastinal radiation therapy in a patient with breast cancer. Circulation Journal: Official Journal of The Japanese Circulation Society, 2008, 72: 1550-1552.

[7] 刘文玲, 胡大一, 郭继鸿, 等. 晕厥诊断与治疗中国专家共识(2014 年更新版). 中华内科杂志, 2014, 53: 916-925.

[8] Shen WK, Sheldon RS, Benditt DG, et al. 2017 ACC/AHA/HRS Guideline for the Evaluation and Management of Patients With Syncope. Journal of the American College of Cardiology, 2017, 67(13): e27-e115.

第二十四章　乳腺癌患者脑卒中的防治

近年的研究发现，一种严重影响身心健康的疾病——脑卒中，与乳腺癌之间有一定联系。脑卒中又称"中风""脑血管意外"，是一种急性脑血管疾病，是脑血管突然破裂或血管阻塞导致血液不能流入大脑引起脑组织损伤的一组疾病，包括缺血性脑卒中和出血性脑卒中。其中，急性缺血性脑卒中最常见，占全部脑卒中的60%～80%。研究表明，恶性肿瘤与脑卒中之间相互影响，互为危险因素。在女性患者中，乳腺癌及女性生殖系统恶性肿瘤最易并发脑卒中，它严重影响乳腺癌患者预后及生存质量，因此对其防治甚为重要。

一、乳腺癌患者脑卒中的伴发情况

在北美、北欧等国，乳腺癌发病率占女性恶性肿瘤的首位，为25%～30%。亚洲国家发病率低，但近年来也有明显上升趋势。2008年，我国女性乳腺癌发病16.9万例，标化死亡率为5.7/10万，均低于世界平均水平。但自20世纪90年代以来，我国乳腺癌发病和死亡水平正在迅速上升，大城市较中小城市发病率高。2009年，我国女性乳腺癌发病率居所有恶性肿瘤的第六位，居女性恶性肿瘤的首位。乳腺癌发病率高，严重影响女性身心健康。同时，脑卒中因其复发率高、致死率高和致残率高，也给人们带来了沉重的疾病负担。在2012年世界卫生组织（WHO）公布的前十位主要死亡原因中，脑卒中仅次于缺血性心脏病，居第二位，因脑卒中死亡的人数达670万，占总死亡率的11.9%[1]。两者结合来看，虽然乳腺癌伴发脑卒中的发病率并不算高，但是在逐年上升，仍需高度重视。与普通人群对比，恶性肿瘤患者具有较高的脑卒中发病率。流行病学研究已明确恶性肿瘤是重要的血栓栓塞风险因子，且癌症患者的初发和再发血栓栓塞事件明显增加。瑞士一项旨在探索肿瘤与首次出血性或缺血性脑卒中入院关系的全国性研究显示：确诊肿瘤后6个月，出血性脑卒中的发生率为2.2%，缺血性脑卒中为1.6%，12个月及20个月脑卒中发生率均明显升高[2]。近15%的恶性肿瘤患者存在脑血管病的病理证据，约3.5%的恶性肿瘤患者发生脑卒中。而在女性患者中，以乳腺癌、胃癌及女性生殖系统恶性肿瘤发生脑卒中最为常见[3,4]。一些研究表明，有乳腺癌病史者脑卒中的发病风险大大提高，可达 7%[5]。

近年女性乳腺癌住院患者发生脑梗死的人数明显增加。一项探讨乳腺癌与脑卒中关系的研究显示：在 70 岁及以上的乳腺癌患者中，发生脑卒中的风险会增加，诊断乳腺癌 1 年内者，发生脑卒中风险上升约 22%，5～10 年者，发病风险上升约 17%，超过 10 年者，发病风险上升约 14%。而 55 岁以下乳腺癌者，并未发现增加脑卒中发病风险[6]。以上研究表明，乳腺癌患者更容易发生脑卒中。可能与乳腺癌引起的血液高凝状态、机体免疫力下降、术后感染、肿瘤的放化疗、内分泌治疗及手术应激等相关。其中，乳腺癌患者的系统治疗（手术、放化疗、内分泌治疗等）与脑卒中的发生关系密切。放疗会对冠状动脉造成一定的损伤，患者更易发生心肌梗死和脑卒中，且乳腺癌化疗药物如蒽环类药物，靶向治疗药物如曲妥珠单抗类药物均有心脏血管毒性作用，而内分泌治疗药物如他莫昔芬也与血管赘生物的形成有关，这些均可能是导致脑卒中发病的危险因素。

二、脑卒中与乳腺癌的预后

目前脑卒中与乳腺癌预后关系的相关文献不多，但已明确脑卒中的发生加速疾病进展，严重影响患者预后。有研究表明，恶性肿瘤并发脑卒中后，神经功能损害相对较重，并发症更多更重，恢复差，预后不良。Kneihsl 等[7]进行的一项关于恶性肿瘤患者合并脑梗死的预后研究发现，恶性肿瘤并发脑梗死者病死率更高，预后明显不良。脑卒中本身的神经系统损害及其并发症，如肺部感染、上消化道出血、心脏损害等对乳腺癌的系统治疗（手术、化疗、放疗和内分泌治疗等）都是不利的危险因素。乳腺癌合并脑卒中预后较差的原因如下。

（1）乳腺癌合并脑卒中者往往病情较重，容易发生并发症，如肺部感染、应激性溃疡、消化道出血、心力衰竭、心律失常等。其中，最常见的是肺部感染，且感染相对较重，部分可进展为呼吸衰竭。另外，血液系统并发症如血小板减少及贫血等其他并发症均较单纯性乳腺癌严重，易导致病情迅速恶化甚至死亡。

（2）脑卒中者常有神经系统症状，如偏瘫、吞咽困难、意识障碍及自主神经功能障碍等。而乳腺癌合并脑梗死患者，一般意识障碍相对较多。脑卒中迫使患者长期卧床，导致深静脉血栓形成、心肺功能及抵抗力等全身情况下降，严重影响患者的治疗及术后恢复，对其预后造成不良影响。若发生吞咽困难，难以正常进食，可导致营养不良，加重恶病质，或由于误吸致肺部感染，均影响患者预后。

（3）脑卒中还会影响乳腺癌的治疗。恶性肿瘤患者血液多呈高凝状态，有两种主要机制[8]：①瘤细胞产生组织因子，与因子Ⅶ一起通过外源性凝血途径，直接激活因子Ⅹ；②肿瘤细胞可表达一种特殊的、不依赖于组织因子与因子Ⅶ而直接激活因子X的酶，称为癌促凝素。在此两种主要机制的作用下，引起血液中纤维蛋白、纤维蛋白原及其降解产物升高，最终导致血液高凝状态。而围术期往往会进一步加重血液的高凝状态，明显增加脑卒中的风险。如果患者术前出现脑卒中，考虑到术中麻醉、液体管理及凝血等问题，手术治疗不得不延期，不能及时手术，延误病情，影响预后。乳腺癌放疗可能会对冠状动脉造成一定的损害，并且增加心肌梗死、脑卒中的发病风险。若合并脑卒中，考虑到放疗对心血管的损害，不得不对放疗有所限制。乳腺癌化疗也可能会增加脑卒中的风险，多发生在大于70岁且诊断乳腺癌一年内的患者。有研究表明，他莫昔芬与血管赘生物的形成相关，脑卒中的发病风险的相对危险度为1.49，其也有加重脑卒中的风险。无论是放疗、化疗、内分泌治疗，都是促进脑卒中发生的危险因素。对于已经发生脑卒中的患者，以上三种治疗均有促进脑卒中发展的可能，考虑到脑卒中对乳腺癌患者的不良影响，以上三种治疗都可能受到明显限制。

（4）抗癌治疗本身所需费用较高，当合并脑卒中时，患者和家属考虑到生存质量及治疗预期效果，可能更倾向于选择姑息性治疗。

三、乳腺癌患者脑卒中的防治

乳腺癌患者脑卒中的发病率逐年上升，它会给患者身心带来沉重负担，严重影响患者的预后，因此对其防治不容忽视。

（一）乳腺癌患者脑卒中的预防

乳腺癌患者脑卒中的防治应以预防为主，防治结合。一旦并发脑卒中，患者的预后及生活质量将受到明显影响。脑卒中是一类多病因、多发病机制、多重临床表现的血管性神经系统疾病。其危险因素可以简单分为人口和社区学因素、生活方式及血管性危险因素。高龄、男性、亚裔人种、低收入状态、家族性高血压、脑卒中、心脏疾病史等是脑卒中的危险因素，且属不可控制危险因素。可以控制或纠正的危险因素包括不良生活方式和血管性危险因素，前者如吸烟、酗酒、缺乏体能活动、非健康饮食习惯等；后者则包括高血压、糖尿病、心脏疾病、血脂异常、高同型半胱氨酸血症等。其中，高血压是脑卒中最重要的危险因素。血压异常是诱发脑卒中主要的独立性危险因素且已被大量临床实践证实。有研究提示，血压异常与脑卒中的相关性为血压升高会激活血管内皮细胞和平滑肌细胞的机械感受器，导致其功能异常，增加脑卒中风险。此外，长期高血压会损伤机体动脉内皮细胞造成损伤，增加动脉血管壁的通透性，导致血管内凝血作用增强，易形成血栓，诱发脑卒中。血糖异常也是诱发脑卒中的独立性风险因素。糖尿病患者发生脑卒中的风险约为正常人群的 4 倍。有研究证实，高同型半胱氨酸血症是脑卒中疾病发生和复发的独立性危险因素。而肥胖，多认为是通过高血压和糖尿病等危险因素增加脑梗死的危险。心脏病是脑栓塞的重要栓子来源。欧美的流行病学调查表明，吸烟是脑梗死的主要危险因素。戒烟后，脑卒中发病的危险性迅速降低，5 年后与不吸烟者相同，认为吸烟引起脑梗死发病除动脉硬化以外，更可能与脑血流减少、血凝亢进、促进血栓形成等可逆性因素有关。乙醇对于脑卒中的发生有双重影响，研究显示，无论有无高血压，少量饮酒者脑卒中的发病率均低于不饮酒或大量饮酒者。对可干预性危险因素进行控制是预防脑卒中的重要途径。

我国脑卒中的预防主要采取三级预防，其中一级预防是病因预防，即发病前的预防，其具体措施包括改善患者不良生活习惯，如戒烟限酒、加强体育锻炼、定期接受体检等。二级预防的对象是首发和复发脑卒中患者，通过寻找发病原因和疾病复发原因，实施治疗，以降低复发风险。三级预防即疾病康复治疗，通过对脑卒中患者实施早期康复治疗，降低致残率和病死率，减少疾病对患者工作和生活造成的危害，促进患者早日回归社会[9]。其中，二级预防至关重要，除了控制危险因素外，还应根据脑卒中的具体原因增加干预措施，以防复发。干预内容包括对患者高危因素的控制，康复治疗和康复训练指导，卫生宣教及心理疏导等。具体措施有控制血压、血糖、血脂，抗血小板聚集，抗凝手术治疗，介入治疗及改变生活方式等。为预防脑卒中，乳腺癌患者应养成良好的生活习惯，以低盐低脂饮食、营养均衡为原则，提倡饮食种类多样化，多吃蔬菜、水果、谷类、牛奶、鱼、豆类、禽类和瘦肉。保持健康的生活方式，如戒烟、限酒、加强身体锻炼、注意饮食与锻炼相结合、将体重控制在正常范围内。合并高血压者应长期坚持服用降压药，血压控制在 140/90mmHg 以下，并经常测量血压，调整用药剂量。合并糖尿病者应定期检测血糖，控制饮食，加强身体锻炼，在医生的指导下服用降糖药物，将血糖控制在 7mmol/L 以下。对血总胆固醇升高或高脂血症伴有非高密度脂蛋白升高者应积极降脂治疗并定期复查血脂。有心脏基础疾病者更应注意降脂，防止血栓形成、脱落阻塞脑血管，导致脑卒中的发生。脑卒中的预防，不仅要控制脑卒中的高危因素，对于已经发生脑卒中者，为防治其复发，还需针对其发生原因行具体干预，以提高患者的生存率及生存质量。

（二）乳腺癌患者脑卒中的治疗

若乳腺癌患者已经发生脑卒中，应采取相应措施积极治疗，以免病情恶化，并同时防治其再次复发。具体可采取以下治疗措施。

1. 一般处理

（1）吸氧与呼吸支持：合并低氧血症者应给予吸氧。

（2）心脏检测与心脏病变的处理：脑梗死后24h内常规行心电图检查，必要时行心电监护。

（3）体温控制：对于体温超过38℃者应物理或药物降温。

（4）血压控制：准备溶栓者，应使收缩压≤180mmHg，舒张压≥100mmHg；缺血性脑卒中后24h内血压升高者应谨慎处理，应先治疗紧张焦虑、疼痛、恶心、呕吐及颅内压增高等情况，血压持续升高，收缩压≥200mmHg或舒张压≤110mmHg，或伴有严重心功能不全、主动脉夹层、高血压脑病，可谨慎降压治疗，并严密观察血压变化，必要时可静脉使用短效药物（如拉贝洛尔、尼卡地平等），最好应用微量输液泵，避免血压降得过低；有高血压史且正在服用降压药者，如病情平稳，可于脑卒中24h后开始恢复使用降压药物；脑卒中后低血压者应积极寻找和处理原因，必要时可采用扩容升压措施。

（5）血糖控制：血糖超过11.1mmol/L时给予胰岛素治疗；血糖低于2.8mmol/L时给予10%～20%葡萄糖溶液口服或注射治疗。

（6）营养支持：脑卒中后由于呕吐、吞咽困难可引起脱水及营养不良，应加强营养，必要时给予补液和营养支持。

2. 特异性治疗

（1）溶栓治疗：是目前最重要的恢复血流措施，重组组织型纤溶酶原激活剂（rt-PA）和尿激酶（UK）是我国使用的主要溶栓药，目前认为有效抢救半暗带组织的时间窗为4.5h内或6h内。

（2）抗血小板治疗：最主要的药物有阿司匹林，不能耐受阿司匹林的患者可以考虑氯吡格雷治疗。研究显示，阿司匹林可显著降低致死率和致残率，但脑出血的风险轻微增加。

（3）降纤治疗：对不适合溶栓并经过严格筛选的脑梗死患者，特别是高纤维蛋白血症者可选用降纤治疗，主要药物有降纤酶、巴曲酶、安克洛酶等。

（4）抗凝治疗：主要的抗凝药物有肝素、华法林等，但抗凝药物的使用易导致出血，因此对于大多数急性缺血性脑卒中患者，不推荐无选择地早期进行抗凝治疗。

脑卒中的治疗主要采用以上几种方法，此外还包括扩容、扩血管、神经保护等治疗，但目前尚都缺乏足够临床证据，一般情况下不推荐使用这几种治疗方法。

（李　红　孔令泉）

参 考 文 献

[1] WHO. Media centre, The top 10 causes of death. 2014. http://www. who. int/mediacentre/factsheets/ fs310/zh/.

[2] Zfiller B, Ji J, Sundquist J, et al. Riskofhaemorrhagic and ischaemic stroke in patients with cancer: A nationwide follow—up study from Sweden. European Journal of Cancer, 2012, 48(12): 1875.

[3] GrausF, Rogers L, Posener JB. Cerebrovascular complications in patients with cancer. Medicine (Baltimore), 1985, 64(1): 16-35.

[4] ChaturvediS, Ansell J, Recht L. Should cerebral ischemic events in cancer patients be considered a manifestation of hypercoagulability? Stroke, 1994, 25(6): 1215-1218.

[5] Nilsson G, Holmberg L, Garmo H, et al. Increased incidence of stroke in women with breast cancer. Eur J Cancer, 2005, 41: 423-429.

[6] Nilsson G, Holmberg L, Garmo H, et al. Increased incidence of stroke in women with breast cancer. Eur J Cancer, 2005, 41(3): 423-429.

[7] Kneihsl M, Enzinger C, Wtinsch G, et al. Poorshort—term outcome in patients with ischaemic s troke and active cancer. J Neurol, 2016, 263(1): 150-156.

[8] Piovanelli B, Rovetta R, Bonadei I, et a1. Nonbacterial thrombotic endocarditis in pancreatic cancer. Monaldi Arch Chest Dis, 2013, 80(4): 189.

[9] 高俊杰, 陈湛愔. 脑卒中的临床研究进展. 现代医用影像学, 2017, 26(02): 337-339, 342.

第二十五章　乳腺癌患者颈动脉斑块的防治

一、乳腺癌患者伴发颈动脉斑块的概况

动脉粥样硬化是西方发达国家的流行性疾病，随着我国人民生活水平提高和饮食结构的变化，该病也已成为我国的主要死亡原因。目前认为此病是多因素作用所致，首先是局部平滑肌细胞、巨噬细胞及 T 淋巴细胞的聚集；随之是包括胶原、弹力纤维及蛋白多糖等结缔组织基质和平滑肌细胞的增生；再者是脂质积聚，其中主要是胆固醇结晶及游离胆固醇和结缔组织。血脂在血液循环中以脂蛋白形式转运，脂蛋白分为乳糜颗粒、极低密度脂蛋白（VLDL）、低密度脂蛋白（LDL）、中等密度脂蛋白（IDL）及高密度脂蛋白（HDL）。现已明确 VLDL 代谢终末产物 LDL 及脂蛋白（a）[Lp（a）] 能导致粥样硬化，而 HDL 则有心脏保护作用。血脂异常是指循环血液中的脂质或脂蛋白的组成成分浓度异常。调整血脂治疗后还可能使部分粥样硬化病灶减轻或消退[1]。

心血管疾病相关死亡已跃居乳腺癌患者除乳腺癌本身致死事件外的首位病因。三酰甘油（TG）水平和乳腺癌的发病风险呈正相关，乳腺癌患者血脂异常升高原因可能是癌细胞的过度增殖需消耗大量的能量，脂质代谢活跃，大量脂肪动员，血清 TG 水平升高[2]。绝经后乳腺癌患者的雌激素水平受卵巢功能减退和药物治疗的双重影响而明显下降，常见血脂异常，罹患心血管疾病的风险也增加，据 Globocan 统计，东亚地区女性乳腺癌发病率高峰为 45～54 岁，我国＞45 岁女性乳腺癌占所有乳腺癌患者的 69.75%[3]。因此，超过半数的乳腺癌患者在发病时已处于绝经期或围绝经期。绝经可影响脂蛋白类型和血脂水平，患乳腺癌时的血脂代谢异常更为显著。一项小型研究显示，相比绝经后健康女性，绝经后乳腺癌患者低密度脂蛋白胆固醇、总胆固醇（TC）、三酰甘油（TG）水平均明显升高[4]。绝经后妇女乳腺癌的内分泌治疗可能导致潜在心血管疾病的明显化或使心脏暴露于额外的毒性，较绝经前所使用的他莫昔芬有更显著的血脂异常[5]。

二、颈动脉斑块与乳腺癌的预后

颈动脉粥样硬化斑块是导致脑供血不足的主要原因之一，与脑卒中的发生也有密切关系。无论是冠状动脉病变还是颈动脉粥样硬化，都与人体脂质代谢异常、脂质过分堆积有关。乳腺癌患者颈动脉粥样硬化是因该类患者全身脂质代谢异常，导致类脂质物质在颈动脉沉积，从而造成颈动脉狭窄，而颈动脉又是心脏泵血到大脑的主要路径，斑块增大致颈动脉管径狭窄引起颅内低灌注，导致患者脑供血不足，出现头晕、晕厥甚至脑卒中等严重情况[6]。同时，由于颈动脉不稳定斑块在高速血流的冲击下容易发生表面破溃，进而脱落形成血栓，栓子可随血流进入颅内段造成管腔栓塞，引发缺血性脑卒中[7]。非狭窄颈动脉斑块也可导致脑卒中，缺血性脑卒中患者中有近 1/3 被认为是隐匿性的，存在与脑卒中同侧的非狭窄性颈动脉粥样硬化斑块。有研究证实，血栓可以通过非狭窄颈动脉粥样硬化斑块的破裂产生，并可以远段栓塞，导致缺血性脑卒中[8]，增加乳腺癌患者心血管事件发生风险，致乳腺癌患者不良预后。

三、乳腺癌患者颈动脉斑块的防治

目前超声广泛应用于颈动脉粥样硬化病变的检查，超声可对颈动脉斑块提供定性和定量分析，对判断斑块稳定性起重要作用。同时，超声还具有操作简便、价格低廉等优点[9]。除了病史和超声检查结果，斑块内的富含脂质的坏死核心还可作为脑血管事件的预测因子[10]。另外，颈动脉斑块的 MRI 成像值得进一步关注，可能有助于改善无症状颈动脉疾病的风险分层。

（一）治疗原则[11]

（1）应根据危险分层（如缺血性心血管疾病有无、各种危险因素的数目及血脂异常的程度等），决定治疗措施及血脂目标水平。

（2）饮食治疗和改善生活方式是本病治疗的首要措施和基本治疗，要贯穿治疗的始终。

（3）调脂治疗的首要目标是降低 LDL-C，其次为升高 HDL-C，只有当 TG≥5.65mmol/L（500mg/dl）时为防止急性胰腺炎的发生而先降 TG。

（4）采用药物治疗者要注意药物的不良反应并定期监测。

（二）生活方式的治疗性改变

生活方式的治疗性改变（TLC）的主要内容如下。

（1）减少饱和脂肪酸和胆固醇的摄入。

（2）选择能降低 LDL-C 的食物（如植物固醇、可溶性纤维）。

（3）减轻体重。

（4）增加规律的体力活动。

（5）采取针对其他心血管危险因素的措施，如戒烟、限盐、降压等。

（三）药物治疗

目前临床选用的调脂药物包括他汀类、贝特类、烟酸类、树脂类、胆固醇吸收抑制剂及其他类等六大类。

1. 他汀类

3-羟基 3-甲基戊二酰辅酶 A（HMG-CoA）还原酶抑制剂因能竞争性地抑制细胞内胆固醇合成早期过程中限速酶的活性，从而上调细胞表面 LDL 受体，加速血浆 LDL 的分解，还可抑制 VLDL 的合成，故而降低 TC、LDL-C，也可以降低 TG 和轻度升高 HDL-C。此外，他汀类还具有抗炎、保护血管内皮功能等调脂外的作用，故对防止和治疗动脉粥样硬化性疾病发挥了重要的作用。应用他汀类药物时的注意要点如下。

（1）其降脂疗效虽与剂量相关，但非直线相关关系，药物剂量增加 1 倍，降脂幅度仅增加 6%左右（TC 为 5%，LDL-C 为 7%），故不可为追求降脂幅度而盲目加大剂量。

（2）他汀类的主要副作用

1）较轻而短暂的副作用包括头痛、失眠、抑郁，以及消化不良、腹泻、腹痛、恶心等消化道症状。

2）肝酶升高：有 0.5%～2%的患者发生丙氨酸氨基转移酶（ALT）和天冬氨酸氨基转移酶（AST）升高，且呈剂量依赖性。他汀类导致肝衰竭者罕见，但胆汁淤积和活动性肝病是使用该类药的禁忌证。

3）肌病：包括肌痛（肌肉疼痛、触痛和无力）、肌炎（肌肉症状并伴肌酸激酶升高）和横纹肌溶解（肌肉症状伴肌酸激酶显著升高超过正常上限的 10 倍和肌酐升高），后者是最危险的不良反应，可致死亡。他汀类的肌肉不适发生率一般在 5%左右，为了预防相关肌病的发生，以下情况可增加其发生的危险因素，应特别注意：①高龄，尤其是女性；②体型瘦小，虚弱；③多系统疾病（如慢性肾功能不全）；④合用多种药物；⑤围术期；⑥合用下列特殊药物或饮食，贝特类（尤其是吉非贝齐）、烟酸（罕见）、环孢素、红霉素、克拉霉素、吡咯抗真菌药、奈法唑酮（抗抑郁药）、维拉帕米、胺碘酮，以及大量西柚汁和酗酒；⑦剂量过大。如果在他汀类用药期间出现肌肉症状或排褐色尿（肌红蛋白尿），肌酸激酶（CK）升高达 10 倍或以上时，应停用他汀类药物。

（3）他汀类药物疗效与安全性的总评价：他汀类在调脂并减少高危患者的主要缺血性事件时发生的作用是十分肯定的，所以应大力推广他汀类的使用；但同时随着药物剂量的增大和（或）其他因素的影响，药物不良反应也会增多，故应严格监测，谨慎用药。

2. 贝特类

亦称苯氧芳酸类，能够刺激脂蛋白脂酶（LPL）、ApoA Ⅰ和 ApoA Ⅱ基因的表达，抑制 ApoC Ⅲ基因的表达，增强 LPL 的脂解活性，有利于去除血中富含 TG 的脂蛋白，降低 TG，提高 HDL-C 水平，并使 LDL 亚型由小而密颗粒向大而疏松颗粒转变。临床常用药有非诺贝特（0.1g 每天 3 次或微粒化 0.2g 每天 1 次）、苯扎贝特（0.2g 每天 3 次）、吉非贝齐（0.6g 每天 2 次）。贝特类药使用的适应证是高三酰甘油血症或以 TG 升高为主的混合型高脂血症和低高密度脂蛋白血症。其常见的不良反应是消化不良、胆石症，也可引起肝氨基转移酶升高和肌病，吉非贝齐的安全性较差。绝对禁忌证为严重肾病和严重肝病。

3. 烟酸类

烟酸是 B 族维生素，当用量超过作为维生素使用的剂量时，有明显的调脂作用。其机制不明，可能与抑制脂肪组织中的脂解和减少肝中 VLDL 的合成有关，尚能增加 ApoA Ⅰ和 ApoA Ⅱ的合成。适用于高三酰甘油血症、低高密度脂蛋白血症或以 TG 升高为主的混合型高脂血症。一般用烟酸缓释片（不良反应轻，较易耐受），开始小剂量（0.375～0.5g/d，睡前服用），4 周后逐渐增至 1～2g/d。临床应用的还有人工合成烟酸的衍生物阿西莫司，0.25g，2～3 次 / 天。烟酸的不良反应有颜面潮红、高血糖、高尿酸、上消化道不适等，阿西莫司的不良反应较轻。该类药物的绝对禁忌证是慢性肝病和严重痛风，相对禁忌证是溃疡病、肝毒性和高尿酸血症。

4. 胆酸螯合剂

主要为碱性阴离子交换树脂，在肠道内与胆酸呈不可逆性结合，促进胆酸从大便排出而阻碍胆酸的肠肝循环，减少胆汁酸中胆固醇的重吸收。反馈性的刺激肝细胞表面 LDL 受体表达，而加速血液中 LDL 的清除。常用的有考来烯胺（消胆胺），每天 4～16g，分 3 次口服；考来替泊（降胆宁），每天 5～20g，分 3 次口服。其不良反应有胃肠道不适、便秘。

5. 胆固醇吸收抑制剂

依折麦布，口服后被迅速吸收，广泛地结合成依折麦布-葡萄糖苷酸，作用于小肠上皮细胞的刷状缘，从而抑制胆固醇的吸收。因减少了胆固醇向肝的释放，其促进肝合成 LDL 受体，也加速了 LDL 的代谢。常用剂量为 10mg/d，可使 LDL-C 下降约 18%，安全性和耐受性良好，常见的不良反应有头痛和恶心。

6. 其他类

（1）ω-3 脂肪酸：属多不饱和脂肪酸，主要是二十碳五烯酸和二十二碳六烯酸，为海鱼油的主要成分。其主要用于高三酰甘油血症，能降低 TG 并轻度升高 HDL-C，一般对 TC 和 LDL-C 无影响。除调脂外，还有降压、抑制血小板聚集、抗炎和改善血管反应性等作用，近来还发现有预防心律失常和猝死的作用。2%～3% 的患者出现消化道症状如恶心、腹胀、消化不良、便秘等。少数出现肝氨基转移酶或 CK 轻度升高，偶见出血倾向。

（2）普罗布考：又称丙丁酚，通过掺入到脂蛋白颗粒中影响脂蛋白代谢而产生调脂作用。可降低 TC、LDL-C 并降低 LDL-C（可达 25%）。其主要用于高胆固醇血症，尤其是纯合子型家族性高胆固醇血症。其还有抗氧化作用。本药虽降低 HDL，但改变了 HDL 的结构和代谢功能，提高其对胆固醇逆向转运的能力，因而更有利于 HDL 发挥抗动脉粥样硬化的作用。常见的副作用有恶心、呕吐、消化不良等，以及嗜酸性粒细胞增多、血尿酸增高，最严重的不良反应是引起 Q-T 间期延长，但极少见。故有室性心律失常或 Q-T 间期延长者禁用。常用剂量为 0.5g，2 次/天。

7. 调脂药的联合应用

为了提高血脂达标率，并减少不良反应，调脂药物可联合应用。由于他汀类的肯定作用及其降脂外的效应，故联合治疗多以他汀类为主。

（1）他汀类与依折麦布联合：可明显提高降脂疗效，小剂量他汀与依折麦布合用可达到大剂量他汀的降脂疗效，如依折麦布 10mg/d 与阿托伐他汀 10mg/d 合用，相当于单用阿托伐他汀 80mg/d 的降 LDL-C 的作用。避免了使用大剂量他汀的不良反应，也未增加肝、肌毒性。

（2）他汀类与贝特类联合：适用于混合型高脂血症，尤其是糖尿病和代谢综合征伴有的致动脉粥样硬化血脂谱，能同时降低 TC、TG、LDL-C 而升高 HDL-C。

但联合应用时不良反应较多，应高度重视。对于老年、女性、肝肾疾病、甲状腺功能减退等患者慎用此方案，用药期间需密切监测 ALT、AST、CK 和肌肉症状，并避免与大环内酯类、抗真菌药、环孢素、地尔硫䓬、胺碘酮等药物联合。

（3）他汀类与烟酸类联合：常规剂量他汀类合用小剂量烟酸可显著升高 HDL-C，降低心血管死亡、非致死性心肌梗死和血管重建术的比例。迄今尚未发现他汀类与烟酸缓释剂联用增加肌病和肝毒性。但由于烟酸可增加他汀类的生物利用度，故仍应监测 ALT、AST、CK 和肌肉症状。

（4）他汀类与胆酸螯合剂联合：有协同降低 LDL-C 的作用，并延缓动脉粥样硬化的发展，减少冠心病事件的发生。联合应用不增加各自的不良反应，且可因降低了剂量而减少了相应的不良反应。但因胆酸螯合剂服用不便，故此联合仅用于其他治疗无效时。

（5）他汀类与ω- 3 脂肪酸联合：可用于混合型高脂血症，联合应用不增加各自的不良反应，但应注意较大剂量的ω- 3 多不饱和脂肪酸有增加出血的危险。

8. 其他治疗措施

（1）外科手术：颈动脉内膜切除术（CAS）。颈动脉血运重建对脑卒中预防起重要作用，有症状的颈动脉疾病患者进行颈动脉血运重建是明确的。对于无症状的颈动脉疾病患者，CAS 相比于药物治疗（MT）会减少脑卒中风险[12,13]。

（2）基因治疗：对单基因缺陷所致的家族性高胆固醇血症有效，但此技术尚不成熟。

（3）透析疗法：可降低 TC 和 LDL-C，不降低 TG，也不升高 HDL-C，且降脂作用仅维持 1 周左右，但费用昂贵，属创伤性，还有可能同时移去血液中的有益成分。因此，其不适于一般患者，仅用于个别对他汀类过敏或不能耐受及罕见的纯合子家族性高胆固醇血症者。

四、治疗过程的监测

（1）饮食与非药物治疗 3～6 个月后，应复查血脂水平，如能达标则继续，但仍需 6～12 个月复查一次，如持续达标则每年复查一次。

（2）药物治疗开始后 4～8 周复查血脂及 AST、ALT 和 CK，如血脂已达标则逐步改为每 6～12 个月复查一次。如开始治疗 3～6 个月血脂未达标者，需调整药物后再经 4～8 周复查，达标后每 6～12 个月复查一次。

（3）生活方式的治疗性改变和药物治疗必须长期坚持，还应监测药物不良反应，若 AST 或 ALT 超过正常上限 3 倍或 CK 超过正常上限 5 倍，均应停药，停药后仍需监测有关酶值，直至其恢复正常。

（4）药物治疗期间若遇可能引起肌溶解的急性或严重情况，如败血症、创伤、大手术、低血压和抽搐等，应暂停用药。

（邹宝山　孔令泉）

参 考 文 献

[1] 葛均波, 徐永健. 内科学. 8 版. 北京: 人民卫生出版社, 2014.

[2] 蒋圣早, 陈东祥. 血清血脂及载脂蛋白水平与乳腺癌的相关性. 中国现代医学, 2015, 53(14): 17-20.

[3] 中国乳腺癌内分泌治疗多学科管理血脂异常管理共识专家组. 绝经后早期乳腺癌患者血脂异常管理的中国专家共识. 中华肿瘤杂志, 2017, 39(1): 72-76.

[4] Owiredu WK, Donkor S, Addai BW, et al. serum lipid profile of breast cancer patients. Pak J Biol Sci, 2009, 12(4): 332-338.

[5] Ewer MS, Gluck S. A woman's heart: the impact of adjuvant endocrine therapy on cardiovascular health. Cancer, 2009, 115: 1813-1826.

[6] 舒娜. 彩色多普勒超声检查颈动脉粥样硬化与冠状动脉病变程度的相关性研究. 中国实用神经疾病杂志, 2016, 19(17): 61-62.

[7] 卜智斌, 叶萌, 程芸, 等. 超声造影评估颈动脉粥样斑块与缺血性脑卒中相关性的初步研究. 中国超声医学杂志, 2015, 31(10): 945-947.

[8] Hyafil F, Klein I, Desilles JP, et al. Rupture of nonstenotic carotid plaque as a cause of ischemic stroke evidenced by multimodality imaging. Circulation, 2014, 129: 130-131.

[9] 杨德斌, 金琳, 王迎春, 等. 超声评价颈动脉粥样硬化斑块稳定性的研究进展. 中国医学影像学杂志, 2016, 9(22): 717-719.

[10] Mono ML, Karameshev A, Slotboom J, et al. Plaque characteristics of asymptomatic carotid stenosis and risk of stroke. Cerebrovascular Diseases, 2012, 34: 343-350.

[11] 中国成人血脂异常防治指南修订联合委员会. 中国成人血脂异常防治指南(2016年修订版). 中国循环杂志, 2016, 31(10): 15-35.

[12] Ng KH, Oczkowski W. Acp Journal Club. Review: Treatment options for asymptomatic carotid artery stenosis were compared. Annals of Internal Medicine, 2013, 159(4): 676-685.

[13] Woo K, Garg J, Hye RJ, et al. Contemporary results of carotid endarterectomy for asymptomatic carotid stenosis. Stroke, 2010, 41: 975-979.

附录　专业术语汉英对照

A

阿伐他汀　atorvastatin

阿那曲唑　anastrozole

氨鲁米特　aminoglutethimide，AG

B

表皮生长因子受体　epithelial growth factor receptor，EGFR

病态窦房结综合征　sick sinus syndrome，SSS

部分乳腺照射　partial breast irradiation，PBI

C

超声心动图　echocardiography

促黄体激素释放激素类似物　luteinizing hormone-releasing hormone analogue，LH-Rha

D

低密度脂蛋白　low density lipoprotein，LDL

低密度脂蛋白胆固醇　low density lipoprotein-cholesterol，LDL-C

动脉粥样硬化性心血管疾病　atherosclerotic cardiovascular disease，ASCVD

动态心电图　dynamic electrocardiogram，DCG

动态血压监测　ambulatory blood pressure monitoring，ABPM

窦房传导阻滞　sinoatrial block，SAB

窦性停搏　sinus arrest

窦性心动过缓　sinus bradycardia

多柔比星　doxorubicin，ADM

E

二尖瓣关闭不全　mitral regurgitation，MR

二尖瓣狭窄　mitral stenosis，MS

F

芳香化酶抑制剂　aromatase inhibitor，AI

房室传导阻滞　atrioventricular block

放射性核素心肌灌注显像　myocardial perfusion tomography

放射性心脏病　radiation-induced heart disease RIHD

非甾体抗炎药 non-steroidal anti-inflammatory drug，NSAID
肺栓塞 pulmonary embolism，PE
肺栓塞排除标准 pulmonary embolism rule-out criteria，PERC
肺血管阻力 pulmonary vascular resistance，PVR

G

高密度脂蛋白 high density lipoprotein，HDL
高密度脂蛋白胆固醇 high density lipoprotein-cholesterol，HDL-C
高脂血症 hyperlipemia
冠心病 coronary heart disease，CHD
冠状动脉内超声 intravascular ultrasound，IVUS
冠状动脉内多普勒血流测定 doppler flow measurement in coronary artery
冠状动脉粥样硬化性心脏病 coronary atherosclerotic heart disease
国际标准化比值 international normalized ratio，INR

J

肌钙蛋白 troponin
肌红蛋白 myoglobin
肌酸激酶同工酶 creatine kinase isoenzyme，CK-MB
极低密度脂蛋白 very low density lipoprotein，VLDL
急性肺栓塞 pulmonary embolism，PE
急性冠脉综合征 acute coronary syndrome，ACS
急性心包炎 acute pericarditis
急性心力衰竭 acute heart failure，AHF
加速康复外科 enhanced recovery after surgery，ERAS
经皮冠状动脉介入术 percutaneous coronary intervention，PCI
静脉血栓栓塞症 venous thromboembolism，VTE

L

来曲唑 letrozole
酪氨酸激酶抑制剂 tyrosine kinase inhibitor，TKI
联合瓣膜病 multiple valve disease
卵巢功能抑制 ovarian function suppression，OFS
洛伐他汀 lovastatin

M

美国国立癌症研究所 National Cancer Institute，NCI
美国心脏协会 American Heart Association，AHA

P

普伐他汀 pravastatin

Q

曲妥珠单抗　trastuzumab

R

人类表皮生长因子受体 2　human epidermal growth factor receptor 2，HER-2

乳房切除术后疼痛综合征　postmastectomy pain syndrome，PMPS

乳糜微粒　chylomicron，CM

乳腺癌潮汐化疗　tidal chemotherapy

乳腺癌激素增敏化疗　hormonal sensitizing chemotherapy

乳腺癌内分泌化疗　endocrinochemotherapy，chemohormonal therapy

乳腺癌新内分泌化疗　neoendocrinochemotherapy

乳腺肿瘤肝病学　breastoncohepatology

乳腺肿瘤甲状腺病学　breast oncothyroidology

乳腺肿瘤内分泌代谢病学　breast endocrinology and metabolism

乳腺肿瘤双心医学　breast oncopsychocardiology

乳腺肿瘤糖尿病学　breast oncodiabetology

乳腺肿瘤心理心脏病学　breast oncopsychocardiology

乳腺肿瘤心理学　breast oncopsychology

乳腺肿瘤心脏病学　breast oncocardiology

瑞舒伐他汀　rosuvastatin

S

三尖瓣关闭不全　tricuspid regurgitation，TR

三尖瓣狭窄　tricuspid stenosis，TS

三维适形放疗　3-dimensional conformal radiotherapy，3D-CRT

三酰甘油　triglyceride，TG

深静脉血栓形成　deep vein thrombosis，DVT

深吸气后屏气　deep inhalation breath holding，DIBH

肾素-血管紧张素系统　renin angiotension system，RAS

世界卫生组织　World Health Organization，WHO

室性心动过速　ventricular tachycardia，VT

手足综合征　hand-foot syndrome，HFS

双心医学　psycho-cardiology

随机临床试验　randomised clinical trial，RCT

T

他莫昔芬　tamoxifen，TAM

调强放疗　intensity modulated radiotherapy，IMRT

X

心包积液　pericardial effusion

心电图　electrocardiography，ECG
心电图运动试验　exercise electrocardiogram test
心力衰竭　heart failure，HF，简称心衰
心律失常　cardiac arrhythmia
心脏瓣膜病　valvular heart disease，VHD
心脏磁共振成像　cardiac magnetic resonance，CMR
辛伐他汀　simvastatin
选择性冠状动脉造影　selective coronary arteriography
血管紧张素转换酶抑制剂　angiotensin converting enzyme inhibitor，ACEI
血管内皮生长因子　vascular endothelial growth factor，VEGF
血浆 B 型脑钠肽　brain natriuretic peptide，BNP
血流储备分数　fractional flow reserve，FFR
血栓栓塞事件　venous thromboembolism，VTE
血脂异常　dyslipidemia

Y

依西美坦　exemestane
运动负荷试验　exercise load test

Z

载脂蛋白　apolipoprotein
脂蛋白　lipoprotein
脂连蛋白　adiponectin
植入式静脉输液港　implantable venous port access，VAP
植入式中央静脉导管系统　central venous port access system，CVPAS
中间密度脂蛋白　intermediate density lipoprotein，IDL
中心静脉置管　peripherally inserted central catherter，PICC
肿瘤心脏病学　oncocardiology
主动脉瓣关闭不全　aortic regurgitation，AR
主动脉瓣狭窄　aortic stenosis，AS
自由呼吸　free breathing，FB
总胆固醇　total cholesterol，TC

其他

B 型利尿钠肽　B-type natriuretic peptide

（孔　榕　王　泽　Bilal Arshad）